岐黄天文系列

中医天道

——中国古天文解密《黄帝内经》、斗历版《伤寒论》

王位庆　著

邓斐然　主　审

U0127647

人法地，地球圆周浑束人身，一览《内经》中医原理

地法天，天球历纪干支铃法，彰显《伤寒》科学本义

全国百佳图书出版单位

中国中医药出版社

·北　京·

图书在版编目（CIP）数据

中医天道：中国古天文解密《黄帝内经》、斗历版《伤寒论》/ 王位庆著 . —
北京：中国中医药出版社，（2024.3 重印）
（岐黄天文系列）
ISBN 978-7-5132-7248-3

Ⅰ . ①中… Ⅱ . ①王… Ⅲ . ①《内经》—研究 ②《伤寒论》—研究
Ⅳ . ① R221 ② R222.29

中国国家版本馆 CIP 数据核字（2023）第 073953 号

中国中医药出版社出版

北京经济技术开发区科创十三街 31 号院二区 8 号楼
邮政编码　100176
传真　010-64405721
山东润声印务有限公司印刷
各地新华书店经销

开本 880×1230　1/32　印张 13.5　字数 374 千字
2023 年 8 月第 1 版　2024 年 3 月第 2 次印刷
书号　ISBN 978-7-5132-7248-3

定价　49.00 元
网址　www.cptcm.com

服 务 热 线　010-64405510
购 书 热 线　010-89535836
维 权 打 假　010-64405753

微信服务号　zgzyycbs
微商城网址　https://kdt.im/LIdUGr
官 方 微 博　http://e.weibo.com/cptcm
淘宝天猫网址　http://zgzyycbs.tmall.com

内容介绍

天道、中国古天文是上古伏羲发扬、当代天文与医学适用的科学，被《黄帝内经》（简称《内经》）尊为"至教"，建构了中医的基本理论及临床运用；也是《伤寒论》的经纬，编序条文，网罗方剂，直接临床。它堪称中医的纲纪、中华文明之根，可惜屡遭诋毁，濒临失传。

本书从日月星光的角度，理清天道、中国古天文天人合一的基本内涵、《内经》《伤寒论》的具体运用，返本开新，使医经的难懂变得易知易传承，系统阐明中医的科学性。

其中，天文历法的经典临床运用——年日干支钤法，揭示《伤寒论》113首经方的内在逻辑，正是医圣张仲景的临床秘术，价值连城。所以，本书依《普济方》记载，复原完整的斗历版《伤寒论》。该版伤寒，综合干支、钤诀、宋本，朗朗上口，易学易记，公式化，易临床，易验证。

本书作为中医理论、临床综合用书，由浅入深，道理通俗，引经据典，内容丰富。凡是热爱中国传统文化的人士、广大医学爱好者、研究者、临床人士、大专院校的师生等，都适合品读、感悟、借鉴、升华，必定可以掌握中华文明的钥匙，受益匪浅。

中医天道要点

  《黄帝内经》（简称《内经》）、《伤寒论》谨奉天道，强调在天地阴阳之中，研究生理病理，落实临床。譬如，在《内经》中，"天道"一词完整出现过 11 次；天与道分开，"天"出现约 721 次，"道"出现 278 次，计 999 次。何为天道？

  《内经》认为天运与日光（太阳视运动）相当[①]，日出为阳，日落为阴[②]，日高为天，日沉地深，日光一岁（即黄道、中道、光道[③]上下）为天地[④]，用古天球二十八宿[⑤]等记载天地运行。《汉书·律历志上》也言日合于天统。《周髀算经》测出日高、天离地、阴阳距离的一半，其至数皆约"八万里"，换算成当代即地球半径，误差不过 2%，亦言日光之行是天地阴阳[⑥]。结合此三本经典，可悟天道、天地阴阳由太阳视运动产生。根据当代天文地理知识，太阳视运动实即地球自转公转，而古天球的尺寸正等于当代地球；因此：

  地球运转的概括与细分就是天道、天地阴阳，别以太阳（视运动）。

---

① 《素问·生气通天论》："阳气者，若天与日，失其所，则折寿而不彰，故天运当以日光明。"

② 《素问·金匮真言论》："平旦至日中，天之阳，阳中之阳也；日中至黄昏，天之阳，阳中之阴也；合夜至鸡鸣，天之阴，阴中之阴也；鸡鸣至平旦，天之阴，阴中之阳也。"

③ 《汉书·天文志》："中道者，黄道，一曰光道。光道北至东井，去北极近；南至牵牛，去北极远；东至角，西至娄，去极中。"《后汉书·律历下》："日有光道，月有九行，九行出入而交生焉。"

④ 《素问·六节藏象论》："黄帝问曰：余闻天以六六之节，以成一岁，人以九九制会，计人亦有三百六十五节，以为天地，久矣，不知其所谓也。"

⑤ 《素问·五运行大论》："所谓戊己分者，奎壁角轸，则天地之门户也。"

⑥ 《周髀》："故日兆月，月光乃出，故成明月。星辰乃得行列。是故秋分以往到冬至，三光之精微，以成其道远。此天地阴阳之性，自然也。"可知，太阳是明月、星辰行程序列之本，而分天地阴阳。

而地球运转，一秒三十千米，是客观的自然力量，其地位诚如《道德经》云："寂兮寥兮，独立而不改。周行而不殆，可以为天下母。"可以孕育万物，可以引发地震、火山爆发等，亦调控人体。由此，当代人容易领悟天道、天地阴阳的极端重要性。要点如下：

北极为准，日月出没；天光往来，二十八宿环绕；天球地球，周天历度；一天一岁，天圆地周；天门地户，四仲五极；左右上下中，浑束人身；阴阳两仪，五行别处，天人合一；可概况出周天式、人体式、数控式三大天道。

广大读者应当深思天道的左右上下中：感悟人体，随地球自转之天圆，有左右昼夜阴阳之端；随公转之地周，明晰二十八宿，有二分二至、上下四周、四方五极之理。而天地圆周的势力，磅礴无敌，有浑有束；如春蚕吐丝做茧，约束人体头足、经络脏腑、气血毫毛；又可细分为一天一岁、阴阳天地、五运六气、天干地支等，如此可以明晓中医的科学性。

借助天道周转，中医通过历纪、察色、闻声、口问、诊脉等方法，可诊断人体失衡之处，或草药或针灸等，平治疾病。

《内经》认为时间是天道的内容之一。广大读者若根据发病日及出生年的干支，利用钤法，结合四诊，即可以快速切入斗历版《伤寒论》经方的临床，治疗发热、感冒、常见病、突发疫疾等。

邓序：人法地，地法天

当代地质力学警告世人，高速的地球运动必定影响人体，自转维护平衡，公转引发变化，不能忽视。因此，有地质学家曾经警告医学界：

"医学界不知道人与地球的关系，仅以解剖学内容建立医术。这都是科学史上的曲折。"[①]

试问，如何根据自转公转而构建医学临床体系？当代人必定茫然无对。中国古圣却早已解决此难题。

《道德经》有云："人法地，地法天，天法道，道法自然。"何为法？法，《释名》逼也，逼而使有所限也。可知古人认为人体受地理、天文等逼迫、掌控。因此，若不知天道地理；不知人、地、天、道、自然的五个逻辑层级序列，诸道浑成而自然[②]，怎么能正确认识人体生理病理，怎么容易继承和发扬中医呢？

可惜，当代中国人对传统的地理天文所知甚少，误解甚多。本书的作者正本清源，引经据典，深究当下的天文，阐发天地之道，推导经方应用。主要内容有三：

1. 阐明中国古天文、中医天道的基本内容。

准确的古天文观测是中医理论的科学根源。作者阐明中国天文运用于《内经》及《伤寒论》的关键概念，譬如：

天道至教、科学本义、万物绕极、天时不易一天一岁、盖天函天、地球分间、天高地厚八万里（地球极半径）、阴阳之距即地球东西直径、天球天周、天体人体、地方地理、光影通万物、光道明论、天人合一、阴阳均分、小大周天、自转公转、诸道浑成自然、四时五行、斗历历术、黄道

---

① 张家祥. 运用地球动力合成作用原理揭示地壳运动—"大陆漂移"力学原因 [J]. 北京地质，2001（04）：44.

② 《汉书·叙传上》："道混成而自然兮，术同原而分流。神先心以定命兮，命随行以消息。"

赤道、天干地支、天圆等于地方、时空一体有间、天地加阴阳、天地至数、五运六气、一天二地三人四时五音六律、历律合一、函数函经，等等。

作者指出，最迟在周朝，中国人已经具备与当代相似的地球观，并用天球描述地球昼夜四时的运动。而围绕北极天轴，天球（地球）人体，高速圆周。在太阳平行光面前，天地人如同烤羊肉串一般，因而有一致的规律，天人合一。

2. 进一步阐明古天文的医学运用及伤寒干支钤法。

作者进一步理清，古人对天地阴阳的深入研究，成为《内经》各项人体之数据、阴阳术数的医理、临床辨证要点、治则；成为宋本《伤寒论》的方剂排序、症状罗列、临床运用等内在法则。尤其是天干地支，贯通天文、医学。可惜被世人忽视。

作者还介绍天地加阴阳之用、医圣秘术——《伤寒论》斗历干支钤法。此法简易，甚至不需要太多的临床基础，人人可以把握。正是通过此法，古圣编排出千古不衰的《伤寒论》。

此法根据病人出生年及发病日的干支，查表定六病，定字号，定证号，三步就找到相应的 113 首伤寒方，供四诊合参，斟酌处方。

此法自古被编为易记歌诀，至少流传两千年，屡屡被验证。此法可治疗突发性疾病，甚至疫病，真正体现了大道至简。作者在香港亲身实践用于治疗瘟疫导致的肺炎。深入体会，学习掌握，可以存身，保家，卫国。

3. 本书进一步复原古天文应用经典：斗历版《伤寒论》。

当年，张仲景弟子众多，各得一能，故后世有多种版本的《伤寒论》。古代最大的官方医书集成《普济方》记载着两套。一套为干支钤诀版《伤寒论》，重天干地支。另一套基本等同宋本，重三阴三阳。两版本各有短长，又丝丝入扣，相互呼应。天地阴阳本为一体，作者将两者复原，合二为一，为世人提供相对完整的医圣范本。

本书内容磅礴，医用简洁，醍醐灌顶，是为推荐。

主审：香港注册中医师　邓斐然

2022 年 11 月 1 日

自序：
斗历干支钤诀宋本《伤寒论》整理说明

《宋史》明言有"《伤寒论》诀"①，诀为法诀歌诀，与孙思邈真人纯粹的方书有别。可惜，古人传书不传诀，万两黄金换不得；当代大学教材及常用的宋本《伤寒论》，无诀可供临床应用。

考"古之专门秘术，实借此以有传"的明代官修《普济方》，有两种版本《伤寒论》。其一为秘传的钤诀本，载五运六气精华法诀，干支钤法临床口诀，近300首押韵歌诀。与宋本比较，此钤诀本113方的顺序及内容基本等同，如齿轮契合；与宋本的"子目"，可以相互理校。可见，两本同源同构，皆验证于当代的临床。②

钤诀本与宋本各有侧重。钤诀本所重"天地"天干地支，是经学；宋本所重"阴阳"三阴三阳，是纬学。天地与阴阳，虽然有别，然而，两者皆源于太阳视运动(即反映观测者随地球自转公转)，高下论天地，左右论阴阳，是圆周之势、一体一气。因此，天地与阴阳相互关联、互根互函。正如《素问·阴阳应象大论》所言："积阳为天，积阴为地。"天干地支配属三阴三阳，正是《黄帝内经》诸多大论的精义，实乃"张仲景方术"运气精华钤法之诀。

因此，宋本钤诀本，版本有二，医理为一，故整理者重新复原，合并，不改条文，依宋本398条之次序，113方与历术歌诀相合，成"干支钤诀宋本《伤寒论》"，以完璧国宝。

此合本，天地阴阳皆备，实乃中华文明之根——中国伏羲古天文的经典医用。伏羲天文，外合天道，内合人身；至今准确，反映当下。若

---

① 《宋史·传第四十七》记载精通历术及医学的高若讷时说："若讷强学善记，自秦、汉以来诸传记无不该通，尤喜申、韩、管子之书，颇明历学。因母病，遂兼通医书，虽国医皆屈伏。张仲景《伤寒论》诀、孙思邈方书久不传，考兼校讹谬行之，世始知有是书。名医多出卫州，皆本高氏学焉。"

② 王位庆，王相钧.年日钤法版《伤寒论》述要及当代临床的参考价值[J].中医文献杂志，2020，38（04）：37-41.

不明古今一理、天地阴阳互函，则不容易正确理解此合本。当然，即便不知原理，也可以临床。

此合本，虽然是白文本，有待专家改进，却为当代急需：医理简洁，逻辑明晰；书诀一体，文字可靠。尤其适合初学《伤寒论》、爱好中医、留心医学者，参考使用。

凭此合本，临床中医师更容易全方位研修《伤寒论》，推敲医圣诊断、病机、治则、方药、方剂等科学逻辑及经验，加强信心，提高临床水平。

此合本《伤寒论》的参考底本为：1959 年人民卫生出版社出版的《普济方》，第三册《诸疾·伤寒门》第 123 卷至 125 卷，取其歌诀；1991 年人民卫生出版社出版，刘渡舟主编的《伤寒论校注》，取其条文 398 条；条文序号依 1955 年重庆人民出版社出版，重庆市中医学会新辑宋本《伤寒论》。

钤诀本原文用日月星等替代地支，以防与六十甲子混淆；顺序可能紊乱的数首歌诀，则标注。宋本原文方后"右×味"，"右"字，按本书横排形式改为"上"。

王位庆

2022 年 11 月 1 日

前言：
疫疾、经方、天道

当前，新冠病毒肆虐西方，全球感染者远超 6 亿。西方无解药，盲目奉行"群体免疫"，开启大灾之门。截至 2022 年 10 月 30 日，美国公布的感染者数字，在不计瞒报漏报的情况下，超过 9900 多万，其中 2021 年 1 月 4 日，单日确诊将近 98 万！阳性死亡者总计超过 109 万以上，居全球之冠。

中国的情况则大不一样。共产党领导有方，社会制度有优势；又有源于经方《伤寒论》的"清肺排毒汤"等中医方剂，通用分治，疗效确切，少后遗症，实乃人民之福。

但是，世人只知经方是验方，不知经方乃中国伏羲古天文的运用；世人亦不晓中医阴阳五行之理，更不明科学的天道本义。这些因素不利中医的传承创新、全球传播。

本书以北极、视太阳为准，利用古天球即地球运转，简洁地解决上述千古疑难，并落实临床，理路如下：

首先，本书利用吻合当代地球自转公转的古天文数据、天地人物围绕北极之象，理清周天式、人体式、数控式的中医天道及医学运用。其次，运用天球球面圆周数理及天象，系统阐明阴阳五行等客观本义，贯通《内经》《伤寒论》难以理解之处。最后，按《黄帝内经》天干地支配三阴三阳，临床落实于斗历版《伤寒论》之中。

因此，经方的根基即中国古天文的运用。随地球自转公转的天道，人体圆周运行，因而有医学规律。本书的推理路径，可简要概括如下：

"人体的天文运动→北斗绕极、太阳视运动→地球左右自转之天圆、上下公转之地周→昼夜寒暑→一天一岁→赤道黄道（经纬纵横）→阴阳天地→《内经》三阴三阳配天干地支→医道历纪→斗历版《伤寒论》。"

借此，本书阐明了中医的科学，公开医圣张仲景的临床秘术，以便普通民众快速掌握，更容易传承经方。

本书还从当代地质力学、2017年诺贝尔医学奖等视角，指出地球的自转公转，引发纵横之力，即经向（子午向）和纬向（卯酉向）的附加力，调控着生物的节律（生物钟）。可见，地球乃生命的基石。因此，医学应当始终遵循"人法地，地法天"之理，否则无法痊愈疾病，卫生养生不得其本。

当代西方虽然发现人体受控于地球自转节律，即"人法地"，但是，限于治疗手段及工具，依然以为绝大多数疾病不可逆，不知周复痊愈之理，实践上并未取法于地，实乃无法。

总之，本书阐明《黄帝内经》与《伤寒论》取法于地球运动、天圆地周，令人秒懂，可以终结中医科学性的百年论争。相关管理者，亦可反思，切莫盲目崇拜西方，扼杀千变万化的生机。

天道周复，生生不息。临床中医师深思中医天道，熟读干支铃诀宋本《伤寒论》，巧记歌诀，由术入道，可坚定信心，普济众生，拯救天下。广大民众，必要之时，开方自救，循道养生；亦可视为钥匙，悟得时空一体，一通百通，"打开中华文明的宝库"。

作者：王位庆

2022年11月1日

目　录

上　篇
中国古天文解密《黄帝内经》《伤寒论》

下 篇
精华版干支钤诀宋本《伤寒论》

上 篇

中国古天文解密
《黄帝内经》《伤寒论》

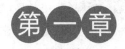

中医天道：打开中华文明的钥匙

第一节　天道有常，科学之根

一、天道天文，中医根基

天道，这是被当代忽视的根本问题，尤其在医学领域。人类演化在地球上，运行在天文道路之中；如同乘坐世界上最快的列车，"坐地日行八万里，巡天遥看一千河"。但是，列车的运行会给乘客带来不适，甚至疾病，譬如晕车、呕吐；那么，人体的天文道路，会有怎样的医学影响呢？

《黄帝内经》（简称《内经》）提供了相应的答案。《内经》是公认的传统中医理论与临床的根基。它是中华文明集大成的经典，强调医学需要以天道为首要准则。敬之者昌，慢之者亡。她多次告诫："谨奉天道。"① 这是警醒后人行医，小心谨慎，奉行天道。

1. 谨奉天道，乃知形气

我们知道，天道观堪称中华文明的核心理念。在中国，天道观从上古绵延至明清，千古传承，地位显赫。上至天子，下至正人君子、黎民百姓，普遍接受天道作为准则。

---

① 见《素问·六微旨大论》。

譬如男女结婚礼仪，不分贵贱，都有"一拜天地、二拜高堂、夫妻对拜"。连皇帝的圣旨，也离不开"天"，往往用"奉天承运，皇帝诏曰"来开头。传世的中华文献，如先秦诸子、十三经、二十四史等，亦都非常重视天道。

在《内经》之中，天道表达得更加充分、典型。《内经》的经文大多是黄帝发问，岐伯答客。黄帝贵为九五之尊，识大体而善问。黄帝多次指明，医学精要合于天道：

"黄帝问曰：……余愿闻要道，以属子孙，传之后世，著之骨髓，藏之肝肺，歃血而受，不敢妄泄，令合天道。"（《素问·三部九候论》）

若不明天道，则不知人体的形态与气息的道理，不知五脏六腑的根源，不知经络，不善于治愈疾病：

"故治病者，必明天道地理，阴阳更胜，气之先后，人之寿夭，生化之期，乃可以知人之形气矣。"（《素问·五常政大论》）

黄帝还警示说，若不信奉天道，则祸殃临身：

"无道行私，必得天殃，谨奉天道，请言真要。"（《素问·天元纪大论》）

经过笔者统计，可以毫不夸张地说，《内经》分为《素问》《灵枢》两卷，共 162 篇，篇篇不离天道！《内经》的天道是客观的自然，可测可见可感，绝非迷信。因此，依据天道，古圣建构了各种中医理论与临床方法。

2. 天道不远，天人合一

试问，若忽视人体超高速的天文运行，我们还能否准确把握医学，治愈疾病？对照西方医学，即可知道答案。然而，在中国当代，欧风美雨侵蚀万物万事，不少百姓，诸多专家，根本没有天道观。那么，何为天道？

天道观，源于中国古人长期、坚毅、准确地观测天文，实际是中国古天文的学问及应用。中国古天文的理论，包含天文、地理、人道三道"兼三道而天名之"①。博大精深，至今实用。扼要而言，强调以天为首，天地生人，天地人相参。如《灵枢·岁露论》曰：

"人与天地相参也，与日月相应也。"

经文认为，人体与天地，可以相互参考，相互参悟，相互参检；人体与视太阳（日）、视月亮（月），相应相当。这是说，古人既能利用天地来研究考察人体，又能从人体参悟天地。因此，后世用"天人合一"来概况。

当代人自然会质疑"天人合一"，怎么可能？甚至会疑问，天道不是很遥远吗？正如，黄帝特意反问：

"呜呼远哉，天之道也？如迎浮云，若视深渊？视深渊尚可测，迎浮云莫知其极。"②

天道，是否好比迎接浮云，高高在上，不知其极致？

当然不是。古圣很清楚，天道既在天边，亦在近处，亦在万物。不必说重视自然科学的医家、道家，甚至社会科学的法律工作者，法家之祖韩非子都认为：

"不出于户，以知天下；不窥于牖，以知天道；其出弥远，其知弥少。"③

这是说，不出户，不窥牖可知天道。偏离越远，知道越少。古人深知，道不远人（《中庸》）：从星辰四季变化可知，从立杆测光影可知，勘测大地可知，从人身亦可知。正如《灵枢·终始》指出：

"谨奉天道，请言终始。终始者，经脉为纪。持其脉口人迎，以知阴阳有余不足，平与不平，天道毕矣。"

---

① 见《太玄经》。
② 见《素问·六微旨大论》。
③ 见《韩非子·喻老》。

经文是说，通过人体诊脉，可知天道；查十二经脉，可知阴阳，天道不远。

3. 天道至教，成事准则

天道不远、天地生人、天人合一是中华医道根基。这是当代忽视的、当代人不甚明了的道理。为何古人能有如此大胆的结论呢？大家一定充满惊奇。为何能够合一？这就要讲天文、北极。

因为有北极。古人发现，日月星光、天地人、万物都围绕北极枢轴（中轴），做天圆地周运动，所以会有一致、合一的系列规律（如图）。

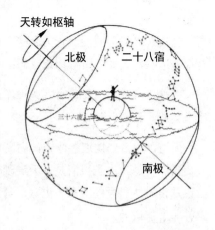

由于北极处于地球自转轴的延长线上，日月星辰的视运动实际体现天地人绕地球自转轴运动，有规律，有周期。因此，天道、天人合一是地球自转、公转带来的。古天文实际探究天地人，圆周运动合一的规律。譬如：

天地人，有着共同的时间交替趋势（一天一岁）、共同的空间交替趋势（东南西北中），因而可以深究其中一致的规律。

尊奉天道，可视为古人的信仰。数千年来，中国古人的实践反复证明，天人合一的天道准确揭示了自然本质，可以用于各门领域。可以指导具体的技术，譬如造车造船，织网捕鱼，测绘大地。小可以治病养身，用于医学，大可以治国，可以礼教天下，等等。因此，重视伦理道德的儒家，也在典籍《礼记·礼器》归纳说：

"天道，至教；圣人，至德。"

天道正是古代中国人的"至教"！

二、医道不扬，百姓受苦

在当代中国，可能唯有中医，还在利用天道、天人合一，其效果惊人。这不是王婆卖瓜，自卖自夸。让我们先看看经方的疗效，即可了解一二。

1. 中医抗疫，屡屡特效

留心医术者深知，自古及今，中医疗效奇好。即使针对突发各类疫情，亦能活人无数，而西方并无合理、稳妥的对策。

面对疫情，与西方相反，中国上下齐心，战胜非典及新冠。这充分显示中国的三大优势：党领导的优势、社会制度的优势、中医结合西医的优势。疫情期间，中医中药起到了非常重要的积极作用。譬如"清肺排毒汤"等相关方剂，价廉物美，屡建奇功。

"清肺排毒汤"源于《伤寒论》经方，由麻杏石甘汤、射干麻黄汤、小柴胡汤和五苓散基础上加减而来。该方是唯一治疗轻型、普通型、重型和危重型新冠病毒患者的通用方剂，被新冠肺炎第六版、第七版、第八版的国家诊疗方案采用。

"清肺排毒汤"是湖北、武汉抗疫主战场的主方，得到广泛的临床运用；也是援助国际抗疫和治疗输入性病例使用量极大、效果良好的中药方剂。《科技日报》曾经赞道：

"从一线情况看，关键是无一例由轻症转为重症，或者由普通型转为危重型，说明清肺排毒汤可以有效阻断患者向重症危重症方向发展……具有速效、高效、安全可靠的特点，因此是治疗此次新冠肺炎的特效药。"[1]

"清肺排毒汤"可显著改善临床痊愈时间、临床痊愈率及核酸转阴天数、病程时间等指标，并可以用于预防。该方的疗效也得到国际认可。部分临床研究的结果，发表于 2020 年 7 月 31 日在《柳叶刀》预印版平

---

[1] https://www.sohu.com/a/401379211_612623?_f=index_pagefocus_3

台,一经发表获得了广泛关注和下载量,并最终发表在 Pharmacological Research[1]。由此可见经方的威力,中医非同凡响。

2. 不明医理,盲目质疑

然而,总有人不明医理,只知一味斥责中医不合"科学":人体经络,无法用仪器实测;天地阴阳,四时五行之理,虚无缥缈;天圆地方的《内经》世界观,井蛙之见;更不知何为经方之经纬。

此类质疑全然不顾基本的医学事实。2020 年新冠病毒流行,英国魁首约翰逊、美国总统特朗普相继感染。美国共和党高层几乎全军覆没,中招染疫。约翰逊曾被送进重症监护室,后遗症之一视力严重下降。而特朗普的医疗团队,无力遏制病情发展,只能运用"钞能力"。那一针下去,贵过北京三环的房子。整个西方世界,抗疫乏力,令人大跌眼镜。

此类质疑,曾被居心叵测者利用,叫嚣取缔中医,根本不知"济世君子乃为活人性命而谋"。

此类质疑,曾被偷梁换柱,颠倒黑白,可苦了天下百姓。俗流易染污,试问普通百姓,哪里知晓医流清浊?

3. 天道不明,传承堪忧

天道不远,天道简易。天道不彰,则医理混乱,真伪难分;真理疏离,则明珠蒙尘。曾经有诸多患者,病急之时,胡乱投医,而得不到恰当诊治。因病而贫,贫病交加,悲哀不已!

天道不明,当代中医亦式微久矣。如同中国传统文化,丧失理论自信。故常叹:

"中医治得好病,治得好肿瘤,却治不好当代的愚昧与迷信。"

---

[1] Association between early treatment with Qingfei Paidu decoction and favorable clinical outcomes in patients with COVID-19: a retrospective multicenter cohort study. [J]. Pharmacological research,2020.

三、科学本义，阴阳五行

如何拨乱反正？当然是遵循最高指示，响应国家的号召，用科学的方法说明中医的原理。因此，我们首先需要明确"科学"的古义，如此才能少走弯路。

科学的古义本义，正是万物随地球时空变化之理，阴阳五行的道理，正是天道。我们从"科"字的造字法，结合中华科技史，结合度量衡及天文历法，解析即知。

我们知道，古圣造字，一字一天地，字字有道理。笔笔有缘由，画画有根基。故曰"惊天地，泣鬼神"。古圣对科学心中有定义，才会造出"科"字，绝非糊涂乱写。那么"科"字，左右结构，分开一看，禾与斗，是合体字、会意字，直观传达什么含义呢？

1. 科学之禾，嘉穀（谷），阴阳均分，万物度量衡

禾，《说文解字》言："嘉穀"。穀的简体字即"谷"。此嘉谷"二月始生，八月而孰，得时之中，故谓之禾"。可见，地之所出，嘉谷之禾，生而特殊，春分生，秋分成，得天时之中和。正如人体，左手右手等长，阴阳平衡。《内经》也认为嘉谷、稻米是和气的代表。《素问·汤液醪醴论》云：

黄帝问曰：为五谷汤液及醪醴，奈何。岐伯对曰：必以稻米，炊之稻薪。稻米者完，稻薪者坚。帝曰：何以然。岐伯曰：此得天地之和，高下之宜，故能至完，伐取得时，故能至坚也。

古人进一步用嘉谷之实，谷子秬黍，作为度量衡的标准。他们选取中等大小的，累于律管，计长定度权衡。汉唐时期，都是如此制定：

"度者，分、寸、尺、丈、引也，所以度长短也。本起黄钟之长。以子谷秬黍中者，一黍之广，度之九十分，黄钟之长。"（《汉书·律历志》）

凡权衡度量之制：度，以北方秬黍中者，一黍之广为分，十分为寸，十寸为尺，一尺二寸为大尺，十尺为丈。量，以秬黍中者容千二百为龠，二龠为合，十合为升，十升为斗，三升为大升，三斗为大斗，十斗为斛。权衡，以秬黍中者，百黍之重为铢，二十四铢为两，三两为大两，十六两为斤。调钟律，测晷景，合汤药及冠冕制。（《通典·赋税下》）

这就是选用中等大小的黍子，横排百粒定尺寸。并且，进一步定体积，计重。凡黄钟容积为八百一十立方分，与天相合，容1200黍，重为12铢，合汉时一龠。

这种方法准不准呢？当代人多次验证：

"择其中等大小者，横排100粒其长度皆在23厘米左右，误差在0.1厘米左右。1200粒黍之重在7.4～8.5克之间。一斤合224～256克。"[①]

基本准确，日常汤药够用。而且，古人认为，度量衡本身需要随天道而变化，得道有差，厚薄有别，不必纠结。《伤寒论》药物的剂量，都离不开此嘉谷之用，其中，方剂配伍还有数理规律。

故云，"禾"代表嘉谷，"此得天地之和，高下之宜"，阴阳均分。古人用以衡量万物的阴阳多少，构建度量衡。此中有生命数理，用意深邃。

2. 科学之斗，北斗，所指万物绕极、自转公转、时间空间、阴阳四时五行

斗，《说文》注言："北斗。"其由七颗星组成，围绕北极，圆周视运动，至少有如下关键意义：

第一：体现万物绕极。北极正处于地球自转轴的延长线上。因此，北斗好比地球的伞盖，绕极圆周运动，实际反映地球及万物圆周自转公转，反映万物绕极，如同当代的星轨图。

第二：体现时间变化、空间运动。北斗圆周运动，如同天然的手表，不同星体的连线指向，可以区分地球运动产生的时间空间：一天一岁、细分昼夜往返、十二时辰、360度空间、四时、十二月，等等。

---

① 丘光明.中国古代度量衡标准 [J].考古与文物，2002（03）：90-95.

第三：区分阴阳五行。古人依据北斗绕极的空间时间所指，建立阴阳五行。如《史记·天官书》记载：

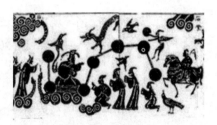

汉斗·为帝车图

"斗为帝车，运于中央，临制四乡，分阴阳，建四时，均五行。"

北斗为何是帝车？"观法于天，则北极至尊"①。古人称北极为至尊天帝，如如不动。北斗绕北极圆周，如同北极天帝之座驾。斗柄斗杓如同手表的时针分针，所临所指，定四方，分为阴阳四时五行。

因此，阴阳五行体现地球、万物的自转公转，是客观的时空之道，而非唯心主义。

地球万物及人体的自转公转，时空圆周运动客观存在，毋庸置疑，但是，当代仪器看得见吗？仪器能测出人体的阴阳五行、经络吗？很难。那么，怎么能用当代科技仪器的不足，来抹黑中医，否定中医呢？

3. 科学本义：万物的时空变化规律，阴阳五行

综上，科学是禾与斗两者相合的学问，反映科学的本义即天道，即阴阳五行，衡量万物阴阳，平衡五行之理，简洁明了。就是说，"科学"是：

禾与斗的合意，代表嘉谷与北斗；禾代表用阴阳均分的嘉谷，天地之和，衡量万物的阴阳；斗代表北斗，所指为时间为空间，分阴阳四时五行（即自转公转的细分）。两者相合，体现地产万物与天道阴阳四时合一；实乃地球自转公转的时空与万物相合之理，有万古不易的因素。

简单讲，科学的本义是古人研究时间空间与万物关系的学问。譬如某个人，他的心肝脾肺肾，与时间如四时春夏秋冬，有什么生理病理关系？与空间环境，如东南西北四方，南方多热，北方多寒，又是何种关

① 见《后汉书·荀韩钟陈列传》。

系？为何在相同的空间环境，所受的寒热可能相同，不同的人健康状态却不同呢？这就是中医科学理论研究与临床的基本内容。

4.科学结晶：《内经》、斗历钤法版《伤寒论》

古人又将北斗的圆周视运动，参以日月星辰，纪为年月日时，记为斗历。斗历之学，演为夏历，发展成万年历。斗历干支，可明天时，可彪天道。天道历纪，医学运用记载在《黄帝内经》、斗历版《伤寒论》之中。

斗历版《伤寒论》载于明代官修的《普济方》，就是研究人体在不同的时间发病的各类症状及治疗规律。

反观当代，诸多学问，可有天道？试问，当代数学，可有时间的定义？没有！医学与物理等，科目之间，泾渭分明，其内容朝夕更改。还有多少领域符合科学本义？

四、天道不易，大要有三

可见，斥责"中医非科学"，不懂科学的本义。语出无知，数典忘祖。实际上，古圣在长期的天文观测、农业实践中，总结天道，逐渐衍生出数学、物理、医学、文学、哲学、历史、历法等学科，形成天地人合一的中华科学及人文体系。

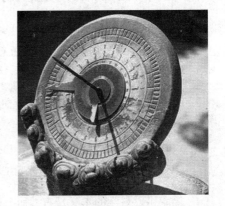

《内经》就是以日月星光为"至教"，构建阴阳天地表里雌雄之理；《伤寒论》就是以天地阴阳为临床经纬。这些都足以证明古天文是中医之源。

因此，若欲传承中医，发扬中医，当然需要依托临床疗效。然而，理不明则行不显，亦需宣传中医的天道。天道即天文历法机理，中华文明之根——中国古天文。

1.古今一理，人人易知

虽然，中国古天文博大精深，源远流长，但非显学。亟须宣扬天下，以明真理，以正人心，以辟邪说。

有人担忧，"立志不随流俗转，留心学到古人难"。尽管古人文辞古奥，但是天文浅显，天理昭然，人人易知，主要原因在于：

古今太阳系的天体大体一致，出没规律一致，尽管古代当代侧重点不同、表达不同，正如古人强调"天不变"，还是容易理解。

因此，宣扬中国古天文、中医天道，未必难懂，应当说得清楚。凡是耗时费力，讲不清楚古天文的，劳而无功，必定表达有误。

2.天道不言，至诚至信，不可抗拒，时乃天道

"天则不言而信"（《礼记·乐记》）。不管人文历史如何变化，天文规律依然如故。譬如，古圣测得夏至（正午日影最短），那么经过大约365天，一定还可以测得夏至，十年如此，百年不变，千年不改。

天道如此有"诚信"，无言语，无约定，当然是客观力量消长的体现，不可抗拒。古人将如此"诚信"之天文现象总结为天道，并以天时为首。如《尚书》言："时乃天道。"《素问·六微旨大论》也这么认为：

"天气始于一刻。"

因此，时间以及中国历法，就是天道天气的典型体现。在中国古圣的逻辑世界里，每一天每一岁的时间都是具体的，和而不同，有具体的天文、物理、数学、人体的含义。因此，中国医学可以把一天一岁，运用于临床。五运六气、子午流注、伤寒干支钤法，等等。

所以，我们当代人通过对时间、历法的深入研究，以时间为首，以周而复始的一天一岁为主，深入研究，可以快速理解中国古天文、中医

天道；可以快速理解中西医学的根本差异，明晓中医的科学性，终结百年之争。

当然，天道的诚信逐渐影响中国的人文追求。战国竹书《忠信之道》言："至信如时。"中国人以诚信为本，修身修心，逐渐成为传统道德的核心内涵。

3. 古今有常：时间有数，空间有度，人体有形

我们还可以深究当代的天文常识，即可以快速读懂中国古天文、天道。

既然，古圣强调，天道天理，古今有常，天不变其常，那么，有哪些天文，被《黄帝内经》《伤寒论》所宗？古今有常的天文现象非常多。古人所重北斗绕北极。古人观测群星随北斗，绕北极而周复，北极不动，即知天文与万物都有"不易"有常、变易、简易之处。本书结合《内经》对天道的基本论述，将天文的不易有常，归纳为三大天道：

第一，时间角度：绕极一天及一回归年，天时数量有常不变，阴阳交替，四时往来。可以简称为数控式天道。

第二，空间角度：古人由太阳测得"天离地八万里"而定天地（即地球极半径）；由"日照四旁各十六万七千里"而定阴阳（即地球东西直径）。天地之离，阴阳之距，极值不变；然而自转公转，位势相倾，明暗往来，周而复始。可以称为周天式天道。

第三，人体中心：人体之形数可以眼见，有不变之处，体现天文地理。可以称为人体式天道。

此三点，非常稳定，可视为不变、平常，本书称为"三有常"。此乃中国古天文、《内经》天道的基本要点。深入论述，详见下文。

当然，我们可以根据地球人体的天行，自转公转，快速推理出此"三有常"，可以秒通。

我们本应当称呼"中国古天文"为"中国天文"，以示万古有常；但本书所言，皆遵古训古意，故称为"古天文"。在此提醒，切不可"贵今贱古"而轻视之。

第二节 天道次第，医圣门径

一、天道精微，无字有字

痛心疾首，悲伤不已！中国古天文、天道之学，在当代屡被诋毁，濒临失传。所幸，中国古天文、天道的历史，至少已经有八千年，甚至上万年，底蕴深厚。从燧人氏、伏羲氏、神农、黄帝、到张仲景，等等，脉脉相承。如何挖掘、传承？医家圣人张仲景早已给出路径，非常简洁完整。他指出"近取诸身，夫何远之有焉？"（《伤寒论·伤寒例》）。他还说天道的特性、学习次第、基本内容：

"生而知之者上。学则亚之。多闻博识，知之次也。余宿尚方术，请事斯语。"[1]

医圣张仲景指出：生而能知天道，此为上等；通过学习，而次等；"多闻博识"而得天道，为再次一等。最后落实到方术的实践上。

1. 生而知之，无字真经

那么，什么是生而知之？后人不知其意。何为"生而知之"？若以生物钟角度，则容易理解。万物生命，各有时钟。生而能知昼夜交替，寒暑往来。

尽管人人"生而知之"，若试问依据时间，一天一岁，正如手表，北斗所指自转公转，能否用于临床？依据人体的不变，利用地球半径，能发展医学吗？当代人必定茫然无对，难以下手，或者视而不见，听而不闻，甚至讥笑。正所谓：

---

[1] 《伤寒论·序》："生而知之者上。"

"上士闻道，勤而行之；中士闻道，若存若亡；下士闻道，大笑之。不笑不足以为道。"（《道德经》）

对于"生而知之"，著名体道小说《西游记》有过绝妙的描绘。作者吴承恩写道，唐僧取经，千辛万苦，到达西天。无奈不懂人事，先取得"白本"。对此，作者借佛祖如来之口，却肯定道：

"白本者，乃无字真经，倒也是好的。"

可惜，众人资质不同，无法体悟，如来佛祖又说：

"因你那东土众生愚迷不悟，只可以此传之耳，阿傩、伽叶，快将有字的真经，每部中各检几卷与他，来此报数。"①

此等描述乃是隐喻，传达一个经典信息：天道无字，最重"心悟"。体悟之法，变化多端。可惜"东土众生"，"愚迷不悟"，只能传"有字的真经"。

2. 学则亚之，医经为本

可见，普通人若要掌握"无字真经"，"无字而知天"，还需要学习"有字"经典。"苟不学，不知义。"否则只是切入而已，远远望见"天上宫阙"。

学习天道的关键是围绕医经，主要指《黄帝内经》，包括《素问》《灵枢》《难经》《伤寒论》《金匮要略》《神农本草经》等。

但是，医经的文字简易，唯独内在的含义却不甚了了。唯有结合古天文，学习天球天道，将人体放入天球体系考察，才容易完整把握。

3. 多闻博识，网罗经文

因此，本书选取诸子百家的"天心""文眼"，佳句类聚，供读者理解古天文之用。所引用观点多用注文，正文则略用白话以便通俗理解。因为，仅仅熟读医经，尚且做不到多闻博识。

---

① 见《西游记》第九十八回《猿熟马驯方脱壳，功成行满见真如》。

如今网络发达，学习传统经典非常方便。所有重要的中华经典、古籍都可以在网络数据库中找到。譬如，本书的经典原文、引文即取自"中国哲学书电子化计划"网站。

该计划试图将中国原典文献加以电子化，用交叉索引等技术充分利用电脑的功能，方便学习和研究。[①]收藏的文本已超过三万部著作，并有五十亿字之多，被称为历代中文文献资料库最大者。

经典的内容虽多，有关古天文的文辞，却异常精简；三五之字，如星辰闪耀；短长数句，足以抵万言。词句不多，又多借用日常用语，只需要深入古人之境界，即可取得天文真义，即能快速理解中医天道。

因此，本书引用古天文精华之语句，浅显自然，都能理解，不做过多的解释，不需皓首穷经。若用白话文翻译，只解释个大概，自认为是狗尾续貂，故本书尽量少翻译。

天理昭然，天道"夷且平"，本书所引之语，简洁而有本。我们反对断章取义，故要紧之处，尽量取三种典籍做论据，力图准确，以防错过。如此，证明本书内容，绝非私智之作。期望各位读者深思。

当然，理解古天文，除了学习，最要紧是思考。"学而不思则罔，思而不学则殆。"读书不思考，越学越糊涂；思考而不读书，越想越头痛。"学"，直接学习目前我们所能掌握的经典古籍、天文资料；"思"，结合当下天文及科技发展，设法分析与复原古时所用的思维方式与方法、结论。两者不可偏废，古圣的精彩、真义，才不会被误解误读。

4. 宿尚方术，天道资源

医圣还强调："余宿尚方术。"何为方术？方术是方剂与历术的合称。历术，体现在天文，以太阳与北斗四方运行为准，干支纪日，阴阳斗历；体现在医术，落实于《伤寒论》方剂。张仲景根据"近取诸身"，依据斗历，干支之术，编排《伤寒论》。

然而理解历术并不容易，因为历史上被禁而将近失传。医经之外，帮助理解历术、天道的传世经典比较多，大体分三大类。

① https://ctext.org/introduction/zhs

第一类：算经、字书。

算术经典主要指：《周髀》《九章算术》《孙子算经》等。

这些数学著作曾经是隋唐时代国子监算学科的教科书，标志着中国式数学的高峰，很多内容同天文历法息息相关。

字书主要指《说文解字》《尔雅》《释名》《康熙字典》等。譬如，中国文字学、字典学起点的《说文解字》：

　　"在训诂学和词汇学上有重要的价值，更是特殊的科技文献，是研究古天文学的重要史料。"①

第二类：常见的天文学史料。

二十五史中的天学三志：律历志、天文志、五行志。本书主要选择汉唐之前史书为主，那时去古未远，尚且知古义。

第三类：诸子百家类。

诸子百家是对先秦时期（即东周春秋战国时期）各学术派别的总称，后世有发展。据《汉书·艺文志》的记载，数得上名字的一共有189家，但流传较广、影响较大的有儒家、道家、法家、墨家、阴阳家、名家、杂家、农家、小说家、纵横家。本书采用的代表人物有管子、老子、孔子、墨子、尹文子、列子、庄子、孟子、吕不韦、司马迁、淮南子、董仲舒、王充、朱熹，等等。

5. 字书字义，医家必备

上述中华经籍之中，字书字典非常重要。除了史料价值，所载的关键汉字，博大精深，更是简洁直接明指天道。譬如，阴、阳两字，为伴耳旁，是伴随之意，伴随日月圆周视运动为"阴阳"。

《说文解字》甚至称文字是六经六艺之根本，君王政令的起始：

　　"盖文字者，经艺之本，王政之始。前人所以垂后，后人所以识古。故曰本立而道生。知天下之至赜而不可乱也。"

———————

① 见：王平．《说文与中国古代科技》．南宁：广西教育出版社，2001．

可见，从汉字入手，可以懂得上天、六经六艺、王政，可以"识古"。汉字非常重要，学医一定要学汉字。

当然，在漫长的发展历程中，汉字在形体上、读音上或字义上发生了一些变化，但在性质上，并没有发生根本性的变化，还是有规律可循的。汉字，可以看成是凝固的历史和文化。只要正确地解读汉字，也能了解真正的古天文、中华文明。

类似汉字还有"日、月、阴、阳、易、道、五、行、文、字、科、学、音"，等等，甚多不举，凭此都可以识得天道，识得上古。

譬如"日"字，由外边"口"与中间"一"组成，代表太阳在二十八宿背景日出点，有四方之行，春分秋分是中间一横。日，可以阐释为《内经》的天门地户、《伤寒》的三阴三阳之说，深入可以用于临床。

在这点上，汉字与西方的文字，有着根本的不同。后者是记载声音的符号。汉字则直接体现古人对一天一岁的客观世界的根本认识。

笔者早年毕业于武汉大学古代汉语专业，受过七年相关训练，会查字典古籍，信而好古，略通百家，言必有据。就业之后还脱产修习湖北中医药大学中西医结合本科，后来辗转香港浸会大学，研读中医硕士学位，考究中医的科学性。笔者深知人命关天，数十年如一日，现将其上古天文、汉字、中医的精髓推介给读者，相信可以借此快速理解中医天道。

二、天道妙法，中华光明

要认识光。很多人抱怨《内经》的篇章，难懂难理解；中华经籍，诸子百家之作，大多深奥，如有密码，难以接受。我们忙于临床杂事，哪有空闲？可有密匙，易知易懂？《内经》早已明示此等秘法：就在光，别日月星之光，就在天度。中国古圣正是靠光明来认识天道。古人称为光明之教。

因此，光的学问，不仅是当代人探索世界的理论前沿，更是读懂中华文明、传承古天文的密码捷径。其中，隐含着中医理论与临床的科学性，寒热虚实阴阳表里的根基。

1. 学于光明，百家之源

中华诸子百家的学问，大多源于光明。这是被世人忽视的传统，本书以文学家、儒家、道家、阴阳家、墨家为例子，结合医学，略做说明。

文学家的《诗经》曰："日就月将，学有缉熙于光明。"这指出学问从日月光明来。后世还有强调：

> "诗者，天文之精，星辰之度。"①

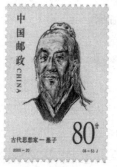

儒家为何提倡忠君爱民？观北辰，群星之运，绕极而光。道家为何不敢为天下先，尊道贵德？老子观光之影，而知持后，而能处先。阴阳家为何强调时运？诸经之首的《易经》，惟谈天，入神致用。《易经》云："天道下济而光明。"光明乃是日月星之光，出没有时，"时止则止，时行则行，动静不失其时。"

墨家更加典型。墨子创立了以几何学、物理学、光学为突出成就的一整套科学理论。他精深研究杠杆原理、力的作用、光线直射、光影关系、小孔成像、影不徙、点线面体圆等众多领域。

墨子"准确地提出了力学的基本原理，比牛顿提出的力学三定律要早整整二千年。"②

当代人很容易理解墨子的光学物理，但很难注意到，墨子对光学、光明的理解，深化为社会主张。日月星光遍照无私，故"兼爱"；光压微小若无而养万物，故"非攻"；向阳花木易为春，故崇尚光明而"尚贤"；天光日光月光，统统绕极，故"尚同"。诸如此类。墨子形成"兼

---

① 见《太平御览·学部三·诗》。

② 赵发中，郑淑萍.墨子科学技术教育思想研究 [J].平顶山师专学报,2001(03):81-82.

爱""非攻""尚贤""尚同""天志""明鬼""非命""非乐""节葬""节用"等观点，发展出墨家。

墨家的影响很大，在先秦时期，与儒家并称显学，"非儒即墨"。创始人墨子被称为科圣，直至当代，我国成功发射的世界首颗量子科学实验卫星还被命名为"墨子号"。

总之，重视光、以日月星三光为首，正是中华文明所重。

2. 小孔成像与经脉总长，同高与平脉法

正因为日月星光，有相同的规律，因此，不同的中华经典之间，可以相互沟通。譬如，《墨子》的光学物理，可以揭示《内经》某些数据的合理性。

第一：小孔成像原理可以解释《内经》术数、经脉长度，等等。譬如，人体的经脉总长与日月光程的公约术数关系。若视人体穴位为孔，经脉为光隧，日月之光透过穴位之孔，其像为人体经隧。古人测得太阳光程四极的大径为 81 万里，月亮亦如此，共 162 万里。

根据小孔成像原理，人体经络与日月之光，长度相似，有数公约。实际测定，人体经脉总长为 162 尺。如《灵枢·五十营》言："人经脉上下左右前后二十八脉，周身十六丈二尺。"因此，两者公约，即为《内经》术数。

第二：《墨子》中"平"的定义，可以解释天球地球赤道 360 平度的内涵，与《内经》日法 360 息息相关。《墨子》"经上"一文载有命题："平，同高也。"在平面几何中，可译为：平行直线，处处等距。可知古人的同高"与当代的平行公理等价"[①]。在球面几何中，以北极为准，同高为平行纬线、经线。其中，赤道是离南极北极同高的纬线，纬度 0 度，周长 360。因为同高，古人称为"平度"。

360 平度是非常重要的结论，是时间转换为空间的关键。古人将天球地球分为 365.25 日度、360 平度。两把尺度，一为时间，一为空间，两者有内在数理、互换关系。后人不知，混淆两者。

---

① 纪明．墨子命题可以取代平行公理 [J]．数学教学，2005（12）:3.

那么，"平，同高也"的定义与《伤寒论·平脉法》的"平"，有关吗？明显相关！本书不细论，留待读者深入品味。

3. 光：能量与物质的桥梁，当代物理的基石

或问，光为何如此重要？

从当代物理来看，光，不仅是当代物理学的基本基石，而且是微观粒子与宏观世界统一物。

早在 1905 年，爱因斯坦就在他的狭义相对论中描述了质量和能量相等的自然规律（$E = mc^2$），m 是质量，c 就是光速。据此，能量和物质是等价的，可以相互转换。光速不变，该公式已经涉及，光及光能的永恒性就是物质质能守恒的根源！

2021 年，科学家首次用实验实现用纯光创造物质，证明光转化为物质的过程。当两个高能光子发生碰撞时，会产生一个正电子和一个电子，即形成物质。[1] 可见，尽管光子没有质量，只有动态能量，但是可以转变为具体物质。另外，光子的自旋，在极端条件下，也能凝聚成物质！

所以，有科学家提出物质结构光子说，指出光生万物万象！这是基于相对论、量子论、光子与正负电子对相互转化的实验事实而提出的。光子的能级降低，黑洞态，就变为基本实物粒子（电子、中微子）。光子是首要的物质！其他物只是光的各种形式：黑洞态组合态的光子就是物！弥散态的光子就是量子化场！因此，实物就是光。光及光能永恒存在！光即变化之场！

因此，懂得光，可以懂得万物！

4. 光，生命之根，人体大道

中国古人非常重视光，视阳光之动为君王威命。天下没有不听从，没有不节制的。譬如，东汉班固等诸多大儒大将，普遍认为：

"阳光所及，莫不动也。像君之威命所加，莫敢不从；阳之所施，无不节也。"（《白虎通德论·文质》）

正如，当代生命科学认为光是重要的生命因子，深刻影响生命的器官、功能、习性；古人还认定，阳光联系着生命，人含"阳光"（阳气光气）而生：

"人生于阴，含阳光，死始入地，归所与也。"（《白虎通德论·崩薨》）

光，如此重要，古人怎能不研究？早在史前时代，中国人在日月轮转与钻燧取火中总结了大量的光学知识，甚至学会削冰取火。立杆测影的圭表就是最典型的光影仪器。利用圭表上的刻度，可以计天道，计时。可知天光光影，天道也。

笔者还认为，为何需要研究光，还有关键一点。试问，如何研究地球高速自转公转运动与人体医学的关系？

第一，以太阳之光为准。在太阳平行光面前，地球高速运动，仿佛静止，人体的复杂生化，仿佛没有发生。因此，光道的相对周期运动，就成为大道的关键。

第二，以北极之光为准。因为人体感觉不到地球运动，因此视地心为静止，我们观测到北极亦不动，二点连线，上下左右，天地阴阳，即可以体现地球高速运动的细节，可通天地万物。

光明，正是此问的解决妙法！

三、《内经》至教，日月星光

医家权舆《内经》，更是重视光，尊日月星光为"至教"；天地阴阳等诸多核心理论，皆源于天道，都由天光、日月星之光而确定。

1. 树天之度，别星辰与日月光

《素问·著至教论》强调，医道需要辨别"星辰与日月光"，称为至教，至真、至诚、至信、至大、至微：

"黄帝坐明堂，召雷公而问之曰：子知医之道乎。雷公对曰：诵而颇能解，解而未能别，别而未能明，明而未能彰。足以治群僚，不足治侯王。愿得受树天之度，四时阴阳合之；别星辰与日月光，以彰经术。后世益明，上通神农，著至教，疑于二皇。帝曰：善。无失之，此皆阴阳表里、上下雌雄相输应也，而道上知天文，下知地理，中知人事，可以长久，以教众庶，亦不疑殆，医道论篇，可传后世，可以为宝。雷公曰：请受道，讽诵用解。"

经文指出，树立天度（即《周髀算经》的周天历度，传自伏羲），辨别日月星之光，可以彰显医道经术。而且，这是"阴阳表里上下雌雄"的道理，一统天地人之道，可以传世，不可遗失。因此，该篇目的名称定名为《著至教论》。

2. 日光上下：法天则地

《内经》天地的定义，与光相合。如《素问·八正神明论》所言：

"岐伯对曰：法天则地，合以天光。"

而天的运行以日光为主。如《素问·生气通天论》言："天运当以日光明。"

天光，从东方天地交接之处升起，平旦日出之时，太阳离开观测者的视距离，即为天的距离，那么，此距离最大值应当为地球半径。而古人的盖天说，"言天左转，日月右行，皆缘边为道"（《太平御览·天部下》），测得"天离地八万里"（《周髀算经》），正是地球半径。详见后文。

《素问·四气调神论》也认为天气正是由光明而定：

"天气，清净光明者也。"

《素问·天元纪大论》提出，光为道（三光为道），日月为明论，此为天元纪：

帝曰：光乎哉道，明乎哉论，请著之玉版，藏之金匮，署曰天元纪。

这指出，光，让"道"可以显赫可知；日月的明，使道可以明白细分、讨论。

3. 日光有无：阴阳之主；日光之序，三阴三阳

《内经》的阴阳所主，也是依据日光的有无而定。我们知道，白天为昼，是从日出到日落的时间。如《说文·画部》："昼，日之出入，与夜为界。"《灵枢·卫气行》分阴阳，正是以昼夜为准分，即日出日落：

阳主昼，阴主夜……是故平旦阴尽，阳气出于目。

三阴三阳，也由移光定位、测阳光之影而得。如《素问·六微旨大论》言：

帝曰：愿闻天道六六之节盛衰何也。岐伯曰：上下有位，左右有纪。故少阳之右，阳明治之。阳明之右，太阳治之。太阳之右，厥阴治之。厥阴之右，少阴治之。少阴之右，太阴治之。太阴之右，少阳治之。此所谓气之标，盖南面而待也。故曰：因天之序，盛衰之时，移光定位，正立而待之，此之谓也。

这是说，面南背北，利用立杆测影，观察太阳运动（气之标），南面的半边天，分六节。太阳初升的寅位为少阳，阳明为卯位，太阳为辰位，厥阴为巳位，少阴为午位，太阴为未位。北面的半边天，少阳为申位，依次循环。

4. 神光聚散：人之本体

《内经》还用光描绘人体之神。内视可知为光坨坨一物。人犯五神易位，即神光不聚、不圆也，易病。如《素问·本病论》：

黄帝曰：人气不足，天气如虚，人神失守，神光不聚，邪鬼干人，致有夭亡，可得闻乎？

光的学问，《素问·气交变大论》赞誉为精光之论，通于古今，彰显气物变化，是为至道：

所谓精光之论，大圣之业，宣明大道，通于无穷，究于无极也。余闻之，善言天者，必应于人，善言古者，必验于今，善言气者，必彰于物，善言应者，同天地之化，善言化言变者，通神明之理。非夫子，孰能言至道欤。

当前，有不少研究认为《内经》广泛吸收了多学科的研究成果，天文学、物理学、历法学、气象学、生物学、地理学、心理学以及哲学，等等，但忽略了关键的光学知识。这不是非常遗憾吗？

5. 《素问》：光白之问；《灵枢》：阴灵之枢

若进一步解析《素问》《灵枢》的书名，亦可知圣人之意，日光内经而已。

《素问》之"素"，当为"光白"之衍义。素色，白色。唐代诗人方干《东山瀑布》诗曰："素色喷成三伏雪，余波流作万年溪。"光之所照，其色为白，无光即黑，白即素也。故后人只有深入"光影"，明光之白，黑白渐进，才容易切入《素问》。可以推测，古人测日问光，问阳问天问白，而著《素问》。

《灵枢》之灵，《大戴礼》曰："阳之精气曰神，阴之精气曰灵。"可见，灵为阴，阴为不见阳光，为影为暗黑。所以说古人探阴问黑，而著《灵枢》。

因此，《素问》九卷、《灵枢》九卷，相合总名为《黄帝内经》，堪称黑白光阴之医学，光阴内经，光道明论。此说看似唐突，拓展思路，聊博一笑，绝非无源。

综合上述，可知《内经》的天地观、天道观、阴阳、明论、天气等，

都是由光确定，可通过立杆测影等手段而得细节。本节仅举纲要，更多
细节，混在全书。

第三节　深究天道，中医开新

一、领悟天道，秒懂中医原理

当代人对天文常识往往不重视，根本不深究，又没有深入日月星光
的至教，因此难懂中医的阴阳五行。上古三代却相反，人人通天文，体
悟天道。大学问家顾炎武说：

"三代以上，人人皆知天文。七月流火，农夫之辞也。三星在户，
妇人之语也。月离于毕，戍卒之作也。龙尾伏辰，儿童之谣也。后世之
文人学士，有问之而茫然不知者矣。"（《日知录》）

正因为上古之时人人懂天文，所以《内经》《伤寒》之中，并没有
基础的天文知识解释。因此，当代人若缺乏天文常识，当然难以贯通《内
经》《伤寒》，难知天道医用。基本的中医概念都阐释不清楚。深究天
道，即可秒懂阴阳五行。

1. 太阳天球，五行阴阳

张仲景在《伤寒论》自序中说："天布五行，以运万类，人禀五常，
以有五脏。"我们会怀疑，天怎么有五行呢？《素问·阴阳应象大论》
也说天有五行：

天有四时五行，以生长收藏，以生寒暑燥湿风。人有五脏，化五气，
以生喜怒悲忧恐。

天不是循环、混沌的吗？为何有东方、南方、中央、西方、北方，
五方？《素问·生气通天论》讲："天运当以日光明。"因此，天的运

动需要结合太阳。结合天球观，加入太阳视运动就可以把握天运。古人根据二分二至之时节，太阳的出入（即地球运动），各居天球的一方，共为四方，加上日中顶点，因此有五方五行，东西南北中。

再如《伤寒论·辨太阴病脉证并治》言：

"太阴之为病，腹满而吐，食不下，自利益甚，时腹自痛。若下之，必胸下结硬。"

古人将太阳在天球上左右一周，分为十二地支，配三阴三阳。因此，太阴是天球周天的六分内容，侧重于天球的左右转动。《伤寒论》条文症状的排序、方剂的重量等，都有三阴三阳的内部逻辑。

2. 天有宿度，房昴为纬，二分二至，四面五行

或问，二分二至时节，太阳出入在天球，具体哪里呢？古人用二十八宿记载。二十宿可以测定太阳周年视运动位置（即地球公转的位置的天球投影）。二十八宿也是二十四节气的黄道坐标，共365.25度，正是《素问·离合真邪论》所言的"天有宿度"。

《尧典》记载二分二至太阳的标识，"四仲中星"：

"日中星鸟，以殷仲春"；"日永星火，以正仲夏"；"宵中星虚，以殷仲秋"；"日短星昴，以正仲冬。"

据考证，这里所讲的是夏朝尧帝时期的天象。实测年代大约是公元前2494年到公元前2315年。此段引文所谓的日中指春分，日永指夏至，宵中是秋分，日短是冬至。此为二分二至，当黄昏太阳落山那一刻，正南方天空出现的四组恒星：春分，鸟星（即：星宿，南方七宿之一）；夏至，大火（即：房宿，东方七宿之一）；秋分，虚星（即：虚宿，北方七宿之一）；冬至，昴星（即：昴宿，西方七宿之一）。

《内经》也记载二分二至的四仲中星：虚张房昴。《灵枢·卫气行》言：

"房昴为纬，虚张为经。"

对此，唐初杨上善认为"虚张为经"错矣，指出"南方七星，星为中也"，应该改为"虚星为经"；中国科学院、国家天文台赵永恒、李勇先生经计算也发现，夏至点在张宿的年代与其他三星的年代不合，也应该更改为"房昴为纬，虚星为经"。而这个年代，与《尚书·尧典》大体相同。

四仲中星是观象授时的基本内容，看到太阳下山时星宿的形象，知道时节。还有一个重点，由于这二分二至的四组恒星，距离北极，去极度不同，各有远近高低，前后左右，因此构成四个方向。

也就是说，每一天，星宿都有运动方向（实际是地球运动），如同登台阶，365 日一周下来，相同的方向构成四面，东南西北，组成矩形。因此，《灵枢·卫气行》继续说：

"天周二十八宿，而一面七星，四七二十八星。"

天周四面，加上天顶正午日中的极点，共五点五行五极。太阳视运动实际是地球运动，就是说，古人把地球公转一周，上下左右的细节，同类合并为四方五行。

地面的四方也是根据太阳视运动而定。陆德明是隋末唐初著名的音韵学和训诂学家。他在《经典释文》记载：

视日景，以别东西南北四方，使有分别也。

简单讲，测日影，根据日出日落，分地面四方。春分秋分日，太阳日出为正东，日中为正南，日落为正西。当然测量之法，尚有诸多细节，本书不述。

3. 回归天道，体悟太阳

如今，距离夏朝尧帝、《灵枢·卫气行》的观测年代，已经跨度数千年。二分二至太阳落山时的星宿（地球位置的天球投影）当然有差异。2021年的冬至，太阳下山在箕宿，夏至在参宿。不过天有四面五极永远存在。因为太阳视运动，一定有短长中值，二分二至，一定有四方五行。

太阳视运动可以反映寒暑温度，反映天地运行，功用很多。万物生长靠太阳，万物随太阳的出没而生长收藏，随天球地球周天，亦有五行。颜色、脏器、味觉，等等，都能与五行相应。如此产生五色，五脏，五官，五味，五类，五畜，五谷，五星，四时，五音，五数，等等学说。

因此，只要结合天球、太阳、地球周天、人体、数学，等等，我们将发现《黄帝内经》阐述的中医生理医理，具体而清晰。

所以，当代人若不知天球地球，不知球面圆周，当然无法贯通《内经》《伤寒论》。什么阴阳五行？什么"天有十日"？什么《伤寒论》"天布五行"、干支纪方体系？统统说不清楚。最终影响中医学的接受，制约传承，影响临床疗效。

二、天道元典，中华文明之根

星光运转，圆周昭然。天道之势，印盖人体，古圣根据日月往来，构建天地大道之学，缔造灿烂文明。相关阐发，多见于各类中华元典；可总结为数控式、周天式、人体式三点特征。深入体会，自然有助于理解中医天道，体悟中华民族之根。

下面作者选取天文及儒学经典的引文，借此体会数控式天道的博大；选用道家经典，感悟周天式大道的玄妙，天地往返；人体式天道，信而有征，不离人身，选用文学、医学经典。笔者认为，中医天道凡是难以理解之处，结合经籍与当今天文，都可得到形象、合理的解释。

1. 天学：太阳周事，万物圆方

天文算术经典《周髀》，以立杆测影之法，总结日出、日中、日落的数理规律。此数理名为圆方之学，反映万物之动，实乃涵盖天下、天人合一的道术：

"言约而用博者，智类之明。问一类而以万事达者……冬至、夏至者，日道发敛之所生也至，昼夜长短之所极……此方圆之法。万物周事而圆方用焉，大匠造制而规矩设焉，或毁方而为圆，或破圆而为方。方中为圆者谓之圆方，圆中为方者谓之方圆也。"

2. 儒学：大易之道，出入以度

儒家经典之首《周易》，也以太阳为根基。"易"，本身是个会意字。日在上，勿在下。《周易•系辞下》形容日道升降为"大易之道"：

"易之为书也，不可远。为道也屡迁，变动不居，周流六虚。上下无常，刚柔相易。不可为典要，唯变所适。其出入以度，外内使知惧。"

这段话大意是说，太阳书写的道路轨迹啊，我们不可以离开它。它的道路屡屡变动，登阶迁移，变动而无固定居所，但只能周流六虚之节。太阳上升下落无常处，夏日之阳刚、冬日之阴柔，相互变易。不可以执着典要的固定描述，只有周流之变化才能适应。然而，太阳的出入各有度数，六节内外之行，各有畏惧。

故周"易"是以太阳为旗帜，周而复始，有度有数的学问。

3. 道学：天地橐龠，大逝远返

道家经典之首《道德经》，将天地往来，称为"大道"，形容为抽拉风箱"橐龠"：

"天地之间，其犹橐龠乎？……有物混成，先天地生。寂兮寥兮，独立不改，周行而不殆，可以为天下母。吾不知其名，字之曰道，强为之名曰大。大曰逝，逝曰远，远曰反。"

"橐龠"指古代鼓风吹火用的器具，犹如拉杆活塞式风箱。

此段经文是说：天地之间，是否有拉杆活塞的风箱？让日月星辰来回运动，让万物生长收藏往来……这个东西浑然而成，混混沌沌、无边无际、无象无音、浑然一体，早在天地往来之前它就已经存在。它独一无二，无双无对，遵循着自己的法则而永远不会改变，循环往复地运行，永远不会停止，它可以作为世间万物乃至天地来源的根本。我不能准确地描述出它的本来面目，只能用"道"来笼统地称呼它，勉强把它形容为"大"。大而往外，逝至极远，远而返回。

4. 文学：敬之敬之，无曰高高在上

《诗经》是我国的第一部诗歌总集，具有崇高的历史地位。它奠定了中国诗歌艺术创作的民族文化传统。熟读之亦能体悟天文之用。如《诗经·周颂·敬之》颂言：

> "敬之敬之，天维显思。命不易哉，无曰高高在上！陟降厥士，日监在兹。维予小子，不聪敬止。日就月将，学有缉熙于光明。佛时仔肩，示我显德行。"①

这段话大意是说，尊而敬之，尊而敬之，天道有四维而成春夏秋冬，昭昭显示天思天理。天道命运，不易不改有常。休说天道高高在上，与我息息相关！万物万事由它定升降，每日监视下边。我如今年幼，不聪明听不懂，需要警戒啊！太阳啊，日日就高又就低，月月有将领一般而寒热不同。我们应从阳光、月光、星光的天光之中，积渐明道的学问。辅弼天时的太过或不及，承担我们的责任，显示我们的德行。

5. 医学：善言天者，必验于人

《内经》总结，天文运动带来医学的确定性。如《素问·举痛论》云：

> "善言天者，必有验于人；善言古者，必有合于今；善言人者，必有厌于己。如此则道不惑而要数极，所谓明也。"

天道不惑，明白无误，可以为宝，可以长久，可以传世。

综上可知，各类中华经典在不同侧面深入阐发日月星辰，体悟天道。正因为如此，本书才可以摘引诸子百家，还原中医天道。可以说，中国古天文乃是中华文明无穷无尽的宝藏，读懂方能"打开中华文明宝库"。

---

① 敬：通"儆"，警戒。陟降：升降。《尔雅》："陟，升也。"士：庶士，指群臣。一说士，通"事"。就：《说文》高也。熙：积累光亮，喻掌握知识渐广渐深。佛：通"弼"，辅助。仔肩，言责任。此诗"天维"及"月将"是古天文术语，指周天四维及十二月之月将。

三、守正天道，复兴中华文明

毋庸讳言，作为中国传统科学之首的中国古天文，历经三皇五帝，年代久远，细节已经变得模糊，渐行渐远。如今，出现传承的问题。

后世官方的天文学家、修历知历术者，竟然不明古天文历理！芸芸众生，更不知天道、历法真意。中国人从此失去天地之准绳，惑于经验主义，不明科学的根本。

1. 天学之失，传承断代

《元史·许衡列传》记载，元代制订《授时历》，天象测算由郭守敬负责。郭守敬运用了许多至今看来仍然颇为先进的科学方法，测算精密度极高。但是，当时主持制历工作的太史令王询，却奏曰：

"今之历家，徒知历术，罕明历理，宜得耆儒如许衡者商订。"

于是，急诏许衡赴京师。许衡以为冬至者历之本，而求历本者在验气。可见，后世官方的天文，即便留有非常高明的天象测算，也已经散失真意。

到清朝之时，清"以夷治汉"，任用传教士管理钦天监、御书房等，中国古天文遭受灭顶式打击。钦天监残存的传统，被切换，断代。御书房中，无数有价值的科学文化典籍，被改头换面，被西方剽窃，据为己有，并借此系统污蔑中国。

至于中国民间的天文研究，差不多被打压殆尽。五四以降，人心不古，经典玄奥；已经很少有人懂得古天文，不知中医天道。这是中华文明传承近乎断代的集中体现。

因为近乎失传，中国各大中医药院校很少开设中医古天文的课程，造成教育短板。广大学生及执业中医师缺乏天文科学素养，不能充分掌握中医理论的客观来源，不知具体所指，最终形成社会对中医理论、临床的不自信。

2. 尺有所短，寸有所长

我们知道，在医学领域，中医西医各有所长，选择不同，有时区别很大。仅以我父亲及挚友的经历为例。

早在 2003 年，父母病多，父亲肝病肺病脾病，血糖高居，打胰岛素。笔者经过中国知网医学论文检索，系统对比中西疗法，自学三天，选定中医治法，一个月内就成功治愈。数十年来，不需半点西药，尚未忌口，血糖正常。其间偶有复发，治疗后很快康复。如 2021 年曾复发，餐后两小时血糖高居 24mmol/L，血压甚高近 200/90mmHg，调理一月，即降至正常。

反观挚友，著作等身，名满天下，却因糖尿病缠身，虽有公费医疗，不需自掏一文，用尽西法，两年而亡。

那时笔者刚刚从武汉大学中文系古典文学专业毕业一年，只是普普通通的教育社新编辑，没有受过任何医学训练，但快速自学中医的具体技术，却给父母满意疗效！虽然个案不能绝对化，但笔者从此意识到中医之潜力，自此立志要把中医之理向世人表达清楚。

3. 读史明智，回归中华文明

类似我的境遇，受益于中华科学的人何其多呢？试问，在医学领域，西方有没有将物理和医学合一？是否符合古人科学的定义？所作所为，经得起推敲、盘问和深思？

西方的文化及科技，到底有多真多科学呢？西方真有文明的历史及未来吗？当今中国，开始涌现反思西方文化、回归中华文明的思潮。譬如中国社会科学院的何新著《希腊伪史考》，全面质疑古希腊文明的存在与否。亦有科技工作者对西洋历法的假先进做了深刻的揭露，指出：

"西洋新法与天密合的现象并非完全因其推算精密，其中与传教士在其著作中有意突出对新法有利、隐瞒对新法不利的证据也有关系。"[1]

---

[1]　李亮，吕凌峰，石云里. 被"遗漏"的交食——传教士对崇祯改历时期交食记录的选择性删除 [J]. 中国科技史杂志，2014，35（03）:303-315.

中国历史上，天文学家评判历法的先进性，一直遵从"历法疏密，验在交食"的原则。也就是说，以交食的实时观测结果来衡量预报推算是否准确，从而来考察历法的准确性。因此，交食的预报与观测是衡量历法准确与否的一个关键标准。然而，自从传教士掌权钦天监，其后日月交食测报，集体舞弊：

"没有象清代这样观测记录大面积来自预报，以至造成今天在清代正史以及档案中几乎很难找到当时真正的观测记录，为什么会出现这样的现象？"①

为什么？是否出于文化殖民？害人之心不可有，防人之心不可无。

4. 走出盲从，实事求是

自从鸦片战争以来，中国文化俨然被阉割。境内学术界，"洋大人"居多，善疑中国之学。崇拜西方，言必希腊，行必西方。在救亡图存面前，心态情感是可以理解的，但是，过犹不及。著名考古学家李学勤先生，多次反对盲目疑古。

李学勤先生基于现代考古，肯定中国古代思想文化的价值。他痛感"疑古"思潮在当今学术史产生的负面作用。他认为，考古证明，中国相当多的古籍记载不可否定。我们应从"疑古"思潮笼罩的阴影下走出来，真正进入"释古"时代。②

因此，应该停止近百年的疑古，不必否定中华文明！更不能全盘西化。但"五四"后的中国思想史和科技史的研究，用西方传说套中国史实，以今律古，无限夸大西方技术的真理性。误读错读中国，误解传统科学及医学是必然的。数千年来，中医能够救人治病，必有道理。

本书即正本清源，详细阐明天道。我们不仅要走出"疑古"时代，更要实事求是地"证古"。在医学领域，真理往往只有一个。唯有正道，才能健康，才能自由。能不谨慎吗？

---

① 吕凌峰. 清代皇家天文机构日月食测报舞弊现象之透析 [A]. 中国科学技术史学会. 全国中青年学者科技史学术研讨会论文集 [C]. 中国科学技术史学会，2003:10.
② 李学勤. 走出"疑古时代" [J]. 中国文化，1992（02）：1-7.

5. 传承天道，守正出新

"年年月月花相似，岁岁年年人不同。"如今的中国人，电视手机蔽双目，哪里有闲暇思考天地日月？虽然古今的天球、天道都是类似。古人日出而作，日入而息，依据四时，生活起居。耕种收藏，自然而然，自由自在，逍遥于天地。这样的文明，离天很近。反观当代，天人分离，死守物欲，生活不易。若遇到瘟疫病毒则人仰马翻。聚焦西方，种种丑态，日益显露。

今后的路到底应该怎么走？"以美国文化为准绳的全球化"，肯定不能支配世界！"青山遮不住，毕竟东流去。"有识之士提出需要重构文明。如 2009 年日本曾经召开了一个"东亚历法与现代化"的会议。会议上提出了根本性问题："发展与毁灭并行的现代化，这条路到底对不对？"结论竟然是新文明必须从天文历法再出发。

哪个国家的天文历法能担此重任呢？唯有中国天文！当代西方天文学或者任何一门学科都没有这种特质。

在历史上，中国天文被道家、儒家、医家、法家、医家等百家所宗。若未见于庙堂，则流行于民间，万古实用。

当代人对天道纪律基本上处于无知状态。无知是开启智慧之母。为何不能虚心向中国古圣学习呢？只要我们虚心，一旦深究天文常识，则易懂中医经典。

只要再次深入中国古天文历法，传承天道，挖掘斗历版《伤寒论》，守正出新，我们会有全新的医学参照。《伤寒论》依托天文历法，斗历干支，流传数千年。它绝非肤浅比附的医学技术；它从时空统一出发，充分展现历律合一的特征。它堪称打开中华文明的钥匙，弥足珍贵；它不仅再现中华科学文明，更是人类新医学的宝贵资源。

因此，唯有中华才能重建新时代的人类文明！一旦正确理解古人的天道，领悟地球公转自转，把握周天大道含义，不可离，不可弃，我们大可以开创新时代的中华文明。

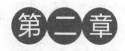

天道博约：中国古天文的体用

第一节　古今天道，得失有别

一、相同：天球地球，自转公转

中国传统文化重天道，天文印盖万物，人命关天，不可不知。那么有哪些基本内容呢？中国古天文与当代天文比较，客观认识两者基本相似，在此扼要概括。

1. 自转公转，小大周天

自转。一天小周天，天行健。一天的时空之长，细分阴阳，三阴三阳，十二时辰，百刻等。

公转。一岁大周天。一岁的时间之长为 365.25 日度转于太虚，细分四时五行六气，即《内经》五运六气中主气客气、主运客运的天时之长。

古人还进一步测量过天球的、地面的北极、南极，赤道和南北回归线[①]，求出地球半径。若不知大地球体，古人难以测得地球半径。古人测得天高地厚八万里，同当代误差在 1% ～ 3% 之间，结论非常准确，令人震惊。由此定出天旋地周，浑圆一气，阴阳往来（即东西地球直径）、干支斗历、古天球实乃地球运动等内容。

---

① 金祖孟. 三谈《周髀》中的盖天说 [J]. 自然科学史研究，1991（02）:111-119.

古人还测得天球的黄道、白道、赤道等历数，设置北极、赤道坐标系，天轴地轴。设有各类浑天仪等仪器，展示日月五星二十八宿，天道周旋，浑圆神回。其中天轴即地球自转轴，贯穿北极南极，观测天地人一致的规律。

上述内容，始于古圣伏羲，神农黄帝传承，源远流长，博大精深。伏羲仰观天文，俯察地理，近身远物，得"周天历度""七衡六间""甲子纪日"等天文要点。这些内容至今实用于各个领域，其中二十四节气还被入选世界文化遗产，可见其客观科学性；医用经方，物美价廉，救治黎民百姓。

2. 大地勘探，天学基础

中国古人很早就比较准确地勘探地球，与当代相同之处，举要三点。

第一：正确的天下水陆观。

经籍记载，早在上古时期，三皇五帝，共工之流，"好远游，舟车所至，足迹所达，靡不穷览"，以平水害[①]；那时古人已经准确知道，天下水域占了 70%，与陆地面积之比为 7：3。正如管仲所言：

"共工之王，水处什之七，陆处什之三。"（《管子•揆度》）

此值与当代地球水陆面积比值相同。而且，天下陆地名山，古圣归纳为五大五藏。如《山海经》还指出：

禹曰：天下名山，经五千三百七十山，六万四千五十六里，居地也。言其五藏，盖其余小山甚众，不足记云。

这是说大禹将天下山脉分为五藏。大山脉连着小山脉，构成大陆。无巧不巧，当代人把地球的陆地，正好分成五大板块、五大洲（Five continents）：即亚洲（Asia）、欧洲（Europe）、非洲（Africa）、美洲（America）和大洋洲（Oceania）。奥运五环的五环分别代表五大洲。

---

① 《史记》："颛顼有共工之陈，以平水害。"

第二：中国古人很早就发现美洲。

那是 4500 年前的禹帝时期，早于后世殖民者哥伦布几千年。这记载在《山海经》之中，并有美洲当地出土文物证实。大禹的堪舆官们还勘探了美洲、全球，并与原住民和平共处。公元五世纪时，中国人也去过美洲。

不过可惜，相关史实并没有被中国人重视。反而被美国律师默茨 Henriette Mertz，实地勘探，徒步考证 6000 英里，证实验证。

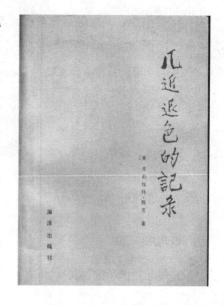

1953 年，钟情中国文化的默茨将这些真相出版在 Pale lnk 之中。书中指出：

默茨徒步了 6000 多英里以后，发现与《山海经》记录的距离只相差了 107 英里。

《山海经》之中的东山经之首就是洛基山脉，东山之首的 12 座山峰与洛基山脉一一对应。

《山海经》之中的东山第三经就是内华达山脉，九座山峰也一一对应。

但是，这种背离西方中心主义的发现，离经叛道，并没有引起西方的注意。直到 20 年后，香港《文汇报》的主编林博士发现了默茨的书，在《文汇报》头版的位置介绍默茨的文字，但是没有太多人关心。接着又是二十年的沉默后，1993 年，Pale lnk 被海洋出版社翻译成了中文，书名《几近退色的记录》，终于在中国得以出版。

对于中国人早在 4500 年前就来到美洲进行资源考察的伟大创举，默茨在书中说：

"对于那些早在四千年前就为白雪皑皑的峻峭山峰绘制地图的刚毅无畏的中国人，我们只有低头，顶礼膜拜。"①

第三：最早测绘世界地图。

中国古人在艰苦的地理勘探基础上，最迟在三千年前的周朝，已经明确天地球形，如卵如丸"隤然"。并且，中国人最早实地测绘出相当准确的世界地图②。

绘制时间，大约在 1430 年。那时郑和下西洋，数万明朝人，举国之力，才有如此成绩。

3. 被斩首的中国古天文

不幸的是，当代中国人并不熟悉中国古地理学。譬如，有传教士、殖民者强指中国古人愚昧，不知地体为球形，讥笑为"井底之蛙"，打击国人的文化自信。借此，殖民者取得话语权及控制权，以便精神奴役。时至今日，不少专家犹在盲目认同，写入教材。国内七年级地理教科书说：

"古代人由于活动范围狭小，往往凭自己的直觉认识世界，看到眼前的地面是平的，就以为整个大地是平的，并且把天空看作是倒扣着的一口巨大的锅。我国古代有'天圆如张盖，地方如棋局'的说法。"

此等论点，编者自大；讲于课堂，流毒无穷。不少学者，积习难改，一叶障目不见泰山。如此，近百年来，古地理学不断被矮化，被替换。由于古地理（包含二十八宿之理）与古天文，上下有异，表里有别，但同为一体；因此，诋毁古地理，实际嘲笑古天文，贬低中华文明。中国古天文、中国文化已然被斩首，着实让人痛心！

---

① Henriette Mertz.《几近退色的记录》[M]. 北京：海洋出版社，1993，93，99-100.
② 李兆良. 明代中国人环球测绘《坤舆万国全图》——兼论《坤舆万国全图》的作者不是利玛窦 [J]. 测绘科学，2016，41（07）:59-66.

二、差异：局部全局，天地生人

中国古天文与当代天文学，客观的因素当然相通，不过，两者并非是同一个概念。中国古天文与地理、人体，息息相关，天地生人，浑然一体。是故，《内经》强调医者必须明白天道、地理，乃可以知晓人体的形体与气息的变化：

"故治病者，必明天道地理，阴阳更胜，气之先后，人之寿夭，生化之期，乃可以知人之形气矣。"（《素问·五常政大论》）

当代天文学是指日月星辰等天体在宇宙间分布、运行的规律等，指研究天体、宇宙的结构和发展的学科；是天体式、外星式天文学，其内容与医学无关。古今天文，扼要区分有四。

1. 天文的终极目的：地理、万物、人体

当代天文，外向追求，投身于宇宙深渊，无穷无尽；而圣人所重天文，方向向内，日月星辰为地理、万物、人体而服务。《淮南子》甚至把大地万物称为天上的"坠形"，专门写了一章《坠形训》。《山海经》写得更直白简明：

地之所载，六合之间，四海之内：照之以日月，经之以星辰，纪之以四时，要之以太岁，神灵所生，其物异形，或夭或寿，唯圣人能通其道。（《山海经·海外南经》）

日月、星辰、四时、太岁、神灵等，这些都是天文学的内容。古人却是应用天文来分析地理，"六合之间、四海之内"；进而通达"地之所载"的万物。他们认为，有太阳月亮照耀着大地，星辰纵横大地经之，四季四时治理着大地，"太岁"的不同制约大地的不同。如此，可以考究万物的形态之异，分析寿命病夭，其间的学问唯圣人能通其道。

当代的科学，譬如地理、生物、化学，包括医学，如果需要考虑地球的自转公转，那么就有上下左右之异势，都应该有上述内容。这是非常客观、准确、清晰的。

2. 人法地，地法天，天地人合一观

日月星辰出没规律，古人用天球归纳。实际上，天球实乃星辰做标识的地球表面。因此，古天文的重点是：

天地与人体，绕北极圆周，中轴相同，大道陶冶，其首相似；山川同道，五藏同理；浑束一致，其数公约；最终形成古圣的天地人合一观。

古圣还用简洁的语言总结，"人法地，地法天，天法道，道法自然"（《道德经》），"乘天势以隘制天下"（《管子》），即以北极星及二十八宿做准，求天下地理，包括人体之理。

上述道理，用当代的知识更容易理解。譬如，整个地球的大陆，与人体的五脏似乎有一种对应关系。若把世界各大陆的形状和人体器官图对比着看，大家可以发现，两者外形惊人相似！澳大利亚像心脏，非洲和南美洲像左右肺脏，亚欧大陆像肝脏，北美洲大陆像脾脏，格陵兰岛像肾脏。[1] 由此可窥"人法地"的合理性。

当然，天地人合一，内容繁多，举一漏万。反观当代，天文、地理、人体是分开的。当代科学非常重视考察和实验，地理可以实地勘察。但是，天文研究的实验却很难。当代天文工作者，通常居住在地球表面，难以身历其境考察天体，极难主动布置实验。于是，当代的天文学，逐渐侧重研究宇宙中的"大尺度"目标和现象。如此造成天文与地理、人体不合拍。

3. 天生万物、文化博大

《内经》反复强调，天地为人体之父母，天父地母。经曰：

"人能应四时者，天地为之父母。"（《素问·宝命全形论》）

《素问·阴阳应象大论》也言天地为万物之父母：

"故天有精，地有形，天有八纪，地有五里，故能为万物之父母。"

---

[1] https://www.sohu.com/a/383619497_120250197

因此，中国天地人合一观，可概况为天生万物的理念：天地往来，天地相倾；日月上下，阴阳运行，阴阳交互；天地阴阳，自无而有，而生万物。如此，最终形成各类分科学问，形成博大精深的中华文化。

何所谓文化？《韵会》言，天布文于上；风行于下，万物生息则为化。无天之学，哪里能称为文化？

当代人或问，人不是父母所生吗？怎么天地生人呢？诚然，人体遗传父母的基因组，但基因的结合与表达却由天地之气决定。因为，相同的基因组，不同的日期出生，所在的太阳高度不同，春夏秋冬不同，所受的天地阴阳不同。基因决定权可能不到25%。

种子只能接受环境而生根发芽。天地阴阳之气，是父母基因组的表达环境，表达决定权可能占到75%！因此，出现"一家生九子，九子各不同"。临床上，父母都高血压，子女不一定患病。

何况，基因又是什么产生和决定的呢？归根结底，还不是天地阴阳？古人用时间、历法记载天地阴阳之气。

4. 中西天文，根基有异

西方的天文学，并无"天地生人"的要点，其功用局于一隅。其产生，仿佛横空出世，自证不明。旁证不足，根基不同，验证有限。有学者认为，中国元朝天文传播到欧洲，之后才有西方天文学。

譬如，据认为西方天文有赖于古希腊托勒密《天文学大成》，才有如今的局面。然而，此书问题多端。作者托勒密自称观测了公元139年秋分日的角宿一，但利用星图软件倒查，从托勒密出生到死亡，角宿一在秋分日都在太阳附近，是不可被观测的。

《天文学大成》还记载了元朝上都司天监的天文仪器。这已经能完全说明是来自中国，而非来自古希腊。书中从恒星月、近点月、交点月、朔望月四个方面分析月球运动规律，但事实是，由罗马人或者基督教使用的历法可知，欧洲人确实没有详细观测月球的传统，没有阴阳。因此，所谓的《天文学大成》，实际是元代天文学的部分成就。

还有，不少学者证据确凿，明确质疑古希腊文明，到底是否客观存在？可有周边地区影响力？可有经得住推敲的器物、统一文字、统一的度量衡？

若参考西方当代的所作所为，有人呼吁"相信西方媒体，母猪会上树"，切莫中招。回想"资本从头到脚，每个毛孔都滴着血和肮脏的东西"，笔者坚信，若无专门考证，切不可盲目接受西方天文学。

相反，要多注意中国古天文失传之处。实际上，即便证明西方天文源于中国，并无太大意义。何况，西方天文，并无中国古天文的关键，仅得一鳞半爪，擅长"以管窥天"，以致不能医学临床，故平民百姓不必深究之。

三、第一推动：阴阳两仪，陶冶万物

众所周知，天文学还讲究追求透过现象看本质，归纳第一推动，构建大一统理论。中国自古就有大一统理论——天地阴阳，圆方之学，适用万物。但是受限于西方思维定式，不少专家误以为中国古天文，只有经验，没有理论归纳第一推动。于是自认中国落后，自毁长城，被割韭菜。

1. 第一推动，天神圆周

西方近代的牛顿，将第一推动归结为"上帝"。他认为是上帝，临门一脚，让世界转动。这使用了宗教学的概念。至于万有引力公式，更离不开物体的具体质量。现代的爱因斯坦亦将其归结为质量。太阳质量之大，造成时空弯曲而有行星运动。

西方理论看上去比较完善，其本质专注某种单一的物理量，孤物独识。而且只是注重开始的那一刻，所谓"临门一脚"或者大爆炸之类。整套理论并没有贯通开始与结尾，不能一以贯之。

中国古人深知，天球地体，球体外形，固然重要，但关键却在"以天为神""日月配对"。

神，《说文解字》解释说，乃"天神，引出万物者也"。中国的天神，与日月星等天体有关，自然客观，甚少宗教色彩。天神，职责在"引出万物"，自死引生，自生而息，如同"第一动力"。

可见，古圣的天文，强调"天神"引动万物，引动人体。

譬如，每逢八月十五前后，满月对钱塘江大潮的引动，何其壮观！古人认为，月之行，引动人间；引发月信，引动生命。何况太阳之威力？

中国的天神是客观的具体的，是日月星。上帝之形即北极中宫星群。天神的运动模式是清晰的，可视的，可测的，可感的。其人要在：

"天之文，无规而圆。"①

天神即圆周运动。因此，圆周是古人认为的
第一推动。

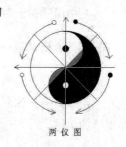

两仪图

2. 日月推明，阴阳两仪

关于天神的圆周运动，古人认为：

"天虽至神，必因日月之光。"②

古人进一步用日月相配，统理天文而通神明，理生命，循天道。譬如，《后汉书》认为日月相推而成万物：

"夫寒往则暑来，暑往则寒来，此言日月相推，寒暑相避，以成物也。"③

《周易·系辞下》认为天下万物同归，皆有"明"，日往月来，月来日往则生"明"：

"天下同归而殊途，一致而百虑，天下何思何虑？日往则月来，月往则日来，日月相推而明生焉。"

---

① 见《鹖冠子·泰录》。
② 见《白虎通德论·封公侯》。
③ 见《后汉书·郎颉襄楷列传下》。

孔子也说日月相从不已，天道循环：

公曰："敢问君子何贵乎天道也？"孔子对曰："贵其'不已'。如日月东西相从而不已也，是天道也。"（见于《礼记·哀公问》《孔子家语》）

寒暑往来，日月相应，日月相从，中国天文都强调配对，没有受限于任何单一物质。透过现象看本质，《内经》进一步将日月所系定为"阴阳"[①]，进一步总结"四时阴阳"乃"万物之根本"[②]。

就是说，古人认为"天道"是圆周运动。之所以循环不已，万物生死不息，是因为日月相推，其背后有阴阳两仪。因此，日月往来而通神明。这是中国区别于西方天文学的关键。

3. 阴阳合历，第一历纪

古圣强调日月合明，是时时刻刻的相合，贯彻过程始终。而且，古人发现，日月背后的阴阳，力量消长离合，处于动态平衡之中。平衡正是医学的关键。

阳之力主要体现在太阳视运动，而阴之力主要体现在月亮视运动。如果阳太过，则太阳回归年的时长有变，太阳出没在天球中二十八宿的位置亦会变；如果阴太过，则月球十二朔望月的时长有异。因为回归年的日数，朔望月的日数，千古不变。古今天文，共同具有"不易"，有常。因此，"第一推动"的圆周之性质，阴阳的动态平衡，自始至终存在。

这提醒世人，即使太阳的质量在太阳系中占据99%以上，但是地球人体却不会因为太阳的引力而失去周期性的运动，因为还有阴之力在维护着平衡。因此可以说，太阳并非太阳系的中心。日月相配才是太阳系的中心。

日月往来，阴阳离合，流转四时。阴阳往返平衡，不可太过。阴阳

---

① 见《内经·阴阳系日月》。
② 见《素问·四气调神论》："夫四时阴阳者，万物之根本也。"

平衡为万物及生命之本，也是正常人体的标准。故古天文的精华——中华历法，从来都是阴阳合历。

日月相合的思维好处在于，可以把握不可见的神明于可见，把握无穷无尽的数量于自然数。故云"一阴一阳谓之道"，可以直接指代生命力，自然平易，浅白高深。

可见，若不能了解阴阳合历的客观意义，哪能理解中华文明的科学呢？

第二节　天道实测，万物周事

一、天文印盖，《周髀》圆方

前文指出，《内经》通过日月星光，分别出天地阴阳；然而，如何进一步分辨出五运六气、六十甲子，等等？这当然需要深入中国古天文的实测。相关的流派大约有三，但以盖天派及浑天派为主，自古遥遥领先世界。

虽然，浑天说、盖天说各有所长，有所区分。但是，《周髀》作为中国最古老、最主要的天文数学经典，流传数千年，数据扎实，非常完整地保存有日月星光之说，造成：

"后起的浑天说没有本属自己的数据，只好到盖天说中去摘取。"[①]

而盖天说的内容，主要集中在《周髀》之中。《周髀》又主张浑盖合一。而且，《周髀》与《内经》《伤寒》，同根同源，可相互阐发。由此可知，必须读懂《周髀》，后人才能融通中国古天文。

1. 中国古天文的关键：天文印盖万物

理解"浑""盖"两字，即可以轻易理解中国古天文的主旨：天人合一。

---

① 李申. 浑盖通说 [J]. 自然辩证法通讯，1986（05）:53.

盖天的盖，基本含义有二。一般人认为，锅盖的盖，天由上往下覆，遮掩。这就叫盖天说。这种理解正确，但是极端浅显，低估古圣。第二层含义，盖章的盖。盖天说是指天文如同印章，印盖在万物上。如《六韬·武韬》所言，信盖天下、恩盖天下之意：

> 文王曰：何如而可以为天下。太公对曰：大盖天下，然后能容天下；信盖天下，然后可约天下；仁盖天下，然后可以求天下……

因此，盖天派所言，重在天文印盖人体，即天人合一。人体、万物带着天的印章，可以称为万物函天，天内经于万物。明代大儒黄道周也说：

> "盖者，所以为函也。"（《三易洞玑》卷五《文图经中》）。

可见，盖天说可以理解为函天说。此为本书《伤寒论》函数观的根源。

浑天的浑，坠也（《尔雅·释诂》）。正如后世有经典名为《滴天髓》，是指天文坠形气于万物，与印盖万物之义相近。可见，盖天说及浑天说的本义相通，浑盖可以合一。

2.《周髀》光影，贯通《内经》《伤寒论》

《周髀》非常强调日月星光影之术。其中，测日光可知：太阳的高下及大小，光照的范围，一日行程，人所能见的极致，四极之远，星宿之度，天球大地的东西之广、南北之袤：

> "今者窃闻夫子之道。知日之高大，光之所照，一日所行，远近之数，人所望见，四极之穷，列星之宿，天地之广袤，夫子之道皆能知之。"

由此可知，光影的学问，博大精微。虽然《周髀》光影之道，事关万物，贯通医理，颇为紧要。但是当代天文学家往往不通医术，并未从天人一体角度解读《周髀》，经常误解，故缺乏阐释，以致当代医家最不熟悉。

实际上，《周髀》的内容可以解释《黄帝内经》中诸多疑难的基础理论，诸如：天地、天有十日、阴阳寒暑、天地等高、东南西北、天圆地方、天度真数、常用人体数据、一甲子含 1440 气、术数、天地至数，等等。《周髀》也密切联系着《伤寒论》的临床应用 [1]，故本书在此略加介绍。

3.《周髀》：伏羲天文学

《周髀》的成书时间，据说大约于公元前 1 世纪。主要内容为西周数学家陈子所述。而陈子大约生活在公元前 1078—1000 年，有《陈氏大宗谱》家谱传承至今。但陈子只是复述"古时天子治周"，书中的内容相信起源更早。

具体多早？《周髀》言：

"古者包牺、神农制作为历，度元之始。"

故《周髀》发端，早至伏羲，传承"伏羲氏天文学"，明白无误。

书中立八尺之表，测日月星之光影。据此圭表，《周髀》观察太阳的圆周光影为主，辅以星月，定以北极，测日出日落于二十八宿。书中以勾股定理准确求得日之远近高下（即天地阴阳），归纳出勾股定理、七衡六间图、四分历法、万物方圆说，等等。而且，《周髀》所测数值，融汇"人体数据"，将周日周年的太阳视运动的光影，合二为一描述，并非简单的天文学著作。

4. 天人合一的事实关键：人体的圆周天文运动

盖天派强调天人合一，上述结论都可以贯通万物、人体。但是，人体怎么就能合乎七衡六间、圆方？当代人自然难以理解。

理解的关键是《周髀》日高天高地厚八万里、东西阴阳距离十六点七万里。这就是地球极半径与东西直径。古人计算精准，值得钦佩。

换句话说，古人认为的天上、天边，就是地球半径的距离，由地球运动产生的。因此，中国古天文，实际以地心为准，视为静止如同北极，

---

[1] 见：张华勇.《周髀》与《伤寒论》术数理论的相关性研究 [D]. 昆明：云南中医学院，2015.

人体及万物处于地球半径的一端，如蚂蚁在巨大的石磨上。随地球自转，左右产生阴阳，随地球公转，上下往返，而有天地，周而复始。

而地球之动，如同胎记，如同春蚕吐丝作茧，合和人体，牵引万物。如此，人体被天地阴阳印盖，而有天人合一。

二、《周髀》医用，《内经》道生

《周髀》的天文测量及理论，如何运用于医学？这体现出古圣的智慧。在此，笔者简述三点，更多内容见相关的章节。

1. 视太阳高下远近的医学运用

第一点，太阳高下、左右是天地升降、周天历度的标准。

太阳东升西落，围绕北极，上下天地，左右阴阳。古人用二十八宿往来标识。这在《周髀》，名为周天历度365，有详细的记载。《内经》的天人之道亦是365节。[①] 因此，周天历度也是《内经》万物人体气机运动模式，描绘如下：

"天气下降，气流于地，地气上升，气腾于天，故高下相召，升降相因，而变作矣。"（《素问•六微旨大论》）

第二点，成人八尺与太阳高下八万里，有术数公约。

天文与人体的联系，举一例：一岁之中，日高"天离地"八万里，反映地球在平行光之中，上下八万里；而人体"成而登天"，成人身高，足之六阳，从足上至头，上下八尺（《灵枢•脉度》）。

日高八万里与身高八尺，为何有"八"相通呢？因为，两者都是阳气之升。而且，在太阳平行光线面前，地球之大运动之快，与人体之微慢如蜗牛，两者都近乎静止，高度平等。因此，地球的天地之距，人体的上下之离，在平行光面前有"远近之数"，相通于"八"。"八"也

---

① 《素问•六节藏象论》："黄帝问曰：余闻天以六六之节，以成一岁，人以九九制会，计人亦有三百六十五节，以为天地，久矣。"

是《内经》的术数、天地至数。这类数实测而来，并非唯心主义。

第三点，太阳远近出入，实测阴阳，构建医学。

《素问·金匮真言论》以日出日落分阴阳。《周髀》实测日光可以照耀的东西范围为 167 千里，也用此数区分阴阳昼夜。此数可被当代计算而证实，"等于日出或日落时分太阳到周城的直线距离"[①]，时为春分秋分。此数若换算为当代的地球直径（东西之距），误差不过千分之八。

此 167 千里的两倍，加上"冬至日道径"476 千里，共 810 千里，即"天之大径"八十一万里。九九八十一，这个极完美、极理想的天度，正是《内经》谋篇取法之数，九针也是取法此数。[②]

注意，一旦确定了八十一万里，《周髀》其他的数据都不可以随意调整。

"盖天说宇宙模型中的所有数据都可以推导出来，并且全部是唯一的选择。"[③]

可见，在光影测量的基础上，古人依据北极有常，日之高下远近，日高变动，简洁地掌控天地往来、阴阳四时、自转公转，规矩权衡；取得"天地等高"，"阴阳相平"，天地配阴阳等医学原则，最终构建《内经》《伤寒论》。

2. 古天文的基本理路与《内经》道生

我们用如下序列可以理清《周髀》的思路，这也是中国古天文主流理路：

日月星辰周而复始地绕北极运动（四维时空、历数 365、354 等）
→立体天球地球（三维空间赤道 360 平度）→平面几何天地圆方之说（二

---

① 陈斌惠.《周髀》光程极限数值来由新探 [J]. 自然科学史研究，2005（01）：90.

② 《灵枢·九针论》："九九八十一，以起黄钟数焉，以针应数也。"《素问·离合真邪》："余闻九针九篇，夫子乃因而九之，九九八十一篇。"

③ 曲安京.《周髀》的盖天说：别无选择的宇宙结构 [J]. 自然辩证法研究，1997（08）：38-41.

维平面，勾三股四弦五）→线段（一维，半径，60甲子）→一点（天者北辰北极星，万物绕北极）

因此，盖天说的学问，从天文昭昭的自然现象归纳出抽象本质，阐明"浑束为一"之理，又从本质倒推，演绎，而有"于一气中变成万物"。

古人非常重视倒推、演绎之法，从北极推演万物，由一生万。此为高屋建瓴，名为"道生"，如《道德经》所云：

"道生一，一生二，二生三，三生万物。"

道生进一步细分为：上下天地往来，左右阴阳四时，整体分为五行。正如《文子·自然》所言：

道生万物，理于阴阳，化为四时，分为五行，各得其所。

《内经》的道生观亦如此，内容更为丰富：

"余闻上古有真人者，提挈天地，把握阴阳，呼吸精气，独立守神，肌肉若一，故能寿敝天地，无有终时，此其道生。"（《素问·上古天真论》）

故曰：古圣以天道为本，讲究道生，复入天文本元，融入阴阳四时五行，命曰归宗，返本开新。

大家一定要熟悉这种天文理路，才容易读懂各类中华经籍。

其天象，北极不动，一星垂天，北斗所指，万物绕极，就是大道。顺从之而道生。得道者生，失道则死。点（六十甲子）动成线（勾三股四），线动成面（圆方），面动成体（天球），如此自然而万物生成。

3. 天人合一的数理关键：万物圆方说，分中为枢

围绕北极，《周髀》测得"日月运行之圆周"，进一步提出万物方圆说："万物周事而圆方用焉。"

就是说，《周髀》根据立杆测影的光标质点之动，将日月星视运行和人体万物统一于周而复始，细分为圆方交替，与头圆足方一致，如此浑束为一，天人合一：

"万物周事而圆方用焉，大匠造制而规矩设焉，或毁方而为圆，或破圆而为方。"

《周髀》的天人合一观，并非简单的浑盖合一，其实已经有所发展。我们根据书名亦可快速推知。髀，为人身之骨，处人身之中，中有髀枢穴，正名环跳，别名"分中"。髀骨至脚趾，可视为人体之圆的半径，围绕髀枢，可圆周转动；正如在天之中，天赤道圆周转动。

可见，《周髀》选出人体的特定部位，并不局限于头圆足方，强调分中为枢，反映人体、天文的圆周形象及数理的合一。

4.《周髀》天文：天人合一

可惜，当代人误解《周髀》甚多，不知中国古天文，常指责古人见识短浅，不知地球。但是，球面的远距离弧度，难以计量，那么该如何测量"天地之广袤"？

古人正是用最巧妙的方法测得天地。他们选好时节，在"日下无影"之时，利用地球"浑圆"的根本性质，可用勾三股四来计算"地深"与天高。无须借助后世的弧度、三角函数。然而，三角勾股不符合当代人的球面弧度思维，似乎反映出地平观，因此常被否定。

因此，实际上《周髀》很清楚知道，地体乃球形，更深一步强调"地法覆盘"。

总之，中国古天文学家、数学家在人体医学、天文光影基础上，有意识、系统地构建"天圆地周"理论。此圆周理论，通于万物，归纳为天圆地方。具体到医学，"圆周"之学统率了人体无穷无尽的局部，统领了"地方"，奠定了"天人合一"的基石，成为医学的根基。

三、天地一圈，神光之圆

《周髀》强调万物周事。万物周事所同者，就是北极，《内经》的"太一"。周事细分，圆周圆方运行。《内经》亦不离于周。经曰：

"人之血气精神者，所以奉生而周于性命者也。"（《灵枢·本脏》）

何为性命？性命，为天地赋予人之物；不同于形体，但系于形体。如庄子所说：

"性命非汝有，是天地之委顺也。"（《庄子·知北游》）

由此可知，《内经》认为，人体的血气精神乃奉生之物，周于性命，周于天地。

1. 天道：周而复始

天地周事的中心是北极。围绕北极，日月星、万物周期性周天。古圣以北极为中心，通过观察、测量、想象、体验及模拟，产生太极、道德、元气等元概念及应用。这些都是互通的，有和谐的秩序与内在逻辑[1]，强有力地影响整个中华民族的思维。

北极圆周之学，具体分为各科自然科学与社会文化："礼乐刑政，其极一也。"[2]《周髀》测天道，《诗经》以道志，《尚书》以道事，《礼记》以道行，《乐》以道和，《周易》以道阴阳，《春秋》以道名分，《内经》载医道。内容丰富，为后世所重。如此文明磅礴，造就周朝成为中国历史上存在时间最长的朝代。

2. 天地大体，道术分离

然而，圆周之学，盛久必衰。西周之后，天下大乱。王权衰落，诸侯争霸。政治毁乱，官失学微。周天之道术，分崩离析，分道扬镳。

---

① 葛兆光. 众妙之门——北极与太一、道、太极 [J]. 中国文化，1990（02）：46-65.
② 见《礼·乐记》。

在官府，周天之学，尚且可以融汇，之后逐步走向民间，造就诸子百家。学者志士，各执己端，攻人之短。各成一家之言，形成体系。仿佛群星爆炸般，耀眼于文化史。

一旦统一的、重道术的周天之学被百家分裂，必有所"蔽"，必有恶果。道家庄子警示说：

"悲夫！百家往而不反，必不合矣。后世之学者，不幸不见天地之纯、古人之大体。道术将为天下裂。"[1]

道术分裂，后世不幸，不见"天地之纯"，不见"大体"。诸多学问打破了道的完整、全面、连续，只会"往而不返"。"天下之人各为其所欲焉，以自为方"。

从此"内圣外王之道，暗而不明，郁而不发"！产生中国文明的众妙之门——北极圆心、日月星周天，仿佛被关闭一般！

从此，中国文化犹如失去理性之根源，找不到北；传统中医、哲学、儒学、道学、法学等等，不知道自己的根本，无法科学解释自身之道。最终造成近两百年的文化困境，濒临灭亡。

3. 神光之圆，天下受形于一圈

周事之说，实为地球及万物自转之天圆、公转之地周。如今，天道循环，时来运转。中华复兴，追求构建人类命运共同体。让我们重温天下万物"受形于一圈"的古训：

"自其异者视之，肝胆胡越；自其同者视之，万物一圈也……"（《淮南子·俶真训》）

《庄子·德充符》亦言：

"自其同者视之，万物皆一也。"

---

[1]　见《庄子·天下》。

《内经》也有强调，若五脏之神失守而神光不圆，不能一周，百病丛生：

"人犯五神易位，即神光不圆也，非但尸鬼，即一切邪犯者，皆是神失守位故也。"（《素问·本病论》）

可见，古人很清楚认为，万物各得一法，又当"自其同者视之"，受形于圆圈。而人体五脏各有守位，最终又形成神光之圆，合于上天。

第三节　天道大要，天地人通理

一、天道历法：计数阴阳，合于医道

天道，古人又用历法来记录。通过历法，普通人不必具体观测、记录天文，亦可以了解日月星辰的视运动在一岁之中的运行状态。《内经》进一步指出医道历纪：

"令合天道，必有终始，上应天光、星辰、历纪。"（《素问·三部九候论》）

医家需要深思历法的医学用途。

1. 干支纪日，历法道纪

目前我国常用历法是万年历。万年历，是《内经》天之序、盛衰之时的具体化。在形式上看，万年历是综合诸多学问汇通而成，内涵阳历、阴历及干支历法。我国历朝历代不断更替历法，最主要的目的是协调回归年与朔望月周期的吻合问题，即考虑日月合明合朔、阳历与阴历的配合。这是细节修改的问题。

而干支纪历，从我国最早的古六历，到清朝的时宪历，直至当下，都是通用的。干支纪日是贯穿我国古代天文历法的一根红线。有学者认为有七八千年历史。由于干支纪历是太阳历，无须考虑"置闰"的问题，不用变化。可以说干支纪日是珍贵的地上文物，没有埋入地下而流传至今。精确，流转不息，富含数学内涵。

干支纪历，六十甲子循环反复纪日，反映天道的古今不易。而天道天运，印盖万物。疾厄康健、精神鬼神、吉凶祸福亦在其中。正如《道德经》曰：

"执古之道，以御今之有。能知古始，是谓道纪"。[①]

本书的道纪，即为干支之说，执古御今。失去古天文的道纪，万年历必定束之高阁，不被重视；中医理论必不完善，必定不能让人心服口服。

2. 人应日月，历纪医道

有人还是会问：为什么中华历法能管医事？历法主要记载日月星，《灵枢·岁露》认为日月合明的规律，也在人身：

"少师曰：人与天地相参也，与日月相应也。"

日月之理还可以用在诊断上。经曰：

"色以应日，脉以应月""理色脉而通神明"。（《素问·移精变气论》）

既然人体合于日月运行，而阴阳合历，计数日月的行程，可纪天运，那么历法亦为医道准绳，亦需遵守。

3. 日月之法，计数阴阳

古圣进一步说："阴阳之数，日月之法。"[②]这是指出，通过计算日月的日数，可以把握阴阳之数。

首先，我们要理解日数、月数的含义。古人记日数为阳历，记月数为阴历。阳历为太阳视运动，可以理解为公转力，反映地日引力，为阳

---

① 老子著，苏男注评. 道德经 [M]. 南京：江苏古籍出版社，2001：47.
② 见《周髀·下卷》。

为外；阴历为月亮视运动，月球作为地球的卫星，受地球控制，体现地球力量的变动，可以理解为自转力，反映地月引力，为阴为内。

阴阳历数的变动，可以展现天地万物的内外之变，幽冥之情况，精微细致之变化，具有"全息性"，故能体现生命之异动。正如《汉书·历律志》认为星辰历数，"以管万事"：

"记称大桡作甲子，隶首作数。二者既立，以比日表，以管万事……三光运行，纪以历数：然后幽隐之情，精微之变，可得而综也。"

因此，中华历法纪日月之行，实际上是给万物、人体的阴阳计数，合历天地阴阳，记载万物的规矩。干支又是古人艰苦求得的天地人的公约数、自然整数的质因数。因此，可以预测疾病，治疗疾病，应用于《内经》，《伤寒论》等之中，称为"历纪"。

若人体的"五脏元真通畅"，则日日无病，犹如历纪的干支顺行无障碍。若有病，则发病日，有其历纪，亦成为医理的要点。

不过，当代人以为历法在医学上可有可无，犹如"虚时间"。这是缺乏天文知识，不知时间的天文含义，实际上是不了解当下的天文、地球运动、人体节律。当代人需要深究当下的天文常识，学点古天文天道的知识，才能正确理解"时乃天道"、医道历纪。

二、天文精义：阴阳五行，天干地支

学问之道，先求广博，再致力精要，然后还归简约。《内经》言医道需要上应历纪，正是中国古天文、天道由博返约的精要。当然，医家亦需通晓其他要义，才能深刻理解。列举如下。

1. 古天文定义：和阴阳之气，理日月之光

《淮南子》定义的天文，清晰全面：

天文者，所以和阴阳之气，理日月之光，节开塞之时，列星辰之行，知逆顺之变，避忌讳之殃，顺时运之应，法五神之常，使人有以仰天承顺，而不乱其常者也。（《淮南子·要略》）

　　《淮南子》所论的天文，主张调和阴阳，日月合观，仰天承顺，不乱其常，与中医的阴阳理论相通。此论与《史记》所论类似。

　　可见，古天文在天，重视日月的开塞交错、星辰行度，探究顺逆；在人，力求顺应时运，譬如取法五行五方五神之天道次序。若有忌讳之处则利用万物，避忌之，使万民顺天承运，不乱内在的寻常规矩。

　　因此，中国古天文，取法广大，包罗万物，其重心"和阴阳之气"。阳历之气，阴历之气，阴阳运动各有前后，关键促成阴阳平和。

2. 古天文简图：日月五指山，轮转天干与地支

　　或问：上述古天文的定义，文字太多，还有没有更简洁的？在没有使用文字的上古时期，古圣为方便后人，留下很多简图，一看就懂。

　　笔者调查，中国古天文历法出土文物最早最多的，当数五六千年前的大汶口文化。学者发现，大汶口文化完整地存在天文历法的基本知识和体系。太极八卦六十四卦、阴阳五行十月历、河图洛书、二十八宿、一年十二月二十四节气，都有。并且，大汶口人非常熟练地掌握和运用着。这些出土文物与古代文献，尤其与神话和传说资料，基本吻合。

　　有学者指出，对上古文明，传统的文献记载、传承功能非常有限，不必用古代文献、文字资料去框定史前研究、科学研究。[①]因此，利用考古纹饰学方法，以大汶口文化遗存（包括彩陶纹饰及其他陶器装饰、器物刻画、墓葬器物组合等资料）为据，探讨中国古人在天文历法方面达到的成就和高度。

　　关于这些大汶口文化的纹饰，著名的考古学家李学勤先生，曾提到两个符号，被视为氏族的标志，或者说图[②]。请看下边两图。

　　在我们看来，第一图，上面是太阳，中间是月亮，下为五指山形，是表达日月合观，阴阳合历，以五行分类，这是传统古天文的核心。

---

①　王先胜.大汶口文化遗存与远古天文历法试探 [J].齐鲁文化研究，2008（00）：84-90.

②　李学勤.论新出大汶口文化陶器符号 [J].文物，1987（12）：75.

第二图，类似纹饰，中间七个圆，为七星转动，上方为十，下方为十二，此为北斗周旋指向天干地支，依次轮换可以用于纪时，可以判断六气盛衰，可以治疗疾病。

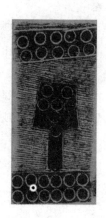

可见，古人很聪明，简单图示即含丰富的意思，不需要长篇大论。我们后人切不可以狂妄自大，便将它们打入随意刻画、记号之类冷宫，误用西方思维而不重视。

3. 古天文真图：圆周无极，按序机转

当然，上述图符没有文字注释，过于简略，考验想象力和知识背景。下文再介绍有字的无极图。无极图被称为中华文明之源，最受学者瞩目。下文特意把道教、儒家三幅无极图并排，左图为元朝道士领袖卫琪所传，道教无极图[①]；中间为宋朝儒家周敦颐所传，无极而太极图；右边为宋初陈抟所传，修真无极图。

三图从上往下，乍一看，大同小异。但是，注意每幅图的文字，从右往左看，侧重不同，内涵深度，差别亦大不同。

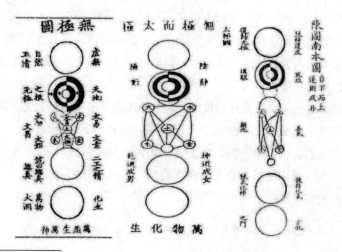

① 李养正. 道教经史论稿 [M]. 北京：华夏出版社，1995：431.

　　左边的道教无极图，明确地强调自然、天地、星星、万物，是万物同真、天人同文，很容易看懂。为什么说卫琪的无极图是天文周天图呢？

　　图的第一层，虚无，文字有"自然玉清"及一圆圈，虚无自然指太空太虚，而这个圆代表天文。如道家《鹖冠子·泰录》言"无规圆者天之文也"，即言天循圆而动，故圆圈代表天之文，代表北斗群星绕极的圈圈。第二层"天地之根"，阴阳无极。第三层"太易太初太素太始"，围绕中土，有文昌和太极（北斗）等非常明确的天体，这三层表示天文层层演化。第四层第五层则言万物之真。

　　在此图来源上，卫琪明言《无极图》是天神所传，并在两晋南北朝时已流行于世。道教所谓天神即天体天文，如文昌星、北斗之类。道教发现人炁通天真，人气随天体而动，不同的天体可以归纳人体的不同特征，如众星周旋于太一（北极星），故太一能"浑束为一"，而人体亦有脊椎、浑束为一的特征，两者相同，故称天体为天神。

　　另外，关于此图的目的，卫琪借此图呼吁众人修真，流连文昌，交接天真与人炁。卫琪作图是为了"俾人一披便喻"，充分体现"皆天真内名隐讳，与人身中神炁相接"（《文昌大洞仙经》），体现人神交接，而这个神，即天神，其形为文昌太极等。

　　因此，卫琪解释《无极图》，内容大要为天与人：

　　"内外互显，上下交错，盖取诸人身一小天地也。人能存养自己神炁，吟咏宝章，则天真下降，与兆身中神炁混融，是曰回风混合，形神俱妙，与道合真。故致长生之道……眷盼乎文昌之台也。"[1]

　　卫琪总共绘制十三副图，比较系统地揭示道教传承的中华天道，其来源明确，表意清晰。天文昭昭，人人可见，人人可通，不需要过度阐释，实乃古天文第一真图。诸位可以在《正统道藏》中《玉清无极总真文昌大洞仙经》卫琪注释本可见十三图全貌。

---

[1]　http://www.360doc8.net/wxarticlenew/491751068.html

4. 古天文三字的基本内容：伏羲、天周、配对本质

其实古天文三字，字面的内涵外延丰富，必须合观，才容易贯通天道。笔者综合数十年的研究，常用下面一段话概括中国古天文：

"古"指上古，伏羲氏所创、神农黄帝传承，载于经籍，显现于文物；"天"指周天，即日月星地体万物，绕极轴周天运动，如蚂蚁爬行于石磨，受制于此，其首如球，细分为阴阳天地；"文"指配对做对子，揭示万物本质的圆周（圆方）、阴阳、四时、五行、纵横干支等体系及运用。

离开"古"的含义，没有上古伏羲，则无古天文。离开伏羲对日月周天、近身远物、勾股天度的测量方法，离开神农黄帝的传承、医圣的发扬等，古天文的丰富及实用不会为世人所知，更难以流传至今。

离开"天"的含义，不知天是周天的简称。从太阳时空运动的时间看，周天常常被分"四时"大周天，"阴阳"昼夜一天为小周天，合称四时阴阳，可以用"无极图"圆周概括；从空间看，周天可分为天球天体、地球地方；再细分天地阴阳，自转公转。从人身看，"天"字中有人，天不离人，人在天中，离开人亦不知道天真之理。

周天由立杆测影求得，反映得道的质点，万物围绕南北极轴（地轴、中轴），在天地之间，周而复始运动，生命受制于周天。故周天的客观法度，在万物为"上下左右内外"。形数一体，时空结合，周天可进一步细化为五色，五位，五行，六律，十天干，十二地支，等等。

离开"文"的含义，不知"文"学讲配对，对对子，不知"文者，物象之本"，则乱讲一气，胡说八道。文者法地，如同中国文学，吟诗作对。纵横交错，配对相成。正如，"文者，天干地支"，没有配对之本，就不会有日月合明、北斗纵横、天干地支的古天文。

因此，只有合理配对才是本质之"文"！两两配对的太虚太极、阴阳四时、五运六气等体系，揭示出天象及万物的根本。西方的天文，并无配对之学，不能解释生命，还够不上古人认为的"天文"！

三、天道功用：建立五行，转祸福生死

或问，《内经》所言医道历纪，如何沟通人体的生理、病理、医理？主要是通过干支纪天时、干支配脏腑经络、干支配三阴三阳等实现的。譬如《素问·脏气法时论》："肝主春，足厥阴少阳主治，其日甲乙。"《普济方》记载的《伤寒论》，亦列有十天干、十二地支配脏腑。

古圣为何用天干地支配比人体脏腑，并且用于临床？若要了解这点，首先要了解古天文、天道的功用，才容易明白。

1. 天时分万物，人智有所不能立

通常认为，中国古天文的第一用途是授时制历。但是只知道何日立春，何日立秋，有多少用处呢？

若要敬授民时，古人必定需要按时间分类万物，区分万物各自的恰当时节。春兰夏荷、秋菊冬梅，得时才会顺利生长。对此，《诗经·鱼丽》唱诵道：

"物其有矣，维其时矣。"

就是讲，作物之所以富有不绝，以其种养恰当有时也！因此，没有把万物和天时联系起来，即使知道春天来了，也不知该种何物，种谷还是种麦？秋天来了，亦不知该收割何物。如此，历法就可有可无。

或问，为何古圣要用天时分万物呢？为何不用物质结构？古圣早就意识到：

天下有信数三：一曰智有所不能立，二曰力有所不能举，三曰强有所不能胜。[①]

人之所为，科技仪器是小技艺，必定有所不及，有所不明，有所不能立，故坚持天道天时分万物。天时，概括为历法，亦体现天地人的空间运动。这才是古人所谓的大道。古人重大道而释小数，轻工具而重自然。大道之用，以简驭繁。

---

① 见《韩非子·观行》。

当然，当今科技进步，有更多仪器可以测量分辨物理，但效果如何，值得反思？譬如，如何区分人和老鼠根本不同呢？

当代科学家借助超专业的工具，耗费巨资，发现人和老鼠约有80%的基因是"完全一样的"。人鼠共享有99%的类似基因，只存在细小差别。然而，石墨和金刚石是同素异形体，却软硬有别。可见基本成分、基因并不是决定力量。故当代科技法局限甚多，并不容易推广。

万物自然有别，不必人为费心。古人区分人和鼠，两者所占的天时不同。人得天之全，而鼠则偏旺于子时。正常的老鼠不会在白天出来活动。只需要利用天时，即可以快速分类万物。当然，天时并非只有十二时辰，排列组合，数量繁多，古人自有妙法。

2. 数声度量衡，协同生命

笔者曾经考证，《伤寒论》中的关键方剂，十六神方，其药物组合后的重量之数，与洛书反映的节气之数，密切吻合①。如下表。

阴旦 4 胆三焦 （立夏东南方） 黄芩汤、小柴胡汤	朱鸟 9 心 （夏至南方） 黄连阿胶汤、炙甘草汤	勾陈 2 胃 （立秋西南方） 调胃承气汤、半夏泻心汤
青龙 3 肝心包 （春分东方） 小青龙汤、大青龙汤	5 脾 理中丸	白虎 7 肺 （秋分西方） 白虎汤、竹叶石膏汤
阳旦 8 膀胱小肠 （立春东北方） 桂枝汤、麻黄汤	玄武 1 肾 （冬至北方） 真武汤、附子汤	螣蛇 6 大肠 （立冬西北方） 小承气汤、大承气汤

这种特色，其实源于古天文第二类功用："五则协同"。所谓"五则协同"，《汉书·律历志》概括如下：

"一曰备数，二曰和声，三曰审度，四曰嘉量，五曰权衡。参五以变，错综其数。稽之于古今，效之于气物。和之于心耳，考之于经传。咸得其实，靡不协同。"

备数。数，起于一，积之为十百千万，概为"一至九"，是"自然

① 王位庆. 经方象数规律刍议 [J]. 辽宁中医药大学学报，2012，14（01）：105-110.

数"，以顺性命之理。这些数，反映天地气物，用于医学。因此，理解《内经》《伤寒》、钤法之数，必须明白简单"自然数"背后的天文律历。

和声。以冬至时起黄钟，根据规则，探讨六律六吕，探讨五音"宫商角徵羽"，以合五行，以协八音。可以正情性，移风俗，测运气。

嘉量。量者，龠合升斗斛也，所以量多少。古人以"平和食用、春分种、秋分收"的嘉谷，作为标准，度量衡万物。

权衡。所以平轻重铢两斤钧石也。本起黄钟之重。一龠容千有二百黍。重十二铢。二十四铢为两。十六两为斤。

总之，中国古天文"夫推历生律制器、权衡规矩、准绳度量、探赜索隐、钩深致远，莫不用焉"。中国古代的数学、度量衡、五音五行，都与天文息息相关，而相互"协同"，"气物"生命亦然！

3. 转祸福生死，协调五行，以和人道

古天文的第三大功能是"立五行，起生死，转祸为福"。中国人最常用此。如《素问·脏气法时论》有言：

> 五行者，金木水火土也，更贵更贱，以知死生，以决成败，而定五脏之气，间甚之时，死生之期也。

但是，若无历法，则难知天时，难分五行往来，更贵更贱，脏气法时。古人根据五行的贵贱旺衰，或扶抑，或调候，或通关，或病药等，以起消息，调生死。笔者曾经多次据"星历"（万年历），建立五行，治疗癌症患者、新生儿等的各类疾病，真能"起死回生"。

此学说的来源，如《史记·历书》太史公所言：

> 盖黄帝考定星历[1]，建立五行，起消息[2]，正闰余，于是有天地、神祇、物类之官，是谓五官各司其序，不相乱也。民是以能有信，神是以

---

[1] 索隐按：系本及律历志黄帝使羲和占日，常仪占月，史区占星气，伶伦造律吕，大桡作甲子，隶首作算数，容成综此六术而着调历也。

[2] 正义皇侃云："乾者阳，生为息；坤者阴，死为消也。"五行即木火土金水，万物各有五行，故在四季，有不同的旺相休囚死。所以言建五行，起生死。

能有明德。民神异业，敬而不渎，故神降之嘉生①，民以物享②，灾祸不生，所求不匮。

太史公认为黄帝考订星历。其臣子容成氏综合其他五位大臣的研究而制定历法，内涵日月、星气、律吕、甲子、算数六大知识门类，不是简单的西洋公历。其中律吕是地上候气之学，甲子和算数是研究万物的数学方面的成就。

黄帝设星历的目的，是分立五行，调理生死，设闰月，通过协同次序，不相生乱，使得民众富足，资源丰富，灾祸免除，疾厄消散，所求得遂。

大家不要看到五行，就排斥，以为星占，以为迷信。上述都是古天文的实际用途，古圣并未欺骗后人。那么，什么是"建立五行，起生死"呢？

首先按历法分五行。人有出生之时，用历法纪之。周天365日分五段，即木火土金水。综合判断得五行的哪一行。譬如某人生于春季，若得全木气，则木旺，行到秋季，木气受制约，为死，故在不同的四季，此人有不同的"旺相休囚死"五种状态，所以言"建立五行"。若秋季之时，木气衰极，病或不病，调理之，故言"起消息"，决生死。

当然，在医学领域，除了常用五行五运定病位，还用周天分六气，定病性。故《前汉书·律历志上》载：

"治历明时，所以和人道也。"

《汉书》亦指出，古人理解的历象日月星辰，离不开百姓，其目的是"转祸为福"，经世致用！绝非只关心王权的更替！

书曰"历象日月星辰"，此言仰视天文，俯察地理，观日月消息，候星辰行伍，揆山川变动，参人民繇俗，以制法度，考祸福。举错悖逆，咎败将至，微兆为之先见。明君恐惧修正，侧身博问，转祸为福；不可救者，即蓄备以待之，故社稷亡忧。（《汉书·眭两夏侯京翼李传》）

---

① 集解应劭曰："嘉谷也。"索隐应劭云："嘉谷也。"
② 正义刘伯庄云："物，事也。人皆顺事而享福也。"

第四节 天道《内经》，建构中医

一、时乃天道，《内经》根基

或问，关于天道，《内经》有哪些根本的概况？当代人一看就能懂的？基本有三大要点：天时、天序、用来网罗天道的人体。

这三点是《内经》医学的元理论，内容丰富，可以细分为天地阴阳、四时盛衰的诸多基本理论、临床方法。本节先讲盛衰之时——天时。经曰：

"明乎哉问，天之道也，此因天之序、盛衰之时也。"（《素问·六微旨大论》）

这是说，天道包含天之序、盛衰之时。时间是当代人最容易理解的天道、古天文内容。正如《尚书》所言：

"满招损，谦受益，时乃天道。"

时乃天道。时间，无色无味，无形无相，又是最难理解的《内经》医学要素。《内经》甚至认为，重大疾病的发生，离不开天时，经言：

"其中于虚邪也，因于天时，与其身形，参以虚实，大病乃成。"（《灵枢·百病始生》）

疾病的治疗亦"毋逆天时，是谓至治"。

"是以因天时而调血气也。"（《素问·八正神明论》）

1. 天时不易，时长不变

不过，在中国古代，时钟手表并不普及，因此，对时间、天时的描述，与当代有所不同。譬如，在各类中华元典之中，常出现令当代人费解的论点：天不变其常，古今一也！如：

"道之大原，出于天，天不变，道亦不变。"（《汉书·董仲舒传》）

"天不变"的论点也深刻影响中国医学。《素问·六节藏象论》有言：

"苍天之气，不得无常也。"

若纯粹从文字、句子的角度，"天不变"字义都难以理解。后世阐发，众说纷纭，磅礴丰富，费尽口舌，却饱受批判！

其实答案非常简单。一岁之时 365 天，一天百刻，古今不变，"天不变"之意，不就立马明了？

2. 天时有常，自转公转

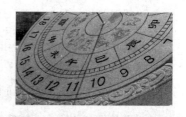

当下天文告诉我们，公转每年 365 天有余，万世有常；每天昼夜自转 24 小时，整数亦不变。地球的公转自转，可会因为地震或海啸而左闪右闪？可会因为人类社会沉沦变迁而更改时长？而公转所需的时间 365，正是二十八宿的星分度，正是《内经》的"天度"[①]、"真数"[②]、天地之数、五运六气的依托之处。正好等于古人利用立杆测影求出的周天历度，即大周天。

因此，一旦引入具体的天文数量，就非常容易理解中国古天文及天道。古人所强调的天，实际就是自转公转。周天之道，"天下莫能臣"！试问谁能改变此道？

当然，公转所需的日数，数十亿年前，可能有所不同，但周而复始一致。本书侧重已知的肯定性。何况，根据能量守恒定律，必定有不变的因素。

---

① 《素问·六节藏象论》："天为阳，地为阴；日为阳，月为阴。行有分纪，周有道理，日行一度，月行十三度而有奇焉，故大小月三百六十五日而成岁，积气余而盈闰矣。立端于始，表正于中，推余于终，而天度毕矣。"

② 《素问·气穴论》："黄帝问曰：余闻气穴三百六十五，以应一岁，未知其所……帝曰余非圣人之易语也，世言真数开人意，今余所访问者真数，发蒙解惑，未足以论也。"

3.天道天时，阴阳四时

一天一岁的规律，依据北斗之动、天光的有无、日光的高低，古人又细分为昼夜阴阳，四季四时。

一天分昼夜，即自转产生的时空之动。古人用日晷、漏刻、时钟等记载。大体上，夏至漏刻白昼 60 刻，冬至白昼 40 刻，九天变动 1 刻。最迟在北宋时期，苏颂就利用擒纵原理、齿轮运转模仿日月星辰周期。那就是最早的大型的机械钟，欧洲的时钟则晚在 13 世纪后产生。当代常见三根针的时钟、手表，正是中国古天文的日用体现。

一天之中，《内经》以平旦为准，有多章论述，分昼夜为阴阳。人体的营气卫气人气，包括医学诊法，都跟随此昼夜阴阳之变。

四季四时即公转产生的春夏秋冬。《内经》多次强调天道四时是人体生理、医理的根本。如《素问·阴阳离合论》说：

"故生因春，长因夏，收因秋，藏因冬，失常则天地四塞。"

经文明确指出因为四时的运动，才有生命的生长收藏！宏观的天文运动才是生命之本。

四时公转才是生命第一推动力，实非人体内在的 DNA 等！此类可见之物，受制于无形的物理运动。地球公转运动引起的时节变化，实乃不同生物的动因。春花秋菊，夏荷冬梅；春华秋实，夏长冬藏，死生昭然。

故云"四时之大顺，不可失也"，"使人拘而多畏"①。

4.时间空间，互换之道

古人测得的天时，与当代时间，相差无几。我们知道，时间代表了物体有规律的空间运动。本书还将说明，古人擅长将"时间"转为"人体空间"，如《内经》的数据大部分来自天文时间之数转为人体空间度量衡之数。

---

① 《史记·太史公自序》："夫阴阳四时、八位、十二度、二十四节各有教令，顺之者昌，逆之者不死则亡，未必然也，故曰使人拘而多畏。"

另外，根据古人"天径天高＝地径地厚""天圆＝地方四周＝360度"、天干地支配脏腑等，我们甚至可以归纳出"时间＝空间"！这是中国古天文的核心概念。正是如此，我们可以一岁一天的时间为本，治理人体脏腑、经络的空间，运用于《内经》的主要医术如五运六气、子午流注、伤寒钤法，等等。

5. 一天一岁的终极医学意义

当代西方医学逐渐认识到地球自转一天的医理重要性。2017年的诺贝尔医学奖，奖励给生物节律（生物钟）的分子机制研究。他们发现"控制昼夜节律的分子机制"。就是说，生物节律最终适应地球自转，人体亦如此。

既然生物节律、分子机制让我们与地球同步。反推可知，地球自转的时空运动"一天"，具有终极的医学意义，而且具有基础性、方向性的地位。因此，医学需要形成以地球自转（一天）为首的传统，并且落实到生理病理、具体医术及药物。否则，失去医学之锚，不能正确治疗疾病，容易出错。但是，当代西方医学还没形成此等传统，按惯例又"打道回府"，从零研究。犹如攀登医学的科学高峰，刚刚来到山脚！

与西方相反，地球自转形成的一天一岁、阴阳四时，正是中国古圣归纳的根本要点，人体的时空运动节律。由此可见，中医西医之根本区别。

6. 北斗绕极，自转一天配脏腑，时空辨证

前文有言，2017年的诺贝尔奖得主发现人体的分子机制需要吻合一天的自转；那么人体脏腑又如何吻合一天呢？古圣已经成型临床的基本内容即干支配脏腑的学问。

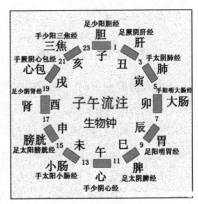

我们知道，古人用北斗绕极一周定义一天，分为十二地支，如香瓜之纹，并配属脏腑经络。《普济方》中《伤寒门》就谈到十二地支配人体脏腑，并且有十天干的配属：

伤寒十二支所属脏腑歌

子中正者胆为头。丑主生肝寅肺流。

卯是大肠辰主胃。巳为脾统午心畴。

传至小肠时巳未。膀胱气至在申猴。

酉肾戌胞传注处。亥上三焦转不休。

伤寒十干所属歌

甲胆乙肝丙小肠。丁心戊胃己脾傍。

庚属大肠辛属肺。壬是膀胱癸肾堂。

上述配属，正是《伤寒论》伤寒干支钤法的根源。利用历法，以出生时的十二属相，发病日的干支，借此探究经络或者脏腑的虚实。

此种天时时空辨证，有什么优点呢？当疾病忽然来临，在西方医学忙于各种检查之时，从天时出发，利用恒定的地球自转维系人身的性质，中国医学已经可以对病情的本质有大致的把握。而西方医学的各种检查，有时是入侵性的，如穿刺活检，甚至加速病情的发展；有时，是掠夺性的，如天天抽血化验，年老病人尤其很痛苦，难以忍受。因此，中医这种独特的天时时空辨证具有不可替代的临床价值，值得珍视。

二、地球周天，《内经》天地阴阳

《内经》所言天道，除了时间，还有"天之序"。什么是天之序？天序是《内经》最重要理论——天地阴阳的根源，非常重要，实指地球自转公转周天之序。《素问·八正神明论》指出：

"因天之序，盛虚之时，移光定位，正立而待之。"

这是说通过"移光定位"法，即从可见的天光的移动，可以了解天之序。

1. 天地阴阳，合于日光

经文进一步认为"天地"的定义，合于天光。

"法天则地，合于天光。"（《素问·八正神明论》）

天光的学问，《内经》细分为日月星辰、二十八宿、北斗之序，非常繁多。医家难有观星测日的实践，怎么把握重点？经文指出，天光之运的关键是日光。

"天运，当以日光明。"（《素问·生气通天论》）

这是说，日的光明与天运相当。天光以日光为主，日光有次序，左右出入，上下往来。因此，可以认为，《内经》利用日光之序即为天序，构建了天地的定义。阴阳的理论更是如此。如《素问·生气通天论》：

"故阳气者，一日而主外，平旦人气生，日中而阳气隆，日西而阳气已虚，气门乃闭。"

这是以太阳日出的平旦分阴阳。我们知道，根据当代的地理天文知识，日光的视运动，可以细致反映地球空间运动，自转公转。因此，从地球运动就非常容易理解天地阴阳。实际上日光东升西落，就是地球自转1天，就是《内经》所言的阴阳；公转365.25宿度，上下往来就是《内经》所言的天地。具体经文见下。

2. 日高八万里定天高地厚，即地球极半径

《素问·阴阳应象大论》言：

"黄帝曰：阴阳者，天地之道也，万物之纲纪，变化之父母，生杀之本始，神明之府也，治病必求于本。"

可见，阴阳与天地极其密切。天地的道路是阴阳。试问，不知天地，不知主语，哪里能说得清阴阳？不知天高地厚，又怎么能准确把握天地？不知天地之数，又怎知天地运行形象？

　　古人很早就知道大地的形状，详见后文。大地的运动，可以从天象看到。如《春秋纬·运斗枢》言：

　　"地动则见于天象。"

　　不同的天象，反映大地不同的运动，测得天象的某些数据，也能测得大地。

　　那么，天有多高？地有多厚？中国古老的天文著作《周髀算经》之中，古圣测得"日下无影"之处，正午的"日高"八万里，为"天离地"[①]的高度。

　　此法测天高，又是《周礼》土圭测土深之法[②]；也是当代高中地理借助立杆测影，测地球半径之法。因此日高八万里，实为土之深，地之厚。《周髀》言为"天地之广袤"。八万里，换算成当代数值，与当代实测地球极半径误差不过 2% ～ 3%！

　　由此可知，古人以太阳光影之高下，定出"天地"。

3. 日出日落定阴阳、最大距离为地球直径

　　当代天文学亦告诉我们，太阳系之中，地球处于平行光带之上，有无阳光，温度相差巨大。阴寒之处，零下 270℃，而太阳直射的地球轨道之间，高达灼人的 121℃。因此，有无阳光、日高之变动都至关重要。

　　古人当然知道阳光的威力。阳光东升西落，为阳之左右。《灵枢·五色》云："能别左右，是谓大道。"太阳之左右即是大道。因此，古人根据日出、日落，定出左右阴阳。阴阳之距，古人实测太阳东升西落"日照四旁各十六万七千里"，与当代地球直径误差不过千分之八。相关测法见后文。

　　这是说，太阳东升西落，左晨右昏。有光为阳，无光为阴，左阳右阴。古人用晷影之长短、漏刻之高下，可以量化白昼黑夜的时刻长短，区分阴阳。

---

① 《周髀·卷下》："天象盖笠，地法覆盘。天离地八万里。"
② 《周礼·地官司徒》："以土圭之法测土深、正日景，以求地中。"

4. 天地阴阳，立体动态，极点统领

我们在地球上看到太阳东西出没，南北高下，实际都是地球运动产生。古人测得东西阴阳"十六万七千里"、南北上下"天离地八万里"，都与地球半径相关。可见，古人所谓天边、天高、天极、东西南北、天地阴阳都是地球空间运动。

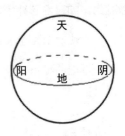

因此，古人如此定义每一天的地球运动：

以太阳光影为准，清气向上，天边的东方日出，为阳为天。浊气向下，天边的西方日落，为阴为地。

但是，每天的昼夜时长、阴阳之比不同；每天的正午日高亦不同，天地不同。只有在冬至夏至春秋二分，天地阴阳达到极端。故《素问·阴阳应象大论》言："积阳为天，积阴为地。"因此，天地阴阳是积累的、立体的、动态的集合概念。人随地运，自然离不开。

此等集合又可以用具体极点表达。某一日的天地阴阳，都有独特的极点（端点）及往来规律。日出日落之点，即决定这一天的昼夜长短，阴阳之分；正午太阳高度，即决定这一天的天地之比；而且都有周而复始规律，有极端有位置；有数有象，互根互函。

5. 天地之数 365，黄道运动，地球上下

其实，《内经》非常简洁地定义过天地。经曰：

黄帝问曰：余闻天以六六之节，以成一岁，人以九九制会，计人亦有三百六十五节，以为天地，久矣，不知其所谓也。（《素问·六节藏象论》）

此处明言，天地与人，都有 365 节。365 是一岁的历数、太阳回归年长度，也是二十八宿的星分度，《内经》以为天地。黄帝认为这种学问流传很久了，都不知道其真实所指。

经文又言，立杆测影，365 日为天度 ①。天度就是周天历度，约束日月之行，其天文细节是指太阳出没二十八星宿一周；因此，《内经》的天地，不就是二十八宿，不就是黄道吗？黄道上下就是天地。

黄道本来是中国古天文学术语。古圣发现黄道的运动，太阳的出没，并不在一个平面的，而是在天球二十八宿中，围绕赤道，上下穿梭。如《尸子》所言：

"天左舒而起牵牛，地右辟而起毕昴。"

这是指天从左向右伸展开来，起点处是牵牛星宿；地是从右向左旋转，起点处是毕、昴两组星宿。牵牛与毕、昴在二十八宿中处于遥遥相对的位置。

《素问·五运行大论》也说：

"所谓戊己分者，奎壁角轸，则天地之门户也。"

因此，古人把黄道上下 365，分为天地，包裹阴阳。自然更准确反映地球及万物的公转运动。当代的天文物理，却将其简化，变为线性椭圆，则失去天地本义。

可见，地球运动一岁 365 日，四时春夏秋冬，其形象黄道上下，就是天地往来。一日亦有阴阳。古圣进一步测量天地阴阳的光影，符合圆周又有方圆规矩。

6. 地球运动，天道周复

总之，太阳视运动（即地球运动），日光左右往来即阴阳，上下升降运行二十八宿 365 度即天地。由此切入理解《内经》最为容易。地球上所有得道的质点、生物亦如此。古人最终形成"左右阴阳、上下天地、往来四时，互根互函"等天文概念。

---

① 《素问·六节藏象论》："故大小月三百六十五日而成岁，积气余而盈闰矣。立端于始，表正于中，推余于终，而天度毕矣。"

《内经》医理，如"法天则地，合于天光"，"天地相等""天地同径""阴阳相当""一天二地三人"，都与"日高"光影运动息息相关。详见正文。

故中医的"天地阴阳"，源于地球半径不变，实际反映地球大道，自转公转运动。黄道一日一岁，陶冶万物。这是古人体察日光，观测天象，历经千辛万苦才得到的根源性结论，非常精准。笔者也曾经发表论文，可供参考，总结阴阳：

"实质即地球运动，即现代物理学中地球和万物高速的自转和公转，此周转合力规范着万物的物理、化学、生物等各方面的变化，决定其生死，为万物所归所宗。"①

此为中医的科学性根源。为此，本书作者耗时多年，颠沛流离，竭虑论证。一旦阐明，诸位读者，不需艰苦的天文实操，体会日光运动，人体随地边（地球半径）高速运动而有天圆地周、阴阳，略加体悟，即可快速理解中医之科学。

7. 地球物理，人法地

当代天体力学可阐释理解地球天道的含义。天体之"力"掌控着地球运动、自转公转、地质运动，掌控万物生死。"力"可以用线性圆周来表达周天运行。如同《道德经》称为："大道泛兮，其可左右，万物恃之而生而不辞。"

借此圆周，可以快速推导出中医的核心概念。诸如"小大周天""阴阳四时""天地一气""五运六气""八风九宫""十天干十二地支"等，都可视为线性圆周之分，契合圆周。

地球的球形亦可帮助理解天道。古人常言："人法地，地法天。"试问，地球诞生之初，是什么力量让地球形成并保持着球形？这种力量如今是否还存在？而地球上万物，尤其是人体，还有没有这种"浑圆"

---

① 王位庆.论阴阳五行的科学基础 [J].中华中医药学刊，2012，30（03）：638.

的力量？人首类似圆形，又有发束，医理是否需要考虑"浑束为一"①？若有浑圆之理，内在之规律如何？其几何规律是否如《灵枢·邪客》所揭示："天圆地方，人头圆足方以应之"？如何临床？

8. 天地陶冶，人体更生

古代唯物科学家王充曾经感叹："万民生于天地，犹毫毛生于体也。"他还发问，人形为"天地"所陶冶，已成已定。若变老，身变发变，怎样利用天道，重复更生呢？②

答案集中在《内经》之中。当代人若不明《内经》的天地阴阳，则不知人体的生理、医理，当然不知人体更生的秘密。如《灵枢·经水》强调：

"人之所以参天地而应阴阳也，不可不察。"

古人把握了天地阴阳之序、运转之理、人体更生的秘密，构建了《内经》的医理。

当然，古人深知，天地之功，从不仓猝；生成之业，当累日也。因此，每逢突破的日子，譬如发病日，在病理上会非常重要。此时，具体的正午日高、昼夜之短长都不相同，天地阴阳都不同，可成为辨证要点。又如，出生所在的年份、胎孕期，此时所内含的五运六气，必然体现生理病理。如此，即容易理解本书斗历钤法版《伤寒论》。

三、人体自然，《内经》天道毕矣

除了天之序、盛衰之时，《内经》还指出捕捉、把握天道的关键——人体的自然。此等论点与当代的技术取向、强调仪器，明显有别。让我们先看看相关的经文。

---

① 《灵枢·外揣》："余愿杂之毫毛，浑束为一，可乎？岐伯曰：明乎哉问也。"
② 《论衡·无形》："人生至老，身变者、发与肤也……今人以为天地所陶冶矣，形已成定，何可复更也？"

1. 人体自然，网罗天道

《灵枢·终始》之中，古圣将诊查、把持人体的经脉，视为捕捉天道的环节，如此天道才完全完毕：

"谨奉天道，请言终始。终始者，经脉为纪。持其脉口人迎，以知阴阳有余不足，平与不平，天道毕矣。"

这段经文信息丰富，关键词还在"毕"字。《说文解字》："毕，田网也。"毕网，是古代用以捕捉鸟、兔的长柄小网。毕，也是二十八宿之一，为白虎七宿的第五宿。有星八颗，以其分布之状像古代田猎用的毕网，故名。

这段经文是说，谨慎信奉天道，恳请细言开始与终结。开始与终结，以经脉为纲纪。把持脉口人迎，分清人体的阴阳，有余不足，平与不平，如此天道才可以捕捉网罗，完备完毕。

《灵枢·玉版》进一步说：

"人者，天地之镇也，其不可不参乎？"

这段经文的关键词是"镇"字。镇，《说文》："博压也。"如"镇尺"，"镇圭"，乃用金属、玉石等制成的长方尺形文具。"镇尺"可用来压书和压纸。古代天子甚至用"镇圭镇尺"之理，来守天下。如《考工记·玉人》言："镇圭，尺有二寸，天子守之。"

这段经文是把"人"视为镇压天地的重物，就是强调"以人言天"，以身言彼。我们会疑问，为何古圣如此强调人体？贵为天地之镇？

2. 以人言天，中华大道

《内经》强调人体为天道关键，堪称人体中心主义，但非医家独有。我们知道，中国古天文学家，素来讲究天地人合观："仰取象于天，俯取度于地，中取法于人"；战国时期的道家经典《鹖冠子》也有言：

"吾将告汝，神明之极，天地人事三者复一也。"（《泰鸿》）

又如，古圣造字，"人"字两撇，如人之身，两脚支撑，合于太阳之行，东升西落，不离日中。如《说文·大部》言："天大，地大，人亦大。"

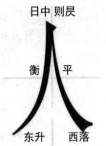

总之，天文学家、道家、文学家，等等，不同领域，相关论述，脉脉相通。中华古圣普遍强调"人"在窥探天地宇宙规律中的重要性。

他们很清楚，若不借助人体，天地皆是黑洞；六根之外，难以认识。他们认为，科技仪器只是人类的小智慧，不足道；只有通过人体的自然，譬如形势之参差，才能把握天文的本质。

那么"以人言天"，不是靠仪器，强调用人体的自然来探究天地的规律，合理吗？

3. 自然人体、具足万有

首先，我们要认识自然。何为自然？《道德经》有言："人法地，地法天，天法道，道法自然！"可知，自然是天地人道诸道的根基，或者顶层统领。《汉书·叙传上》又有言：

"道，混成而自然兮；术，同原而分流。神，先心以定命兮；命，随行以消息。"

可见，古人认识的"自然"，是道的浑成；由天地人道，层层诸道，混浑而成。这种浑成，超级精细化，看不出人工雕琢的任何痕迹。譬如，人体内涵有天道、地道、人道，甚至还包含先天地而生的"混成"因素[①]。

因此，中华自然观，是天地人诸道、纵横浑成；具足万有，是大道。绝非西方达尔文所谓物竞天择的"大自然"！那么，人类的科技仪器，能反映层层诸道、自然万有吗？仪器能综合眼口鼻诸多功能吗？目前都不能。

---

① 《道德经》："有物混成，先天地生。寂兮寥兮，独立不改，周行而不殆，可以为天下母。吾不知其名，字之曰道，强为之名曰大。大曰逝，逝曰远，远曰反。"

是故，古人以自然为首，少用科技，探究宇宙本质。他们放弃人类巧智，少用仪器，利用看得见、摸得到、感受得到的人体自然，形成了完整的、源远流长的医学体系。

在具体的医学临床操作上，古圣也主张乘自然之势，"不用功力"。如《灵枢·逆顺肥瘦》言：

> 黄帝曰：愿闻自然奈何？岐伯曰：临深决水，不用功力，而水可竭也。循掘决冲，而经可通也。此言气之滑涩，血水清浊，行之逆顺也。

如此，通经理气，容易成功。

4. 以人言天，阴阳可数

《内经》还强调，人与天地最匹配：

> "天覆地载，万物悉备，莫贵于人。"（《素问·宝命全形论》）

这句经文的关键词是"贵"字。贵，除了地位高、珍贵之意，还有匹配之意。譬如，贵姓的贵，敬称，就是询问与对方相匹配的姓。

这句经文是说，天覆如盖，地载如车，万物皆备天地性质，但是，人与天地最能相配，地位显要。因为，人独得天地之全，天地之中，通上通下。

《内经》还认为，可以从人身求得"天地阴阳"：

> "阴阳之变，其在人者，亦数之可数。"（《素问·阴阳离合论》）

这是认为阴阳的变化及性质，在人体可以数出来。正常人形，一首二目，四肢五指，五脏六腑，其中自然，千古有常，合于天地阴阳。

因此古圣强调"以人言天"，天人合一。正如，道家认为，天地阴阳，取法于人身：

> "天地阴阳，取稽于身，故布五正以司五明，十变九道，稽从身始。五音六律，稽从身出。"（《鹖冠子·度万》）

5. 地质力学，天人合一

以当代视角而言，人体作为宇宙演化的高级生命体，夹在无穷的外宇宙、无尽的内宇宙之间，内外有压差，必定具备天地之情、宇宙真理。人体、天球、地球，应当有合一之处。"天人合一"正是中华文明的精髓。

可以肯定，"天人合一"得到当代地质力学的支持。中国地质学家李四光先生，在巨著《天文、地质、古生物》中，把天、地、生、人的统一性表达得相当充分和透彻。地质学家们发现，地球的自转公转，引发经向和纬向的附加力，犹如"天罗地网"，施加万物。力量的积累有规律地雕塑着、陶冶着万物，故万物与天地有一致性。

有科学家亦用"第二搅动"阐明：

"基于直觉经验的'天人合一'不仅是一种哲学观，而且在自然科学中具有明确的物理含义。"[①]

因此，天文学、医学等学问，只有取法于高级人体，又吻合天文，贯彻"天人合一"，才容易求得真知灼见；取法于低端低级，则无法通于生命。

6. 人体不变，天地正气

中华古圣深知人体应当是衡量科学的高级标准，讲究"天人之际，合而为一""以类合之，天人一也"。《论衡·无形》亦说得清楚：

"天地不变，日月不易，星辰不没，正也。人受正气，故体不变。"

这是说，数千年以来，人有双目两手等基本身形不变，人身之横纹，肢节不变。这说明天道的基本规律并没有改变。若已经改变，人体亦应该巨变。若不变则天文基本不变。

---

① 肖天贵，欧阳首承．"天人合一"的物质结构观初探 [J]．系统辩证学学报，2000（03）:18.

当然，"以人言天"，需要以古圣之视角，尤其是盖天派的视角，才容易测天文而得人文，辨人文而得天文。譬如，"天覆地载"观，需要知道天地人的具体形象、运动模式、医学运用，方能深入理解"天地人合一"。

四、圆周之势，开悟中医

《内经》的天道，讲究天光周复，天地阴阳；实际上就是地球自转公转，左右上下中，浑束人身。古人又将天道细分五时、五位、十二月、十二辰等。《灵枢·经别》直接写明，人体五脏六腑，阴阳诸经，契合天道：

"黄帝问于岐伯曰：余闻人之合于天道也，内有五脏，以应五音、五色、五时、五味、五位也；外有六腑，以应六律。六律建阴阳诸经而合之十二月、十二辰、十二节、十二经水、十二时、十二经脉者，此五脏六腑之所以应天道。"

当然，此段经文只是人体契合天道的大致细节。《内经》还有其他系列概念，譬如上下、左右、地势、天度、圆周、天气、地气、始终、外揣、浑束为一、齐等、刚柔、寒暑，等等。相关概念将天道，天地阴阳的不易、变易等，转换运用在医学之中。

1. 上下能始，医经之用

万物在天地阴阳的变化顺序、能力势力中生成。因此，《内经》也用万物的上下往来定义"天地"，用万物的能始定义"阴阳"。经曰：

天地者，万物之上下也……阴阳者，万物之能始也。（《素问·阴阳应象大论》）

天地压差使得万物具有上下之势，阴阳陶冶是万物变化的开始。既然如此，治病自然需要以阴阳、天地为本。经曰：

黄帝曰：阴阳者，天地之道也，万物之纲纪，变化之父母，生杀之本始，神明之府也，治病必求于本。（《素问·阴阳应象大论》）

天地之势，上下升降不同，造成生物寿命的不同，经曰：

一州之气，生化寿夭不同，其故何也？岐伯曰：高下之理，地势使然也。（《素问·五常政大论》）

势有差异，万物得势有偏，而有寿夭不同。如此，形势不同，五行更贵更贱，经曰：

岐伯对曰：五行者，金木水火土也，更贵更贱，以知死生，以决成败，而定五脏之气，间甚之时，死生之期也。（《素问·藏气法时论》）

因为太阳高下有不同，天气分为六气（风寒暑湿燥火）；因为阴阳刚柔性质有别，地形分为五行盛衰（金木水火土），天地交汇，如此万物的损益就彰显出来：

气有多少，形有盛衰，上下相召，而损益彰矣。（《素问·天元纪大论》）

2. 道无常势，无极圆周

天地阴阳，轮转无形，古人用二维形象，统一展示，即无极图。无极图是中国文化史上最著名的圆周，可视为中国古天文的精要、中华文明之巅。

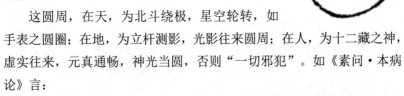

这圆周，在天，为北斗绕极，星空轮转，如手表之圆圈；在地，为立杆测影，光影往来圆周；在人，为十二藏之神，虚实往来，元真通畅，神光当圆，否则"一切邪犯"。如《素问·本病论》言：

"人犯五神易位，即神光不圆也，非但尸鬼，即一切邪犯者，皆是神失守位故也。"

3. 地球圆周，春蚕吐丝，势力消长，开悟中华天道

在天文，无极图反映北斗绕极、天道圆周，实质为地球的自转公转。地球自转一圈一天，为圆 360 平度；公转一周为 365 天，合称为圆周。试问，古人为何定为 360 平度，如何应用？深入之，即可深究《内经》及《伤寒论》之理。

地球自转公转的圆周之动，如春蚕吐丝，近看平静无迹，无法用科技仪器测量，远观风高浪急，参差不齐，小动大节。圆周之中有数理、有人形，可以秒懂。这也是中国古天文的特殊之处。此古今互参之法，为方便窍门。

太阳上下，天地往来；公转之周，自转之圆，古今相同，务必细究。圆周是中华文化、古天文、中华医道的根基所在。运用圆周之法，可以快速掌握古天文医用。绝不会"幼童而守一艺，白首而不能言"。

当代人理解圆周天道，至简至易。当代人甚至不需要精读典籍，不需要知道《尚书》《道德经》《内经》《史记》《朱子语类》等书中具体的天文。毕竟当代的天文知识比古人多。以当代天文即可对比古代，以常识即可探讨宇宙人体奥秘，从而快速了解中医天道，开悟。

笔者认为，无极图几乎可以解释中医所有的核心概念。譬如周天、天地、阴阳、干支等等，《内经》、《伤寒论》病机、条文、方剂。当然，要结合球体圆周、平面、直径、圆心之点，具体的时空运动。圆周是切入中医、掌握中医的"无字妙法"。细致体会，方能悟得透彻。

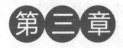

周天式天道：天球地球，阴阳五行

第一节　天球天体：天地之动，医家之宗

一、天球宗器，中国大宝

天球是《内经》医理的背景支撑系统，有中医研究者认为：

天球北极和四方二十八宿相配，便是五行学说产生的天文学背景。也就是《灵枢·九宫八风》篇所载的："太一日游"和《灵枢·卫气行》描述的"天周二十八宿，而一面七星，四七二十八星，房昴为纬，虚张为经"的天象理论模型。[①]

笔者非常赞同此说，有必要深入阐发。《内经》涉及天球的诸多要素：北极（太一）、南极、太虚、北斗、日月、五星、银河、二十八宿等。天球观为《内经》提供了天文背景，同时内涵人体生理。

1. 天球的重要性：历代大宝

有人以为天球、地球观是西方人带给中国的。当然不是。天球、地球都是中国的故物。清末的经文大师刘古愚也说过：

"今西人天文地域各学均极精深，挟其图象以傲我中国，我中国惊为西人创得之奇，岂知皆我三千年以前之故物。"

① 雷顺群等.内经多学科研究.淮阴：江苏科学出版社.1998:185-215.

中国的天球观起源非常早，上古之时先贤对此非常重视。6500 年前河南濮阳西水坡 M45 号墓，就有天球平面化的图案遗迹。该墓属于仰韶文化，当时的智者：

"根据长期观察将当时的星象，特别是当时就特别引人注目的北斗七星等刻绘在球形的玉石上，作为辨识方向和季节的器具。这一解释不仅把 M45 号墓所表现的天文学星象进一步深化，而且通过天球把其与大荔人联系起来。"①

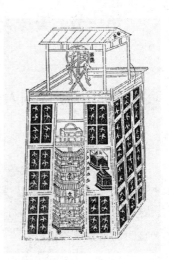

关于天球的文字记载，笔者见于周朝的文献。《尚书》记载周康王即位时，宫殿的东西两边，陈列着先王所藏的历代宗器、大宝，中有"天球、河图"：

"越玉五重，陈宝、赤刀、大训、弘璧、琬琰，在西序。大玉、夷玉、天球、河图，在东序。"（《尚书·周书·顾命》）

陈立夫先生认为："天球系玉石器之一种，其色如天，刻制象天体之球形，而布日月星辰于上以供测算之用。"由此可知，天球是古人的宝贝、天文仪器。

2. 天球的仪器形象

汉代太史令张衡制造了水运浑象仪，用来演示天球运动，如上图。这架仪器的主体是一个直径四尺六寸的大圆球，球上画有二十八宿、中外星官、赤道、黄道、北极常显圈、南极常隐圈、二十四节气点。整个球安装在南北极轴上，可以绕轴旋转。

张衡还在浑象仪上装了一套齿轮机械传动装置，利用漏壶中流出的水，推动整个浑象仪均匀地与天球做同步运转。这样一来，昼夜交替，

---

① 周春茂. 西水坡 45 号墓·古天球·大荔人 [J]. 文博, 1999（01）:4.

星辰出没就和实际天象相一致了。张衡的水运浑象仪是一个划时代的发明，已经具有了机械天文钟和自动日历，对后世制造自动天文仪器产生了很大的影响。①

张衡记载了天球的各项量化指标：南北极、昼夜长短、赤道去极、春秋分和冬夏至去极；确定了赤道、黄道、白道，指出了常见不隐和常伏不见星，春秋分和冬夏至的日所躔、日出入方位等。

3. 天球的星辰之象：天者北辰，下应十二子

天球的星辰之象之理，《后汉书·天文上》曾经概括说：

故曰天者北辰星，合元垂耀建帝形，运机授度张百精。三阶九列，二十七大夫，八十一元士，斗、衡、太微、摄提之属百二十官，二十八宿各布列，下应十二子。天地设位，星辰之象备矣。②

这段话，含义丰富，需要反复品味。其中的数理及义理，与中医一致。天者北辰星，是指天球的顶点枢纽，北极北辰不动，最为尊贵。如汉朝名著《蔡中郎集》所言：

北辰，居其所而众星拱之，万象翼之，政教之所由生，变化之所由来，明一统也。

因此，天球基本的星辰之象，含义如下：

北极（北辰）聚集元气，挂下光耀，布建上帝之形；北辰运转机动，传授法度，展开百种至纯之物。如此，三阶九列，二十七大夫，八十一元士，斗、衡、太微、摄提等共一百二十个星官，二十八宿依次分布排列。与此相对应，地上被分成十二个不同的地域（十二地支）。天与地都设置相应的左右上下之位，日月星辰等天象与地上万物的对应就齐备了。

4. 气，如推石磨，推天旋转，远近分层

天球转一周是一天。那么"天球"为什么能动呢？《内经》定义是

---

① https://chiculture.org.hk/en/node/808
② 见《后汉书·天文上》。

"气化"。天气、云气等推动天推着地，围绕北极南极，围绕轴心旋转。如《素问·六元正纪大论》指出：

"凡此太阳司天之政，气化运行先天……云朝北极……凡此太阴司天之政，气化运行后天……云奔南极……"

此处，云是气的化身。那么，"气"如何具体推动呢？明代黄润玉在《海涵万象录》写道：

"天之南北二极如倚杵，天体如磨，极如磨心。天体浑是一团气。如磨转，但近心处不大转，在外气愈远愈急。其星为天体，在最远处，次日，次纬星，次月，在内气中至缓。"

天地之间一气右（左）旋，如车轮之转，地如车之轴，居毂之中，毂转迟，轮转疾。此天之气近地者缓，渐远渐急。七政行迟者在缓气中，行急者在急气中。"[1]

这是把北极南极串起来为天地之轴，强调一团气在天球内运动。恒星、日、五星、月是分层的，远地气旋急、近地气旋缓，如此解释天球的运行。

气，解释了古天文周天的力学机制，同时气在天球中运动。此外，黄润玉秉承传统，也认为地体"如车之轴"在自转，值得重视。当代天文学家陈美东评论黄润玉时说道：

"这是张载、朱熹以来，关于天体层次说和左旋说机理的明确而简要的论述，将天体的左旋明确地统一不同层次的气的左旋和气的推动之下，建立起了明确的天体运动的力学机制。"[2]

二、赤道中天，天球即地球

关于天球，《灵枢·五十营》定义为："天周二十八宿。"这兴许

---

① 薄树人．中国天文学史．台北：文津出版社，1996：132-133．
② 陈美东．中国科学技术史·天文学卷[M]．北京：科学技术出版社，2003：508．

更准确，因为日月星辰是分层旋转，并非真正的球体。不过，本书还是选用天球这个概念，合于所见，象人首之形，觉得容易被当代人接受。

1. 天球：立圆为浑、天周二十八宿

或问，古人为什么会产生天球的观念？此乃测量而得。古人立杆测影，概况出日月光影的运动，符合圆周。如《周髀》云："日月运行之圆周，七衡周而六间，以当六月节。"然后，"立方为质，立圆为浑"（张衡）、"立圆为丸"（刘徽），推论为天球，才能与实际天象吻合。

因此，盖天派总结：人之望见，天如覆盆、斗笠，系日月星辰，好比"系明月之珠于车盖之橑，转而旋之"（《论衡·说日》）。

当然，也有人认为天球是古人直接观察到的。由于恒星保持着固定的相对位置不变，每一天都步调一致，绕着北天极旋转，因此，认为古人直接观测到天球如盖。此说过于随意，太小看古人的智慧，笔者不太认同。

2. 三种天球坐标系，赤道中天

观测天球，古今常用三种坐标系，各有侧重。赤道坐标系，二十八宿围绕赤道，狭窄不一，距离北极高低不同，侧重计算星辰的坐标，日月的高低；黄道坐标系，侧重太阳月亮；地平坐标系，侧重某时刻星辰相对于地面的坐标。三者可以互相换算，因此不必纠结。

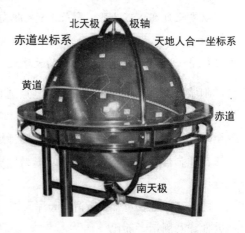

三者之中，赤道的形象，平正圆周，中分天球，日月往来的平衡之处，吻合古天文的关键。古人直接将赤道称呼为中天。如《后汉书·律历中》言：

"赤道者为中天，去极俱九十度，非日月道，而以遥准度日月，失其实行故也。"

赤道距离北极，各点都是 90 度，为圆周，揭示天的形象，并以此准日月之运行。一年当中，太阳有两次机会，出入赤道，春分或者秋分。出则近天，入则近地。

3. 天径之半等于地球半径，天球即地球

注意，古人所言的天赤道与当代有不同。当代的天赤道指地球自转的赤道平面，无限延长与天球的相交之处，并无具体数值。在古代，古人测量天球，有具体的数值：天径。

这个天径，非常关键。二十四史中《宋史》、《晋书》等都明确记载。根据日晷之影"千里差一寸"的测量，求得天径之半为"八万一千三百九十四里三十步五尺三寸六分"[①]，约为八万里。此数值与《周髀》基本相同，换算为当代的数据，即地球半径。三国王蕃也求得此数。算法如下：

以夏至日高八万为股，影长 1.5 尺即南戴日下距阳城 15000 里为勾，算得弦为：$\sqrt{80000^2+15000^2}$ 求正根，得 81394 里强。王蕃认为，这是天经之半……这就是浑天说确定的天球大小[②]。

阳城被认为"地中"，可当作测点圆心。为何夏至日高 8 万里？因为地球大体是圆球形，只要"日下无影"，日高皆一致，为"八万里"。夏至时北回归线上的日高，等于春分时赤道上的日高"八万里"。王蕃之法自然合理。故《宋书·天文志》赞同王蕃，认为："径天之数，蕃说近之。"

由天高即地径可知，所谓盖天浑天说，都是以地球半径之数为天地，研究地球圆周运动而已。

---

① 《晋书·卷十一·志第一》："以勾股求弦法入之，得八万一千三百九十四里三十步五尺三寸六分，天径之半而地上去天之数也。倍之，得十六万二千七百八十八里六十一步四尺七寸二分，天径之数也。"

② 李申. 浑盖通说 [J]. 自然辩证法通讯，1986（05）:54.

因此，天的半径等于地球的半径。可见，天球实为地球，天赤道即地球赤道。天球即地球自转运动的时空范围。正如北宋《太平御览·天部下》所云：

"周髀立盖天，言天气循边而行，从磨石焉……言天左转，日月右行，皆缘边为道。"

这指出，天气并非无限远，是循着大地的边缘而行。天绕着大地，仿佛磨石一般推行。天气、天光、天时都是沿着地球之边而产生，日月视运行亦如此。

原本，人类能眼望地上景物，不过数十里，但是以太阳出没，却可以见地球上极远之处：天边。此处有上下左右的天文运动，正反映地球运动。因此，天球即点缀有日月星辰的地球；所有的古天文结论，都以地球自转公转的圆周运动为基础。

此天径81394里，计为81千里。在天千里，在人1寸；故81千里在人81寸。八十一是《内经》应用极多的数，此处不详细论述。

三、天球演化，必拟之于人

古人有完整的天球（地球）生成及演化学说，亦适用于人体。

1. 天球演化为天体

古人认为天地未生之前，混沌未开，天地未分，亦如"天球"，如鸡子。如《三五历记》曰：

"未有天地之时，混沌，状如鸡子，溟涬始牙，蒙鸿滋萌，岁在摄提，元气肇始。清轻者上为天，浊重者下为地，冲和气者为人。故天地含精，万物化生。"[1]

可见，从古至今，天球从混沌鸡子的状态，依次演化出天、地、人（万物）。唯独天球之形，古今一致。因此，天球之理，球形圆周之理，

[1] 见宋朝《太平御览·天部一·元气》。

亘古不变。只不过"天球"所呈现内容则有异。其中的"方圆""人体"等，逐渐显现出来。譬如，新鲜鸡蛋，原本混沌，得温度，日夜累积而孵化。所以，古人将"天球"的演化称为"天体"。如战国时的慎到（约公元前四世纪）就曾经说过：

> "天体如弹丸，其势斜倚。"（《慎子》）

对于这句话，大家如果把地球仪替代天体，不是很准吗？

总之，古人所定义的"天体"并非当代日月星的星体，而指天球的演化规律类似人体。即天体之理，取之于身，言而有本。如《太平御览·天部下》言：

> "言天者，必拟之人。"

古代言天体的有三大流派。《东观汉记》记载："言天体者有三，一曰周髀，二曰宣夜，三曰浑天。"三派各有流传，但是"宣夜之书亡"[①]。

三家之中，史官（包括天文学家）与医家，所侧重的尚且有区别。史官所重浑天；医家所重《周髀》。但是，由天球观发展为天体观，此乃古天文的基本理路。

2. 天球的球面数理：五六之形，甲子之数

古人对天球演化的形数之理，研究非常深入。元代著名天文学家郭守敬（1231 年—1316 年），在《授时历草》中，用两个互相垂直的平面上的平行正投影图，表示天球上各要素间的关系。[②]

在相关基础上，郭守敬等人创立"球面三角公式"，制定授时历，测量出 365.2425 日为一岁，与近代观测值 365.2422，一年仅差 0.0003日，精度与当代公历相当。郭守敬的实测比西方的文字描述至少早三百年。

---

① 见《抱朴子》。
② 刘钝.郭守敬的《授时历草》和天球投影二视图 [J].自然科学史研究，1982（04）:328.

中国诸多古天文仪器可以说明天球形数之理。如璇玑玉衡、浑天仪、地动仪、浑象仪、地球仪、各类式盘等仪器，甚至源于中国的蹴鞠（足球）、象棋、围棋，都内涵天球的数理。

譬如常见的足球，外壳可以是一块，或二块，八块组成。目前通常黑白两色，由 12 个五边形及 20 个六边形共 60 个顶点组成。此类足球，体现天球的数理及性质：阴阳五行，六气十二月，六十甲子；可以对应人身上下、手指脚趾"一周二十晋"。

天球还有非常多的数学特性。球形具有最大的包容性（相同的表面积的立体，球体体积最大），球体具有完全的对称性（因而具有最完美的形状），在所有的几何形体中球体两两之间最相似，球体的绕轴圆周运动是不改变自己位置的运动，等等。

3.《内经》盖天派的重点：天地之盖，贯通人体

当然，对天球，盖天派与浑天派的认识，同中有别。区别的关键：浑天说主张天球是球状；盖天派却只强调天球一半，天如盖笠，中央高而四边下。为什么？

注意，盖天派知道大地球形，《朱子语类》言：

> 如是世界凡有几所，而娑婆世界独居其中，其形正圆，故所生人物亦独圆，正象其地形，盖得天地之中气。其他世界则形皆偏侧尖缺，而环处娑婆世界之外，缘不得天地之正气，故所生人物亦多不正。此说便是盖天之说。①

"人物亦独圆，正象其地形"，这说明，盖天派知道大地圆形，即便如此，盖天派还是将天球一分二为天地。

"天文有半边在上面，须有半边在下面。"②

---

① 见《朱子语类·礼三·周礼·地官》。

② 见《朱子语类·理气下·天地下》。

天地相接之处，用二十八宿标识。地平线以下的天文，盖天派称为"地"。盖天派强调天人合一，强调人体得天地中气。人首独圆象天。双足却为方形，故又函地方之理，因此强调盖天。

《内经》的盖天说，有所发展。《灵枢·外揣》说：

"阴阳之极，天地之盖。"

经文指出九针的医理需要符合天地的共同作用——"天地之盖"。不仅有天盖，由上往下覆盖；而且有地盖，由下往上迭盖。就是讲，天降地升皆有印盖。如同足三阳经，从头走足，天阳从上而降；足三阴经，从足走腹，地阴从下而升。若无对天球的深入理解，应该很难有地盖的概念。

四、北极应尻骨，天灵盖如天球

既然古圣"言天者，必拟之于人"，那么天球、天地的演化如何类似人体呢？《内经》所载的鬼臾区被称之为运气学之祖，学术地位仅次于岐伯，他说：

"臣积考《太始天元册》文曰：太虚寥廓，肇基化元。万物资始，五运终天。布气真灵，揔统坤元。九星悬朗，七曜周旋。曰阴曰阳，曰柔曰刚，幽显既位，寒暑弛张，生生化化，品物咸章。臣斯十世，此之谓也。"（《素问·天元纪大论》）

这段话非常有名，堪称中国最古老、最完整、最实用的天球演化、医用理论。唐代王冰认为《太始天元册》"洎乎伏羲之时，已镌诸玉版"。但是，文字古奥，内容丰富，难以准确理解。笔者解释关键的两处："太虚寥廓"与"布气真灵"。明此两点即可意会其余。

1. 释"太虚寥廓"：尻骨升天，天灵盖如球

太虚在《内经》中出现很多次。大意是天空，主要指接近北极的虚

空。虚空有两个特点，一无隔阂[①]；第二，一气生万物。如《文始真经·五鉴》说：

"犹如太虚，于一气中变成万物。"

廖，《释名》曰："尻、廖也。所在廖牢，深也。"可见，"廖"的形象为"尻"，为尻骨，又名尾骶骨、尾脊骨，在穴位为尻骨的八髎。《灵枢·九针论》言："腰尻下窍应冬至。"冬至一阳生，应北极。可知尻廖为阳生之处，生出脊椎。脊椎被称为"天梯"，沟通五脏六腑。因此，尻骨，又称仙骨，是人体登天之基。

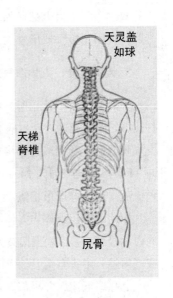

廓：常指物体的外缘周围，如轮廓、耳廓、胸廓等；但常用为动词。《集韵》开也。《扬子·方言》张小使大，谓之廓。《荀子·狄隘篇》狭隘褊小，则廓之以广大。《后汉·班勇传》廓开朝廷之德。

因此，太虚寥廓，应当理解为：一气生万物的北极虚空，经尾骶尻骨八髎，演化廓开，通过被称为"天梯"的脊椎，廓之以广大而化为胸廓、头部轮廓、耳廓，直至天灵盖等。可见《内经》以人体尻骨生长为天灵盖之球象，类比太虚的演化为天体，揭示天体与人体内在的一致性。

2. 释"布气真灵"：元气经纬，神灵登天

布，《释名》："布也，布列众缕为经，以纬横成之也。又太古衣皮，女工之事始于是，施布其法度，使民尽用之也。"可见，布为众缕组成，经纬纵横。

气，指元气，没有一定的形状、体积，能自由散布。气聚成形，五气之聚，寒气生水，热气生火，风气生木，燥气生金，湿气生土。

---

① 《文选·孙绰·游天台山赋》："太虚辽廓而无阂，运自然之妙有。"

真，《说文》仙人变形而登天也。

灵，《玉篇》神灵也。《大戴礼》阳之精气曰神，阴之精气曰灵。《书·泰誓》惟人万物之灵。

故"布气真灵"翻译为：（太虚元气）循天经地纬，如织布般左右升降，使阴之精气变形登天。

3. 天降地升，人体形气之变

因此，《太始天元册》所言，太虚寥廓，布气真灵，是用人体构造打比方，阐明天球内元气的演化运动：北极之气，应冬至，经尾骶下窍，变尻骨八髎，开阔成为腰椎五节，成为胸廓十二肋骨之围，颈椎七节，共 24 节；恰与一周天 24 个节气相吻合。元气随脊柱上升，成为人体之天灵盖，与天球球形相似。

如此解释，天体与人体一致，吻合伏羲人体式古天文。当然，天体的内涵极其丰富。如五运终天，九星悬朗，七曜周旋，阴阳寒暑，等等，在《内经》中皆有阐发。

七曜、五运、九星都涉及数学。我们知道，数学是永恒不变的确定知识。古人据立杆测影，求得气之经纬，即干支、五运六气等，构建数学天文人体的合一。

五六之数，十天干十二地支，看似简单，实际上变化无穷。正如，笛子可能只有 5 个孔，也能吹出动人复杂的乐曲。《内经》各篇正是在此类天地人一致的数学基础上，阐明相关的医学应用。因此，能够万古适用，历久弥新。

五、天球周复，时空一体

有人会问，天球、天体究竟是一种真实存在的物理实体，还是仅仅描述天体运动的数学工具？有什么用途？

1. 天球、地球、人首

对中国古人而言，天球天体由观察、测量而得，真实不虚，等同地球。如汉代唯物主义者王充所言：

"夫天，体也，与地无异。"（《论衡·变虚》）

但是，古人并不强调天球地球的外部形体，重点探求运用、天地人共同的规矩。在中医学中，天球之实体，类比头圆，内涵中医生理学。《灵枢》称此为"首面"，头与脸，下联十二经脉，三百六十五络：

"首面与身形也，属骨连筋，同血合于气耳。天寒则裂地凌冰，其卒寒，或手足懈惰，然而其面不衣，何也？岐伯答曰：十二经脉，三百六十五络，其血气皆上于面而走空窍。"（《灵枢·邪气脏腑病形》）

首面与身形，一气周流。清阳上升，则七窍空灵。浊阴上逆，则五官窒塞。因此，观首面之色、衡量五官诸窍，即可把握人体精微生理，指导临床。

2. 无形的客观

当代有的学者并不承认天球的存在，认为天球在无穷远处，为方便而设。但是，当代的天球坐标系依靠地球自转和地球绕太阳公转建立。而地球自转轴的空间指向，是基本固定不变的（岁差、章动等细微因素，另做特殊考虑）。其中必有力量，必可以用形象来表达。球的形象，也是可以用的。只不过这个球比较大。

有些学者则认为天球被"引力""引力场"的概念替换了：

"哥白尼之后，天球被抛弃了，但人们不得不引入另一个东西即引力。引力在某种意义上发挥了"天球"的功能，它重新使宇宙（cosmos）结成一体，从而使宇宙学（cosmology）成为可能。"[1]

---

① 吴国盛. 是"天球"不是"天体"——纪念哥白尼《天球运行论》出版460周年[J]. 自然辩证法通讯，2003（06）：112.

我们相信，引力场可以变化成球形。若非如此，哪会有地球的形状呢？

3. 天球绕轴，时空一体

天球的实体观，除医学之用，其实还有诸多好处。譬如，实体观将无限的时空运动，变成有边界的物理球体，破解了无限的困境。

天球还有个特性非常重要：球体围绕自转轴圆周运动，可以保持相对位置不变。由此可以推论：球体所有的性质、数量、运动可以在同一位置叠加，造成时空一体。时间，是天球流动的空间；空间，是天球凝固的时间。

因此，我们只需要把天球做划分，一天一岁，三阴三阳十二地支，既是时间又是空间。除了表达天球的时间概念，同时预示空间运动的变化方向。

时间正是北斗绕北极所指。如同手表，正是日出日落的天道；反映地球及万物真实的圆周旋转运动。并且，这种旋转，内在万物，引领万物，浑束人身。因此，日月星的光影，是天道与时间的标准，成为《内经》的内核。

不过，在西方的知识体系中，时空是分离的。时就是时间，空指空间、具体物质。他们按照看得见、摸得着的习惯，把空间看成是三维的，时间是一维的，所谓四维空间。因此，你们会发现，西方的数学、化学、医学，不会以时间的特性来构建。

4. 时空分离，百业难成

既然，时空一体，中医的理论及临床，必然要求因时制宜，因地制宜。

在医理上，《素问·四气调神论》强调："夫四时阴阳者，万物之根本也。"将无形无穷的四时轮转及昼夜阴阳，转为有形的万物，视为根本。如何转换？譬如人体的身高、经络、气血、营卫都与天文天数天度相关。本书后文有专门章节论述。

在临床上，用药讲究因人而异，四时加减，甚至转方，古有明训。譬如，同一组症状，口苦咽干目眩，春则常用小柴胡汤，夏需加清热，秋冬则改方，如用六味地黄加龙骨牡蛎等。此为因时制宜。

任何医学若背离时空合一，刻舟求剑，必定不客观，难以长久。西方医学并无时空一体的学问。2020年西方的抗疫现场表现，更是敲响醒世警钟。单靠西方医学防治疫情，治疗疾病，力不从心！

西方医学对于平常小小感冒发烧很多时候都无合理药物治疗，还曰待人体自愈。若遇危险情况，疫情病毒病根不除，病邪长驱直入，伙同旧患，自然造成"炎症的风暴"！很多人发现，西方医学在某些方面，还有较大局限。

第二节　地球周天：天地阴阳，光影内经

一、大地球形，自古定论

《灵枢·邪客》写明"天圆地方"，引起后人惊诧。天是立体球形，若概括为平面"天圆"，甚少反对。那么，古圣低能糊涂认为"地方如棋局"，大地的外形就是正四方形吗？

这个问题非常重要，涉及《内经》医理，必须澄清。因为人法地，人附着地球，沿边随其运动，人体亦应该吻合大地之理。

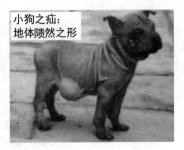

小狗之疝：
地体陨然之形

其实，最迟在周朝，古人已经明确大地绝非正方形，外在形状是球形。《内经》亦如此认为。文字学、天文学、史学等方面的证据如下。

1. 历代文字学证据：陵铜丸

"陵"是古人描述大地形状的常用字。如《周易》以坤为地，形容为"陵然"之象形[①]；《太玄经·太玄告》言"地陵而静"[②]；《周髀》称北极"其地高人所居六万里，滂沱四陵而下"；《宋书·天文一》"地如覆盆，地中高而四陵"[③]；《新唐书·天文一》"李淳风以为天地，中高而四陵"[④]。

那么，什么是"陵然"之形？东汉《释名·释疾病》言："阴肿曰陵，气下陵也。又曰疝。"可见，陵为肿疝之形，如图小狗之疝。《内经》写为"癀疝"[⑤]。送昭君出塞与匈奴联姻的汉元帝，喜欢"陵铜丸"[⑥]，以击鼓娱乐。由此可知，陵为圆弧丸形。《前汉·食货志》言："因陵其土，以附苗根。"稍微具有种树养花经验的人都知道，用土围根苗如馒首。陵如馒首。因此，"陵"即如肿胀、土围、丸状、馒首、丸球形之貌。

由此可知，古人知道，地不是平的方的，如肿如丸，大约球状；古人并用"陵"字描绘，更加高明。

2. 历代天文理论证据：地如卵黄

历代盖天派及浑天家都坚持天地球形。在具体测量上，最迟在周朝（前1046年—前256年），中国人已经利用立杆测影，测量过"天球的、

① 《周易·系辞下》："夫坤，陵然示人简矣。爻也者，效此者也。象也者，像此者也。"

② 《太玄经·太玄告》："天浑而迟，故其运不已；地陵而静，故其生不迟；人驯乎天地，故其施行不穷。"

③ 《宋书·天文一》："盖天之术，云出周公旦访之殷商，盖假托之说也。其书号曰周髀。髀者，表也，周天之数也。其术云，天如覆盖，地如覆盆，地中高而四陵，日月随天转运，隐地之高，以为昼夜也。天地相去凡八万里，天地之中，高于外衡六万里。地上之高，高于天之外衡二万里也。"

④ 《新唐书·天文一》："盖天之说，李淳风以为天地中高而四陵，日月相隐蔽，以为昼夜。绕北极常见者谓之上规，南极常隐者谓之下规，赤道横络者谓之中规。"

⑤ 《素问·脉解》：厥阴，所谓癀疝，妇人少腹肿者。厥阴者，辰也，三月阳中之阴邪在中，故曰癀疝少腹肿也。

⑥ 《汉书·王商史丹傅喜传》："建昭之间，元帝被疾，不亲政事，留好音乐。或置鼙鼓殿下，天子自临轩槛上，陵铜丸以擿鼓，声中严鼓之节。"

地面的北极、南极，赤道和南北回归线"[1]；已经知道，"东方日中，西方夜半"[2]，明确同一经度的地面是曲的、相对的，并强调地体从北极"滂沱四隤而下"！此外，《周髀》已经准确测量过地球的极半径，东西直径。

东汉的《论衡·说日》亦云："当日入西方之时，其下民亦将谓之日中。"[3] 此是说，此处日落，他处将谓日中，已经知道地体具有相反相对之处，故为曲面相对。《论衡·变虚》又说："夫天，体也，与地无异。"可见天地球形，毋庸置疑。

东汉天文学家张衡，是医圣张仲景的南阳同乡。他曾经制作近乎圆形的铜钟地动仪。他在《浑天仪注》非常明确地讲：

"天如鸡卵，地如卵黄。"

这就是讲大地为圆球形，立体球体地看待天地。三国王蕃同样以鸡子黄论大地：

"《浑天说》曰：浑天之作，由来尚矣。考之于天，信而有证。旧说天地之体，状如鸟卵，天包地外，犹壳之裹黄也。"

3. 宋朝记载地球一词；地形为圆的盖天说

中国《宋史》已经明确记载"地球"一词。宋皇下诏，用瑞草、地球等做装饰，赐给最高军事机构"中书枢密院"的文官[4]，此中有深刻用意。

---

① 金祖孟．三谈《周髀》中的盖天说 [J]．自然科学史研究，1991（02）:111-119.
② 《周髀·卷下》言："故日运行处极北，北方日中，南方夜半。日在极东，东方日中，西方夜半。日在极南，南方日中，北方夜半。日在极西，西方日中，东方夜半。"
③ 《论衡·说日》："人望不过十里，天地合矣；远、非合也。今视日入，非入也，亦远也。当日入西方之时，其下民亦将谓之日中。从日入之下，东望今之天下，或时亦天地合。"
④ 《宋史·舆服五》谈及诸臣、士庶人之服饰言："诏作瑞草、地球、路文、方团、胯带，副以金鱼，赐中书、枢密院文臣。"

《朱子语类》还记载人类头圆殊胜，不同于其他动物，正象地形的缘故也，可知地形为圆：

> 如是世界凡有几所，而婆婆世界独居其中，其形正圆，故所生人物亦独圆，正象其地形……此说便是盖天之说。①

撰写于南宋的《三字经》，已经明确中国在地球赤道的东北。这本小朋友的传统读物，20 世纪 80 年代还被联合国教科文组织定为世界性的启蒙教材，写道：

> 曰黄道，日所躔。曰赤道，当中权。赤道下，温暖极。我中华，在东北。

前一句话解释黄道及赤道的定义。后一句话告诉我们，赤道是温暖之极的地方。我们中华在赤道的北边，而且在东北。试问，怎么才知中国在东北？中国古人需要了解欧亚大陆板块，有世界地图的概念，有完整的赤道南北极观念，并且定义初始的经度，有东西半球之分，才可以知道中国在赤道的"东北"位置！

4. 古人对"地亦浑圆"的证据汇总

"地亦浑圆"之论，还见于元代著作。元朝时有人写道：

> "案：素问言地在大虚之中，大气举之；周髀言东方日中西方夜半，皆以地亦浑圆……地体虽浑圆，百里数十里不见其圆，人目直注，不能环曲。试泛舟江湖，但见舟所到之处隆起，而水之来不见其首，水之去不见其尾。洞庭之广，日月若出没其中，远山悉在环曲下，不为障也。测北极出地高下及东西各方月食之时刻早晚，皆地体浑圆，地度上应天度之证。"②

中国历代论证地体为"浑圆"的五大论据，被这段话归纳了。《素问》言"大气"的状态；东方日出、西方夜半；洞庭环曲；北极各地高低不同；东西月食时刻不同；都证明地体"浑圆"，上应天度。

---

① 见《朱子语类·礼三·周礼·地官》。
② 元·赵友钦《革象新书·卷三》http://www.wjszx.com.cn/b_3012-c_16830-gc.html

5. 历代天文仪器证据：地理木球

"地球仪"一词，是随着中国古天文仪器发展起来的。

最迟在三国时，为方便，中国人创用"浑天象"[①]，将天地合为一体，直接定在球体上。

最迟在元世祖至元四年（1267年），中国已经将大地绘制在"圆球"上，有地体圆仪。《元史·天文志》云：

> "汉言地理志也。其制以木为圆球，七分为水，其色绿；三分为土地，其色白，画江河湖海脉络，贯穿于其中。画作小方井，以计幅圆之广袤，道里之远近。"

而15世纪前，欧洲还搞不清楚东南西北。因此，1492年，殖民者哥伦布想去东方，不料航海搞错，去到美洲，还以为到达了印度！所以称当地原居民为"印第安人"。不过，后来，美洲数千万的土著被种族灭绝。

总之，自古以来，古人认为天地以南北极为轴，都是圆形球形，在太虚中运动，并有相应的仪器展示。大家知道足球、高尔夫也都起源于中国，都是对球的把玩，可以佐证。不过，国人善忘，误信地球仪是传教士利玛窦引进，在明朝万历年间（约1583年）创造的！这不是很悲哀吗？

二、地球地理，天父地母，浑束《内经》

大地，宏观极大，对于微小如毫毛的人类，有什么影响？《内经》简洁总括为"地理""地方"。何为地理、地方？理，条理；方，乘方，同类相并。即大地对人体、万物有条理、同类聚方、约束的作用。故言"天一地二"。下文略讲《内经》的地理学。

[①]　《隋书·天文上》："浑天象者，以著天体，以布星辰。而浑象之法，地当在天中，其势不便，故反观其形，地为外匡，于己解者，无异在内。诡状殊体，而合于理，可谓奇巧。"

1. 大地分间，目无全牛

于人而言，只是讲大地球状，就不深入了。中国传统的地理之学，强调因天理，分清"间隙"。譬如，《素问·生气通天论》强调说：

"自古通天者，生之本，本于阴阳天地之间。"

何为"间"？我们知道，阴阳衔接，天地相环，天地阴阳整体连续。古人认为任何连续的、整体的物体，依天理，其中都有间隙隔开，可分成一块块的、一份份，强调"分间"。因而有"时间""空间""人间""间隙"等词语。这个道理，杀牛师傅庖丁，低贱卑微，他都明白：

"臣之所好者，道也，进乎技矣。始臣之解牛之时，所见无非牛者。三年之后，未尝见全牛也。方今之时，臣以神遇，而不以目视，官知止而神欲行。依乎天理，批大郤，导大窾，因其固然。"（《庄子·养生主》）

解牛需要"目无全牛"。依据天理，深入筋骨间隙，才能技艺高超；不可眉毛胡子一把抓，才能娴熟解牛。

2. 天势不同，地理有异

那么根据什么分间大地？史书说：

"圣王序天文，定地理，因山川民俗以制州界。"[①]

这指出是利用天文，确定地理。天文就是日月星光，用来分地球地理及地产万物。实际操作举要如下。

利用"天势"。按北极星的远近距离（从日出日落二十八宿，与北极远近可以看出），动态地分为天地上下，静态地分为上下半球、各级纬度的地方。因此古人航海，用北斗导航，可以环游四海，称为"中国牵星术"。

利用"天光"。若按天光的有无，晨昏线，分为左右昼夜，阴阳两间，细分三阴三阳。

---

① 见《汉书·王莽传》。

利用"日光"。当然最主要是以太阳的出没确定方向、地方。前文指出，按太阳出没高低，根据日影，区分天球二十八宿为五极五方五行；另外，根据春分时日出日落，定出大地的正东正西，东方西方南方北方。

如此，我们就容易理解《内经》天地阴阳的定义。《素问·天元纪大论》言：

"天地者，万物之上下也；左右者，阴阳之道路也。"

可知，大地、万物的地理分为天地阴阳，上下左右。

3. 地理纳气，一地一气

当然，天光左右，天势上下，日月消息，都是变动。因此，大地地理，并非静态。跟随天道四时，地理有别。春秋往来，大地异色，山川变动。不同物产，丰歉有别。久而久之，日积月累，一处地形，一处习气。《淮南子·坠形训》具体概括人气与地形相应：

凡地形，东西为纬，南北为经，山为积德，川为积刑……土地各以其类生，是故山气多男，泽气多女。障气多喑，风气多聋。林气多癃，木气多伛。岸下气多肿，石气多力，险阻气多瘿。暑气多夭，寒气多寿。谷气多痹，丘气多狂。衍气多仁，陵气多贪。轻土多利，重土多迟。清水音小，浊水音大。湍水人轻，迟水人重。中土多圣人。皆象其气，皆应其类。

《素问·异法方宜论》也说地理的五方，各有所聚，各有相应的常见病及治疗方法：

故东方之域，天地之所始生也，鱼盐之地，海滨傍水，其民食鱼而嗜咸，皆安其处，美其食，鱼者使人热中，盐者胜血，故其民皆黑色疏理，其病皆为痈疡，其治宜砭石，故砭石者，亦从东方来。

因此，古人的地形之学，磅礴多端。地上物产，千变万化，最终同气相求，各有其主。

4. 天父地母，夫妇唱随

天时不同，各有所生；地理差别，有宜有不宜。古圣还常用通俗的比喻——天父地母，阐明天文地理的重要性：

"以天为父，以地为母。阴阳为纲，四时为纪。天静以清，地定以宁。万物失之者死，法之者生。"（《淮南子·精神训》）

"以天为父，以地为母，以开乎万物，以总一统。通乎九制六府三充，而为明天子。"（《管子·五行》）

既然，天父地母，失之则死，法之则生，《内经》自然强调：

"人能应四时者，天地为之父母。"（《素问·宝命全形论》）

"故治病者，必明天道、地理。"（《素问·五常政大论》）

5. 地理关键：杂之毫毛，浑束为一

大地地理，不离天道。那么人体的地理生理呢？自然还是"仰取象于天，俯取度于地"。

天象分阴阳，因此，人体的皮肤是整体，但从手掌侧面的皮肤，明暗交界可知有分别，手背为阳，手心为阴。天象如球，而人的至高处有头盖骨，外表如球一体。天地往来，有二十八宿为日月舍，因此，人体的穴位，亦吻合地形分间，多为骨骼之间，筋骨分肉之间。

《内经》还指出地理的关键形象。《灵枢·外揣》强调"阴阳之极，天地之盖"，可见该篇研究天地阴阳之道。黄帝的提问，点到地理学的最重点：

然余愿杂之毫毛，浑束为一，可乎？

古人深知，天象浑球，头首如球，在外可见；地理有宜，在内在里，同气相求，方以类聚，所以，地如发束。因此，头与发，代表天浑地束，天地浑束为一。天地的数理——天圆转变为地方的道理，也包括其中。如此浅显平实。后世仿照头发，多用竹签制成筹策，用来计算。

6. 大地之道：迎随不见首尾，但可验证

总之，俯察地理，中国古人造出地球仪，使用纬度和经度；而且细致观测山陵、陆地、水域、沼泽，如此可以修堤防，通沟渠。古人还通过"分间"、气、天道等诸多理论，归纳"地"的性质：理、方、位、性，等等。大地的大道都是暗含天时。如此可以预测揆度，掌握地理物产变化，趋吉避凶；可以树五谷，生殖物产，治疗疾病与养生。

曾经有圣人总结说：

天，文也；地，理也；月，刑也；日，德也；四时，检也；度数，节也；阴阳，气也；五行，业也；五政，道也；五音，调也；五声，故也；五味，事也；赏罚，约也。此皆有验。有所以然者，随而不见其后，迎而不见其首。（《鹖冠子·夜行》）

上述理论，天文地理文理表里，日月刑德相合，四时法度检点，阴阳度数有气有节，五行五政有成有令，五音五声有调有因，五味成事赏罚有约束。诸多道理，迎随不见首尾，但可以验证。因此，诸多地理之论，能运用于各种学科领域，包括《内经》医学。

三、地球南北，天地等高，古今相差 2%

古人不仅知道大地形状，而且实测过地球，非常准确；古人将地球运动，上下分为天地，左右分为阴阳，此等分间学问，医学运用很多。如《内经》有"天地等高""上下等高""天地同径"的理论。医家往往没有留意。实际上，天地相等，阴阳均平，是"中"的具体化，中医之根。非常重要，在此阐述。

1. 天地等高的医用

根据天地相当，总数不变，古人将1至9的九个顺序自然整数，按位配对，很容易产生"洛书"（如下图）、"河图"。这是中华文明史

上最著名的数理。在医理中，《黄帝内经》的作者大量运用河洛理数来阐述人体脏腑的生理功能、病理变化以及脏腑之间的相互关系[①]。

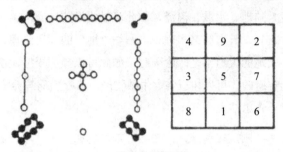

洛书九宫图

在临床中，天地等高的相关运用更为广泛。譬如《伤寒论》的对药，药性相反，如同天地阴阳相对均等。人迎气口之脉法，上下若一，左右齐等，亦根基于此。干支钤法，旋转天干可以定证号选经方。诸多用法，今人未统计而已。

2.《内经》上下，天地等高

那么，《内经》如何阐明"天地等高"呢？

《素问·至真要大论》指出："身半以上，其气三矣，天之分也，天气主之。身半以下，其气三矣，地之分也，地气主之。"这就明确，天地均分，各主身之一半。

《灵枢》的《经水》、《阴阳系日月》都提道："腰以上为天，腰以下为地。"腰，如半山腰，往往指物体的中段，中间。身体的腰指"胯上胁下的部分，在身体的中部"。因此，天的高度等于地的高度，此为天地"上下等高"。

《灵枢·骨度》言："发所覆者颅至项，尺二寸……足长一尺二寸，广四寸半。"天覆地载，发之所覆如天，发根之际有天鼓；足之所载为地，足有地筋；两者皆为尺二寸，其径相等，故曰"天地等径"。

---

① 赵心华. 河洛理数与《黄帝内经》[J]. 南京中医药大学学报（社会科学版），2011，12（04）:195.

3. 古天文地理：天高等于地厚

天高等于地厚是古天文的基本概念。汉代天文学家张衡和三国张揖，都曾谈到这点。他们的数据源于传统的测量，都认为天是圆的，而且大地的厚度和天的高度，大体是一样的。

张衡《灵宪》说："自地至天半于八极，则地之深亦如之。"张揖《广雅》说："从地至天一亿一万六千七百八十七里。下度地之厚，与天高等。"故当代有学者写道："在中国的传统观念中，地与天的尺度是同数量级的。"[1]

可见，天高地厚相等之理与《内经》"天地等高"的医理一致。

4. 日高八万里，天高地厚之数

难题在于，为什么"天地等高"？答案就在《周髀》之中。书中问道："天不可阶而升，地不可得尺寸而度。请问数安从出？"商高回答说："数之法，出于圆方。"但是，圆方之法过于简括，后人难知，因此《算经》继续写道"荣方问于陈子"。陈子回答"此亦望远起高之术"，即立杆测影。简单讲古人：

通过立杆测影，勾股方圆，测太阳之高下，测光照之范围，得天地之广袤。

那么日之高下，涉及天地，具体是多少？光照范围，涉及阴阳变化，其数又是多少？

《周髀·上卷》所言：

"从髀至日下六万里，而髀无影。从此以上至日，则八万里。"

此经文指出"日高"八万里。因为古人认为"日合于天统"[2]，日高即天高，故《周髀》又言"天离地八万里"。

---

① 江晓原. 明末来华耶稣会士所介绍之托勒密天文学 [J]. 自然科学史研究，1989，8（04）:306-314.

② 《汉书·律历志》："故三辰之合于三统也，日合于天统，月合于地统，斗合于人统。"

与《周髀》同时期的《周礼》，明确用立杆测影之法测"土深"[①]。由于，此段经文实际上根据两地的太阳入射角，求出"日高"。只能是地球半径。因为当代高中的地理教学，亦用此法，求得地球半径[②]。古人的测法，详细见下文。因此勾股测得的日高亦是"地厚"。我们用等式表示：

日高＝八万里＝天径＝天高＝地厚＝地球极半径

5. 天高地厚八万里＝当代地球极半径

那么这个"八万里"具体又是多少呢？这个地径等同当代地球半径的多少？数值准不准？这点却容易换算。

当代泰安李德鲁先生，利用现代天文理论加实测证明，测得《周髀》的一里约 77 米[③]。登封曹书敏先生也实测一里亦约为 76.58 米。[④]

取 1 里等于 77 米为准，先校验此数的可靠性。登封周公测景台与北回归线的地理距离，《周髀》言"夏至南万六千里"，按 77 米 1 里换算，即 16000×77 米 $=1232$km；现代天文技术测算的 1257km。两者非常接近，误差率亦只有 1.9%。因此一里约为 77 米可信。

根据 77 米为 1 里，笔者进一步把日高"天离地八万里"换算一下，80000×77 米 $=6160$ 千米。此日高亦是古人认为的"地厚"。当代人测量地球北极到地心的距离约为 6356.8（千米），两者相差 196.8 千米，误差率只有 3%! 比所谓的古希腊测量更准！因此"八万里"非常准确，令人震惊！

当然，古人还有更准确的天径之数，81 千里，若按此计算，求得6237 千里，相差 119.8 千米，误差只有 2% ！

---

① 《周礼·地官司徒》："以土圭之法测土深、正日景，以求地中。"

② 测量地球半径，https://wenku.baidu.com/view/f7a02d855b8102d276a20029bd64783e08127d2c.html

③ 李德鲁. 由"千里一寸"解读《周髀》[J]. 泰山学院学报，2011，33（02）：82-86.

④ 曹书敏. 告成观星台天文测量与探究. 郑州：河南人民出版社，2017：449.

不过，当代测准地球极半径并没有什么临床用途。古人测定出天高地厚，如此，天地设位，深究其数，并且，"数有迭移"，"极其数，遂定天下之象"，用于《内经》《伤寒论》。

四、地球半径，《周髀》天高

或问，《周髀》如此实测得出地球半径、天高地厚八万里？《周髀》的测法非常巧妙，利用太阳光，用简单的勾三股四弦五就准确测出，而且符合古人对生命的认知、人体的定性。

1. 春分时日高即地球半径

首先，我们先用常识推导，如何巧测地球半径？不需要太复杂的知识？前文我们已经说明《周髀》将地体当球形看待。因为地球的扁率极小，大约 1/300，可视为圆球，地球的质心为球心。球心的上下内外等距。由于太阳是平行光，春分秋分时，日出正东，落于正西，太阳直射赤道，相切于南北极；此时太阳之高，自然密切反映地球半径。这种春秋分之法，不需要复杂的三角函数，用勾股定理即可以求出地球半径。

因此，巧测地球半径，只需要选择其中一处的太阳入射角为直角即可。如果考虑大气折射，故时节需要后移。当然，前提必须测得两地之间的准确距离。

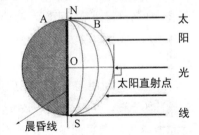

2. 春分的生命意义：和之端

《周髀》正是选择大约在春分测量。春分有着特殊的人体生命意义。古人认为昼夜等长的春分秋分，为"和"的两端。春生秋成，左生右成，如《淮南子·泛论训》说：

"天地之气莫大于和。和者，阴阳调日夜分而生物。春分而生，秋分而成，生之与成，必得和之精。"

人乃得"和"之精，因为左手右手基本等长，左脚右脚亦等长。阴阳等长而"和"，而后生成。因此，春分时节，内含古人对生命认知、天地的认知。

3.《周髀》测量地球半径的两种方法

《周髀》测日高之法，正是选取春分与谷雨之间时节[①]。测量点立杆之"髀"与"日下"无影处（赤道）的两地间，距离六万里。古人据勾股定理，算得天高"八万里"。经文《卷上》言：

"周髀长八尺，夏至之日晷一尺六寸。髀者，股也。正晷者，句也。正南千里，句一尺五寸。正北千里，句一尺七寸。日益表南，晷日益长。候句六尺……从髀至日下六万里，而髀无影。从此以上至日，则八万里。"

该段经文，内容甚多，条件限定颇为复杂，若不汇通全书，难以把握，相信令当代人困惑。至于，如何测得两地间距离"六万里"，《算经》没有明示。推敲经文，可有两种方法求得"八万里"。

第一种，利用勾三股四弦五的相似三角形求得。如上图，当影长 AE 为 6 尺时，则日下直射赤道 B 点，距离测量点 6 万里。这时，日高（BC）可由△ ABC 与△ ADE 对应边成比例的关系式求得：即 AE：AB ＝ DE：BC，如此可求得日高 8 万里。

第二种方法，利用《日高图》[②]，根据"千里一寸"，直接观测可得。日高图内容繁多，此处不讲。

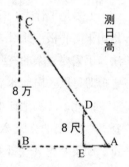

---

① 《周髀·下卷》："晷长……春分七尺五寸五分，清明六尺五寸五分，谷雨五尺五寸六分。"

② 黄乘规，谭天荣．陈夫子的数学成就 [J]．常州工业技术学院学报，1995（02）:11-19.

4. 入射角差法求地球半径的特例：勾三股四弦五

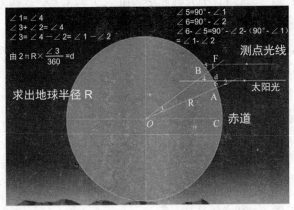

由上文可知，《周髀》利用勾三股四，或者勾 6 股 8 弦 10，求出地球半径，非常简易。这种方法实际是当代"入射角差法"求地球半径的特例。

当代地理也常用立杆测影来计算地球半径。此法利用两个地点中午太阳光线的入射角之差与距离来计算，称为"入射角差法"。具体是说：在同一经度，不同纬度的两地点，测量中午太阳入射角的角度差，根据两地的距离（弧度），再计算出地球半径。整个入射角差法的过程、原理、计算公式，如上图所示。

入射角差法，原理清晰，计算复杂，实际测量起来并不是这么容易的。首先两地的距离和测量工具的限制，地面有不平，距离远，误差大，要准确地测出它们之间的距离都不是容易的，即地面的弧度比较难测。而且，弧度应相距几十甚至上百千米，才有实际意义。

入射角差法优点在于入射角之差∠3 比较容易算得，即 B 点的太阳入射角减去 A 点的，为∠3＝∠1－∠2。

而《周髀》取太阳直射，日下无影的特例，此时 A 点 C 点重合，∠2 为 0°。这样∠3 即∠1 即∠BOC。由于，∠1 所在的简单的直角三角形，影长六尺，表高八尺，弦为十尺，姑且算得∠1=37°。故∠BOC 等于 37°。

求地球半径 OC 的长度。由于∠1 的测点光线与 OC 平行（大约是赤道上），垂直距离 FC 为六万里，∠BOC 大约 37°，这样算得 OC=8 万里。如此思路，即证明《周髀》日高就等于地球半径。

当然∠1 所在的直角三角形，与△OCF 相似，古人可以用相似三角形求得日高，如前文所言，即地球半径 OC。不必使用复杂的三角函数。

五、地球东西，阴阳之距，古今相差 8‰

阴阳的基本区分在阳光所照。观测者背北面南，太阳在左边东方升起，右边西方落下，太阳东出西入，左阳右阴。如《内经》言：

　　"左右者，阴阳之道路也。"

因此，地球东西两极为左右阴阳的距离。《周髀》算得春分时日出东方和日落西方，太阳出入点离观测者所在周城的距离，为十六万七千里。

　　"日照四旁各十六万七千里，人望所见，远近宜如日光所照。"（《周髀算经·卷上》）

按一里 77 米换算，"十六万七千里"为 12859 千米。当代地球东西距离 12756.49 千米[①]。两者误差仅仅是千分之八！古数相当准确。就是说，古人已经测得地球东西直径，阴阳距离！

此为"日光所照"，算经用此数解释昼夜阴阳成因，实乃依据地球东西直径。

那么，古人如何求得此数？书中"春秋分之日夜分之时，日光所照适至极，阴阳之分等也"，以中衡十七万八千五百里，减去璇玑径二万三千里的一半，算得"日照四旁各十六万七千里"，即为阴阳之分，地球东西距的距离。

---

① 张箭.大地的形状、大小与地理大发现 [J].四川大学学报（哲学社会科学版），1992（04）:81-90.

当代不少学者对此数做了具体证明。陈斌惠[①]指出大约春分时节，日出和日落时分，太阳离周城的距离就是光程极限、日光所照，但在具体推算上还存在 4% 的误差。

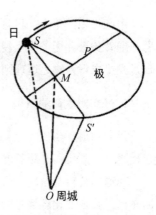

他认为，如果考虑《周髀》中春秋分与实际春秋分的时间差（《周髀》中的春秋分按照四分法计算得来），以及由于地球轨道近日点的变化所导致的春秋分时间的变动，则可得到比较精确的结果，从而使这一数据的来由得到比较合理的说明。

他给出计算公式，以上图为例，设 SS′ 代表东西，PM 代表南北，PM ⊥ SS′，OM ⊥ SS′，其中 PM= 周城与极下的距离 =103000 里（天之中去周十万三千里），OM= 天平面高度 =80000 里，求得如下算式：

春分日太阳轨道半径为：

$$\overline{SP} = 238\,000 - 90.3 \times 651.61 = 179\,159.6(里)$$

光程极限：

$$\overline{SO} = \sqrt{\overline{SP}^2 - \overline{PM}^2 + \overline{OM}^2} = \sqrt{179160^2 - 103000^2 + 80000^2} = 167000.5(里)$$

算得"日光所照"16.7 万里，此数为春分日周公测景台的日出日落距离，即地球东西直径，即阴阳之距。

六、 地球光影，天地阴阳，道通万物

《内经》多次强调医道要上合天光，为何？《灵枢·五音五味》给出答案。因为日月光影的道理，贯通万物：

"黄帝曰：善乎哉！圣人之通万物也，若日月之光影、音声鼓响。"

---

① 陈斌惠.《周髀》光程极限数值来由新探 [J]. 自然科学史研究，2005（01）：90.

由此可知，圣人、日月的光影、音声，都能贯通万物。为何能通？怎么通？如今并无圣人面授，音声鼓响，不易言语，只留圣人之书。从日月光影求得万物之道理则容易。

1. 光影对生命的引领

我们知道，当代生命科学认为，光是十分复杂而重要的生命因子，包括光强、光质和光照长度。光因子的变化对生物有着深刻的影响。

地球的公转与自转，带来了地球上日照长短的周期性变化，长期生活在这种昼夜变化环境中的动植物，各有适应方式，形成生物的光周期现象。

光照深刻影响着植物。植物的光合器官叶绿素必须在一定光强条件下才能形成。在黑暗条件下，植物就会出现"黄化现象"。因此，光照对植物的形态建成和生殖器官的发育影响很大。

光照深刻影响着动物。光的强度与动物的行为有着密切的关系。有些动物适应于在白天的强光下活动，如灵长类、有蹄类和蝴蝶等，称为昼行性动物；有些动物则适应于在夜晚或早晨黄昏的弱光下活动，如蝙蝠、家鼠和蛾类等，称为夜行性动物或晨昏性动物。动物的行为对日照长短也表现出周期性。鸟、兽、鱼、昆虫等的繁殖，以及鸟、鱼的迁移活动，都受光照长短的影响。

我们可以归纳，光影之道引领生命的变化。

2. 光影建构天地阴阳，反映四极之道

古人非常重视日光的运动。日光乃天光之贵 [①]。唐代大文豪诗人李白都说太阳独朗，其化万物：

"冥机发天光，独朗谢垢氛。虚舟不系物，观化游江濆。" [②]

---

① 《汉书·外戚传下》："夫日者，众阳之宗，天光之贵，王者之象，人君之位也。"
　《太玄经·太玄文》："日正于天，光通也。"
② 见《赠僧崖公》。

在太阳未出之前，东方天色微舒白，有光为阳，而后明霞幌幌，天光到达观测者人身，而后平旦日出，白日中天，光明在地，光被四海；等到日斜日落，渐渐无光。此乃阴阳光影大要，故曰阴阳内经于人体。

然而，每天太阳的高度不同。日的高度，决定温度寒暑，可以体现公转。地球远日点近日点，并非温度的决定因素。因此，古人用日高的变动，太阳南北往来，定出天地；日出日落定阴阳交替。

若用当代知识解释，地球处于平行的太阳光之中，万物围绕平行光的运动，光影上下左右而有四极，而有天地阴阳。

3. 光影之术，贯通中医

在光速面前，地球高速的自转公转、万物的生理病理变化，仿佛静止。只需用立杆测日月星光，则得地球圆周运动的天道；只需用左右上下，即可统一涵盖自转公转，并且进一步医用。

古圣是在垂直重力的基础上，或面南背北，立杆测日出日落，测正午之光影，可知外在光道往来的垂直线、平行线、路径、长度，甚至体积；或在夜半，背南面北，以绳牵星，以明各类天体圆周运行；进而推知生命的光隧、阳气、经脉的内在变化。可见，中国古圣独具慧眼，擅长光影。

光影的要点在"天地相等，阴阳相当"。然而，日有高低，数有倾斜，天地交汇；昼夜短长，阴阳往来，合而化生。古人对天地阴阳，进行细分以合人身，三阴三阳，天干地支，并用中华历法纪之，由此建立以天地阴阳为准的医学体系。

可见，只要读懂立杆测影，读懂各类"天道之数"，明白"天球、地球周天"，阴阳五行等中医基础理论，不再高深玄远，即能顷刻秒懂。至于"天地等高""阴阳均平"的天文要点，《内经》运用明确，亦成为《伤寒论》用药规范，至今应用于临床。

我们若不理解日月光影之道，《内经》及中医理论，就像失去信号的彩色电视，面貌模糊，难以观看；又像失去数据的网络，只剩筋骨残骸。很多的中医基础理论都说不清楚。

七、地球运转，天地神明

古人认为"天虽至神，必因日月之光"[①]，又言："天文者，所以和阴阳之气，理日月之光。"[②] 可见，日月星光影正是中国古天文的关键内容。或问，是否就是《内经》的大道呢？

1. 大道：地球运转，天地阴阳

《素问·气交变大论》早就指出，日月光影：

"精光之论，大圣之业，宣明大道。通于无穷，究于无极也。"

光影之论，只是宣明大道，让道明白天下，并非大道本身。唯有大道，才能通于无穷无极，用于天地人。

可见，后人需要根据光明悟得大道，切莫被光学限制。光影背后，不就是地球周天运转？地球圆周运动：

"用之不勤，视之不见，听之不闻，无形而有形生焉，无声而五音鸣焉，无味而五味形焉，无色而五色成焉。"[③]

地球运转，对人体而言，不正是无色无味、无声无息吗？这才是真正的大道！

2. 骆驼行程上的古希腊测量

或问，为何当代的地球测量，很少用于医学？笔者认为，中国古天文学传到西方，精微之处并未被理解。举例如下。

据传，古希腊"第一个测量地球半径"是埃拉托斯特尼。他测地球半径的思路，竟然也是立杆测影！不过，是关系"夏至之日"！并没有用春分之妙理。

据传那个试验，过程特别复杂。大意是两千年前，这个希腊人，跑

---

① 见《白虎通德论·封公侯》。
② 见《淮南子·要略》。
③ 见《文子·道原》。

到埃及，在夏至日的中午，"在当时的赛伊尼"即阿斯旺，发现井底会被照亮，而距离约 900 公里外的亚历山大，太阳射到地球表面的光线会跟地面的垂直线成一个 7.2°的角。他于是用三角函数，求得地球半径，与当代相差大约 10%。

姑且不论三角函数是否在 2000 年前已经很普及。问题在于，赛伊尼与亚历山大不在同一条经线上！[①] 当然不可用来计算地球半径！两地的测量必须处于同一经度上，这是基础！另外，这种方法是否需要同时测量？如何确保阿斯旺的井底照亮之时，正是遥远的亚历山大太阳直射角为 7.2°？由此一斑，可见此次测量，疑云重重。

而且，古希腊如何测量两地的距离？据记载，他竟然通过骆驼的行程估算！[②] 骆驼能否完成这项测量？骆驼天生会走直线？笔者相信，通过"骆驼行走"，绝难求出准确的距离！

中国唐代的一行测大地，是用绳子，一段一段测，非常艰苦！另外，天文测量需要必要的度量衡，试问古埃及与古希腊有统一的度量衡、历法吗？何时夏至日？确定夏至日，需要大量的人力物力、恒定观测！

3. 中国古天文学的信史

笔者合理揣度，是否《周髀》写得隐晦，以致后世西人抄袭杜撰出问题呢？抄了夏至，不知"候句六尺"，不知巧用相似三角形？因为"勾三股四"背后的道理更简洁更深刻！只有完整掌握地球的球形、深入了解阳光直射点的时节规律，才能选取春分时节，赤道上的日高为天高，亦为地厚！

另外，西方古天文史所载的测量数据，其法仿照中国，却无根基，疑问不少。诸多草蛇灰线、蛛丝马迹似乎再次证明牛顿所言：

希腊人的古代全是虚构的（The antiquities of the Greeks are full of fables）。

---

① 埃及阿斯旺，东经 32°54′，北纬 24°06′；亚历山大纬度 31.20，经度 29.91，至少相差 3 度。

② 杨立君，杨孝远.地球半径的测量 [J]. 科技风，2017（22）:228.

也有不少当代学者，直接质疑西方"伪史"：古希腊古埃及甚至西方古天文，都是捏造。种种质疑，留待后人考证。但是，邯郸学步、鹦鹉学舌之说，不必顶礼膜拜。

相比之下，《周髀》实测"日影千里差一寸"，数千年实用。计算日远、天高，至今准确，可以重复。古天文的核心追求，可以概况如下：

大道不隐，天人合一。天地等高，阴阳相当；上下左右中，互根互函。

相关内容，被《淮南子·天文训》等多种典籍传承，多门学科运用，是为信史。

当然，中国历史悠久，历朝历代度量衡有差，"千里一寸"曾经在唐代、近代遭到一行质疑。然而被当代的李德鲁、曹书敏先生倾力实测，证明合理。"千里一寸"亦有其他实测专家认同。如同人体"同身寸"，使用在身体各部位，都需"因地制宜"；"千里一寸"的应用亦有技巧，不可偏执。

第三节　天圆地周：自转公转，一天一岁，阴阳五行

一、大地密移，天地动静

天在动，人人易知；中国古人知道大地运行吗？地动见于天象，古人深知大地密移不止。并且，《素问·五运行大论》言大地"大气举之"，六入"寒暑"，区分为风寒暑湿燥火六个阶段，用于临床。中国大地运动的观点比西方哥白尼《天体运行论》的日心说，至少早了 1500 年以上。

1. 天地皆动，动静往来

有人会质疑，古人不是主张"天动地静"吗？怎么会有大地运转之

说？查阅古文献，未见容易误解的"天动地静"，反而常见"天地动静"观。如《素问·五运行大论》言：

"天地动静，五行迁复。"

《伤寒论·伤寒例》亦言：

"但天地动静，阴阳鼓击者，各正一气耳。"

战国早期的《列子·天瑞》有言：

"运转靡已，天地密移，畴觉之哉！"

西汉刘向所著《说苑·君道》亦言："天地动而万物变化"；《白虎通德论》说：

"天地动而不别，行而不离。"

可见古圣并没有呆板绝对的"天动地静"观。天地皆动，动静往来。

2. 大地运动观

《尚书纬·考灵曜》直接记载地体运动：

"地有四游。冬至地上行北而西三万里，夏至地下行南而东三万里，春秋二分，其中矣。地恒动不止，而人不知，譬如人在大舟中闭牖而坐，舟行而人不觉也。"

《论衡·太虚》还揭示大地坚固，尚且能动：

地固且自动，太卜言己能动之；星固将自徙，子韦言君能徙之。

连诗人李白都会说大地回旋：

"昔在朗陵东，学禅白眉空。大地了镜彻，回旋寄轮风。"

古人之智，知道大地运动，强调地体车轮，不断地周转，永不停歇，只是人的感官不能觉察。

3. 大地受六气推动

中国古人知道大地运动，并推测天地运行的动力。文学家庄子曾问道：

"天其运乎？地其处乎？日月其争于所乎？孰主张是？孰维纲是？孰居无事推而行事？意者其有机械而不得已邪？意者其运转而不能自止邪？"（《庄子·天运篇》）

此外，《内经》还指出大地运行于太虚，受有六气，各自不同。如《素问·五运行大论》言：

"帝曰：地之为下，否乎？岐伯曰：地为人之下，太虚之中者也。帝曰：冯乎。岐伯曰：大气举之也。燥以干之，暑以蒸之，风以动之，湿以润之，寒以坚之，火以温之。"

总之，古人认为大地也是运动的，故有张衡的地动仪，可测地震。至于有时把地体当成静止不动，符合直观。当代人不可过度误解。

二、天圆地周，自转公转，一天一岁

正常人体感觉不到大地密移，若以人为本，当以大地静止方便描述。由此，古人产生诸多天地概念，思想非常先进。让我们来看看古人、特别是宋朝大学问家朱熹的具体论述。

朱熹的思想，贯通大本大源，对元、明、清三朝影响很大，成为三朝的官方显学，是中国教育史上继孔子后的又一伟人。朱熹继承传统天文学，知道地球自转公转，记载在《朱子语类》中。该书最迟编撰于公元1270年。

后世的西方传教士曾经积极学习朱熹的著作，此类史实有据可查。他们学得一二，传回欧洲。到1543年，哥白尼在《天体运行论》中提出地球公转自转的日心说模型，不过当时流传不广。

1. 天与地的形容关系

关于天地的形体上，朱熹相对通俗、完整论述总结道：

"天以气而依地之形，地以形而附天之气。天包乎地，地特天中之一物尔。"

这反映古人的观念：天包裹着地，即浑天说。另外，盖天说也是知道天包地。"天文有半边在上面，须有半边在下面。"[①]

2. 天左旋，地右周：天圆地周

天左旋，每天偕日，从东方出地而西行入地，入地之后再东行。如汉朝蔡邕《月令章句》有言：

"天左旋，出地上而西，入地下而东，其绕北极七十度常见不伏。"

古人进一步认为，天包地而左旋，地道右周，如《白虎通德论·天地》言：

"天道所以左旋、地道右周何？以为天地动而不别，行而不离。"

3. 一天：昼夜自转

昼夜之间，太阳东升西落，北斗和众星，都在转一周，称为一天。如唐初孔颖达疏《礼记·月令》曰：

"凡二十八宿及诸星，皆循天左行，一日一夜一周天。"

朱熹亦云：

"北斗同众星，一日一周天。"[②]

可见古人把恒星的一日视运动（即地球自转一周）称作一周天，简称为"天"，即"一天"时间概念的来源。

① 见《朱子语类·理气下·天地下》。
② 见《朱子语类·论语·为政以德》。

后世把"一日一周天"，简称为"一天"，以致不知"天"即周天，是时空之周。离开"周"，真难以明确"天"。天与周，本来难分舍，天都是周的，哪里有不周天？

4. 一岁：四时公转

朱熹非常完整地论述天地运动：

"天左旋，一昼一夜行一周，而又过了一度。以其行过处，一日作一度，三百六十五度四分度之一，方是一周……论天，则在太虚空里……绕地左旋，常一日一周而过一度。"[①]

这是说，天包裹着大地，白天黑夜交替一次，天转 1 周天，进 1 度，共进 365.25 度为一周，亦名一岁。

或问，1 天进 1 度，地进不进？当然进，否则天离开地，天地脱节。正如，李斯《仓颉篇》有言：

"地，日行一度，风轮扶之。"

《后汉书·律历下》称一岁为周天一匝：

"日，日行一度，亦为天度……日行一度，积三百六十五度四分度一而周天一匝，，名曰岁。"

注意，周天一岁 365.25 日度，是根据正午太阳之高，利用光影短长变化求得。《周髀》用"日复日""日复星"[②]，界定一天一岁。而且，两者有数理关系。

三、一天一岁，阴阳五行，人皆应之

《黄帝内经》对一天一岁，有多种细分的方法。每一种分法，都对应中医的基本理论，人体亦应之，都有具体的临床意义。常用的分法如下。

---

① 见《朱子语类·理气下·太极天地》。
② 《周髀·卷下》："故月与日合为一月，日复日为一日，日复星为一岁。外衡冬至，内衡夏至，六气复返，皆谓中气。"

1. 一天的医学细分：阴阳、四象、十二时辰、三阴三阳、百刻、二十四步

《素问·金匮真言论》将一天、周天分阴阳，以太阳为准，进一步细分为四：

"平旦至日中，天之阳，阳中之阳也；日中至黄昏，天之阳，阳中之阴也；合夜至鸡鸣，天之阴，阴中之阴也；鸡鸣至平旦，天之阴，阴中之阳也。故人亦应之。"

《灵枢·卫气行》言一天分十二时辰，即子丑寅卯等十二地支纪一天，十二地支也可以纪岁：

"岁有十二月，日有十二辰，子午为经，卯酉为纬。"

《素问·六元正纪大论》又将十二地支之纪，合于三阴三阳之政。

"帝曰：善，少阴之政奈何。岐伯曰：子午之纪也……帝曰：善。厥阴之政奈何。岐伯曰：巳亥之纪也……"

《灵枢·五十营》又将一天分百刻。

"漏水下百刻，以分昼夜。《卫气行》是故一日一夜，水下百刻。"

《素问·六微旨大论》又将百刻分二十四步，一步60度有余，细分共1440度。这明显是当代一天24小时制的渊源。

"帝曰：善。愿闻其步何如。岐伯曰：所谓步者，六十度而有奇，故二十四步积盈百刻而成日也。"

2. 一岁的医学细分：四时、五行、六气、十二月、二十四气、七十二候

《内经》将一岁分365度，定义为天周"天度"，也称为"真数"，天地之数。如《素问·六节藏象论》言：

"行有分纪，周有道理，日行一度，月行十三度而有奇焉，故大小月三百六十五日而成岁，积气余而盈闰矣。立端于始，表正于中，推余于终，而天度毕矣。"

正如朱熹云："周天之气，谓二十四气也。"[1]《内经》进一步细分一岁为四时、五行、六气、十二月、二十四气、七十二候，等等。

相关划分，与人体相应，各有主治。如《素问·六节藏象论》强调：

"五日谓之候，三候谓之气，六气谓之时，四时谓之岁，而各从其主治焉。"

其中内容，蔚为大观，本书不引。

四、天道恩威，阴阳天使，四时天吏

天使、天吏并非舶来语，是古圣用来形容一天一岁。两者风格不同，各有性格，或慈祥或严厉。然而，相互嵌套，如冰糖葫芦。这将一天一岁的政令、天道形象化。后人可以快速明白阴阳四时的教化。

1. 周天政令，天使天吏

天使天吏，都是古人贴切的比喻和称呼，希望后人理解天球周天的客观教令。《淮南子·天文训》中说道：

"四时者，天之吏也；日月者，天之使也；星辰者，天之期也；虹霓、彗星者，天之忌也。天有九野，九千九百九十九隅，去地五亿万里，五星、八风、二十八宿、五官、六府、紫宫、太微、轩辕、咸池、四守、天阿。"

四时指春夏秋冬，基本单位为一岁；日月往来，昼夜交替，阴阳值天；由此可知，四时被称为天吏，阴阳称为天使。

阴阳四时，为何有天使天吏之别？四时有赏罚之权，如同官吏。生

---

[1]　见《朱子语类·天地下》。

命万物若不知四时，犹如平民不理政府官吏的政令，违背政治决定论，则被淘汰、失时势。日月引领人体的阴阳之气，则如天使，上下、里外、前后运动，带来生命。

2. 双环周天，人体乾坤

一天一岁、阴阳四时、小大周天的形象，古人比喻为环周套环周⊙，如双环。

在文字上，此双环写为"玄"字。古字"玄"（㚘、㚘）极像两个连接一处的环，以象征太阳的两种圆圈运动。比如，汉代杨雄《太玄经·太玄摛》言："冬至及夜半以后者，近玄之象也。进而未极，往而未至，虚而未满，故谓之近玄。"《素问·阴阳应象大论》亦言"在天为玄"。

在道教中，此双环名为"乾坤圈"。两圈相扣，传自先秦，多流传于道教内部，一等法器，修身修道，被称为"玄机妙理一物中"。

在文学中，此双环是武力值排名第二的宝贝。中国四大名著《西游记》，描绘它是非常厉害的法宝。它又名金刚圈，金刚镯（琢），可以变化，水火不侵，能击万物，收取各种法宝和兵器，能打昏孙悟空，制服各类天兵天将，妙用无穷，非常厉害。

为何如此厉害？书中太上老君说得明白，那是他从小就炼成的法宝。换言之，是太上老君早年的本命法宝：

"被我将还丹点成，养就一身灵气，善能变化，水火不侵，又能套诸物。"[1]

此等隐喻，提醒世人，此双环妙用无穷，人身亦需修炼。

在人体，此双环就是任督小周天与十二经脉大周天。这是说，若人体能合周天，如乾坤圈般，吸取营养，强壮自身，冷热不侵，善于生化。

近代名医张锡纯专门探讨练习周天、通督任法的必要。他在73岁时亦写了一篇《论医士当用静坐之功以悟哲学》。

---

[1] 见《西游记》第六回：观音赴会问原因，小圣施威降大圣。

3. 不周不交，阴阳未合

可见，人体小大周天得通，阴阳得平，四时和顺，"得一万事毕"，如此才能水火不侵。失之则套不住精华，万物尽失，或病或归。

总之，人体若能周天，则阴阳精气相和而生。不得周天：

"不周者，不交也，阴阳未合化也。"①

不得周天，在医理上则：

"失时反岁，五气不行。"（《素问•六元正纪大论》）

因此，人体的精神血气，等等，亦需"周"于人体。如《灵枢•本藏》说：

"人之血气精神者，所以奉生而周于性命者也。"

不得周，阴阳气血精神不合，则病。

第四节　三光垂统：精气周天，营卫流行

一、三光周天，往来精气

古人盛赞《内经》说："语上不遗下，语小不遗大，非止通于医学，而医学必以《内经》为权舆。"为何《内经》的医理可以博大精深？其实，这根源于中国古天文三光"统理"之法。

1. 三光精气，统理生命

古人将天球所见所测之光，概况为三光：太阳光、月光、星光。古人还认为，日月星的视形象都是阴阳精气，并强调三光"统理"之，即综合考虑，不可局于一隅。如《史记•天官书》言：

"三光者，阴阳之精，气本在地，而圣人统理之。"

---

① 见《白虎通德论•八风》。

何为统理？自上而下，统合治理，一以贯之。如《史记·司马相如列传》言："垂统理顺，易继也。"统理的形象，可以用蚕茧比喻。《韩诗外传》说："茧之性为丝，弗得女工燔以沸汤，抽其统理，不成为丝。"

天球元气，自上而下，垂统易继。天地阴阳，精气如丝，因为日月星的显现，周期性的规律，昭然易知。如《道德经》归纳说：

"窈兮冥兮，其中有精；其精甚真，其中有信。"

总之，古人认为，日月星的视运动，统理有情有信、不离大地人身的精气。精气为万物之灵，是生命的基础。精气周天，可见可感，可测可知，可以理解，贯通生命，必须统理。

2. 覆盖之外，未之或知

古人将精气周天运动，限定在天球（实际地球）之中。天覆地载之外是宇宙，有已知有未知。如《周髀》称：

"过此而往者，未之或知。或知者，或疑其可知，或疑其难知。"

当代天文研究则重视地球之外，重视局部。譬如，当代人希望把太阳、月亮等天体，甚至宇宙的上下左右、里里外外全都看清，好彻底地理解。因此，耗费巨资，发射各种探测器，以脱离人类的限制。如发射太阳探测器，意图对太阳的南北两极进行观测，以超越人类的感官观察。此等外求之法，于医道无益。

二、北极垂统，北斗周天，道之用法

或问，古圣如何垂统理顺、统理天文？是利用北极，即《内经》所言的"太一"。中国古圣观察到，天球之上，北极星长期不动，日月群星都是绕极旋转而圆周运动。北极，好比圆心，就是垂统；而一层层的星体、赤纬，就是理顺之物。后世科技史家李约瑟曾经总结："中国天文学的基本坐标是北极和赤道。"①此说符合史实。

1. 北极，天枢天轴也

在同一纬度上，北极不动，不受昼夜自转、寒暑公转的影响，没有时间变化的空间分布规律。北极的重要性，《论语·为政》简洁概况为：

子曰："为政以德，譬如北辰，居其所而众星拱之。"

大儒朱熹注释说："北辰，北极，天之枢也。居其所，不动也。"②《朱子语类》还补充说：

"北辰，即北极也。以其居中不动而言，是天之枢轴。天形如鸡子旋转，极如一物，横异居中，两头称定。一头在北上，是为北极，居中不动，众星环向也。一头在南，是为南极，在地下，人不可见。"

北极为北辰，通南极，被称为天之枢轴，就是天轴，负责转动天球。也就是说，古人用北极，为天地人的转动，建立形象的机制。用地球仪，大家即可以秒通。

2. 北斗：转运元气，道的用法

繁星满天，北斗七星绕北极而运，颇为典型。北斗居高临下，如勺斟酒，转运元气，司命主寿，指挥众星转移。《黄帝内经》多处论及北斗，《伤寒论》则依斗历论病，妙用很多。

《素问·天元纪大论》，在引述上古天文时，写道："九星悬朗，七曜周旋。"九星即上古的北斗九星。《后汉书·天文志》言："玉衡者，谓斗九星也。"

《素问·天元纪大论》将北斗与太虚并举，需推敲其思维。太虚元气不可眼见，北斗绕极可目视。一暗一明，暗为"无"，明为"有"，

---

① 李约瑟.《中国之科学与文明》第五分册.台湾：台湾商务印书馆，1975：211.
② 见《四书章句集注·论语集注·为政第二》。

无中生有，可推测相互运动。因此，北斗即以简驭繁，把握天地之道。故古人称北斗为"道之用法"：

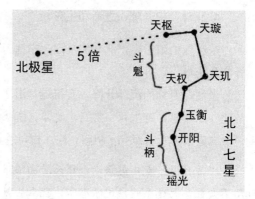

斗柄运于上，事立于下，斗柄指一方，四塞俱成。此道之用法也。（《鹖冠子·环流》）

《素问·刺法论》又云：

"五气护身之毕，以想头上如北斗之煌煌，然后可入于疫室。"

此言凝聚精神元气，如北斗环绕明亮，方可进入瘟疫之室，治病救人。至于如何依据北斗而修炼元气，则秘传于道家。

3. 北斗分阴阳五行

当然，中国有关北斗的学说，不仅限于医经。起源极早、流传广、影响面较大。从石器时代至明清，都能寻觅到它的踪迹。如距今约六千年前的河南濮阳西水坡 45 号墓，出土有蚌壳堆塑的图案，中科院冯时先生论证为北斗[①]。北斗为司命帝君，人死升天，归于北斗门下。

古人总结北斗是天纲，如《汉书·律历志上》言：

"玉衡杓建，天之纲也；日月初躔，星之纪也。"

北斗为天旋的外显，是天的标志，为天帝之车，为星宗，代帝行事，是司天。古人用北斗如环流转，分阴阳，建阴阳、四时、十二子等。如《史记·天官书》言：

"斗为帝车，运于中央，临制四乡。分阴阳，建四时，均五行，移节度，定诸纪，皆系于斗。"

---

① 见：《濮阳西水坡 45 号墓的天文学研究》，《文物》，1990 年第 3 期。

4.北斗：主升降，立命司生死

东汉魏伯阳指出，北斗的沉浮，指挥万物的升降："消息应钟律，升降具斗枢。"①

当然，万物的沉浮升降，有得道背道之分。得道则生，背道则死。故北斗主司杀，定生死、赏罚，此即《伤寒论》斗历钤法的来源。

《老子河上公章句·制惑》注斗杓司杀者曰：

"常有司杀者。司杀者，谓天居高临下，司察人过。天网恢恢，疏而不失也。天道至明，司杀有常，犹春生夏长，秋收冬藏。斗杓运移，以节度行之。人君欲代杀之，是犹拙夫代大匠斫木，劳而无功也。夫代大匠斫者，希有不伤手矣。"

为何北斗所指能主司杀呢？《鹖冠子·环流》指出斗柄所指，万物之命：

"斗柄运于上，事立于下……故生法者命也，生于法者亦命也。命者自然者也。命之所立，贤不必得，不肖不必失。命者，挈己之文者也。故有一日之命，有一年之命，有一时之命，有终身之命。"

斗柄四指，立四时之命。四时立法，有文武，春夏生长为文，秋冬收藏为武。故主生死。如《管子·版法解》："生长之事，文也；收藏之事，武也。故能主司杀。"

三、日月相推，阴阳两仪

日月及五大行星轮回旋转于天球二十八宿，变动不已，《内经》称为七曜。如东汉张衡《灵宪》说：

"文曜丽乎天，其动者七，日月五星。周旋右回，天道者贵顺也。近天则迟，远天则速。行则屈，屈则留回，留回则逆，逆则迟，迫于天也。"

---

① 见《周易参同契》。

能动的日月五星，其别名太阳（日）、太阴（月）与太白（金星）、岁星（木星）、辰星（水星）、荧惑（火星）、填星或镇星（土星）等。日月五星，分层各行其道。

1. 天道，日月是也

日月各有直径形态，如圆盘附天，看上去，大小面积基本相当。日月为精气所聚，随天转，显示天的盈损，如《文子·守弱》载：

老子曰："天道，极即反，盈即损，日月是也。"

2. 日月系阴阳

《内经》认为"阴阳系日月"。可知，日月在天，统领阴阳。阴阳如何运动？

在天球上，日出东方，落于西极。日行天空，轨迹纹理为圆弧，逐日移动，大致平行有度；而月出西方，有时出东方。日月常相对，往来交错。满月时月亮所在二十八宿，与太阳所在宿正好相差 180 度；上弦月或下弦月时，月亮所在宿与太阳所在宿相差 90 度[①]。

因此，日行与月行，构成一对，两仪交错，十字纵横。

故日月的周天运行，这也是阴阳精气流行之路，即两精相搏之路。

《灵枢·本神》也言："两精相搏谓之神。"神是生命力发生之处。这也是圣人将阴历阳历相合的缘由。

3. 天道，以日为主

在性质上，日为君，月为臣[②]，助天行化，照明下地。《淮南子·天文训》言：

"欲知天道，以日为主。六月当心，左周而行，分而为十二月。"

---

① 清·夏炘《学礼管释·释冬夏致日春秋致月》："夫两弦之月道既在二至之度，则日躔必在二分，而四序不忒。"

② 《白虎通德论·感精符》曰："三纲之义，日为君，月为臣也。"

天道以日为主。太阳的"二至""二分"，交气时刻法定在夏历的二月仲春（春分）、五月仲夏（夏至）、八月仲秋（秋分）和十一月仲冬（冬至）。此四节，日影各有极端，有转折四方之意，这是千古不易的天道原则。

4.月者，群阴之长

如果想知道阴气周天流动，欲明群阴，当求月。《白虎通德论·三军》言：

"月者，群阴之长也。十二月足以穷尽阴阳，备物成功。"

四、五星现伏，五行精光

时常有人以为，五星是五行的源头，不妥。恰巧相反，五行精气是五星的本源。如东汉《论衡·说日》言：

"夫星，万物之精，与日月同。说五星者，谓五行之精之光也。"

可见，五星是五行之精的观念，同前文"三光精气"之说一致。正如精微缥缈客观的精神生形体；五行之精，生成五星。所以五星不是五行的源头。如果我们认为五星演化五行，则因果颠倒。

当然，五星也非常有地位。五星应北极王者、周天五帝的号令，为之彪显时节法度，《史记·天官书》称呼为天之五佐：

"水、火、金、木、镇星，此五星者，天之五佐，为纬，见伏有时，所过行赢缩有度。"

佐使之物，有用有不用，并非绝对。正如五星见伏，有时有度，分别应五行，但非绝对。如《素问·金匮真言论》提出天球的五方五行，分别应五星：

东方青色（木），入通于肝……上为岁（木）星……南方赤色（火），入通于心……上为荧惑（火）星……中央黄色（土），入通于脾……上为镇（土）星……西方白色（金），入通于肺……上为太白（金）星……北方黑色（水），入通于肾……上为辰（水）星。

但是，《素问·气交变大论》也明确，五运五行太过或不及，如岁木太过，可以上应岁星，也可以上应太白星。此中内容甚多，不述。总之，五星为佐使，五行并非呆板对应五星。

五、二十八宿，匡扶营卫

《灵枢·卫气行》和《五十营》都指出"天周二十八宿"。用天球宿度、二十八宿运转，观测天文、定位地理、配属人体气机，这是中国古天文的特色、妙用。《汉书·艺文志》甚至强调：

"天文者，序二十八宿，步五星日月，以纪吉凶之象，圣王所以参政也。"

这将二十八宿直接视为天文之首，由此可见二十八宿的重要。从当代来看，二十八宿记载太阳出入，类似环形地图，更细致反映地球自转公转；二十八宿上的黄道赤道，记载地球、万物的上下左右运动，自然重要无比。

1. 二十八宿之周：天周、天地之位

《淮南子·天文训》详细记载了二十八宿的星分度，共计365.25度，正等于太阳周年视运动时长，也是天度，故《内经》云："天周二十八宿。"
《史记·律书》曾用二十八宿代表天地：

"旋玑玉衡以齐七政，即天地二十八宿。"

二十八宿，围绕天球之腰，上下分布，为天地之位。太史公说二十八宿为北辰之圆环，赞称为"股肱之臣"，即辅佐帝王（北辰）的重臣，十分亲近，办事得力。《史记·太史公自序》云：

"二十八宿环北辰，三十辐共一毂，运行无穷，辅拂股肱之臣配焉，忠信行道，以奉主上。"

2. 二十八宿之要：天地门户，十指28节应天

二十八宿之中，《内经》称奎壁角轸为"天地之门户"。

臣览《太始天元册》文，丹天之气经于牛女戊分，黅天之气经于心尾己分，苍天之气经于危室柳鬼，素天之气经于亢氐昴毕，玄天之气经于张翼娄胃。所谓戊己分者，奎壁角轸，则天地之门户也。夫候之所始，道之所生，不可不通也。（《素问·五运行大论》）

经文认为二十八宿，道之所生，不可不通。

或问，为什么将天球分为二十八宿？而非二十七，或者其他？

《灵枢·阴阳系日月》云："手之十指，以应十日。"《灵枢·邪客》《素问·六节藏象论》都云"天有十日"。综合可知："手十指应天。"

手十指应天，手十指共28节。因此，古人将天周分为28宿。

3. 二十八星宿之动：逆时针，一周一天

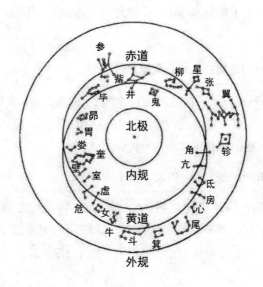

　　或问，什么是二十八宿？古人根据日出日落，以北极为准，沿着天赤道，将天球上极圈外不动的恒星分为28区，如香瓜之纹，橘子之瓣。这样，天球被28辐射状条纹划分成28区块。28宿的边界线，如同刀切般，从北向南呈辐射状。南宋"苏州石刻天文图"，正是如此。

　　《史记·天官书》记载二十八宿，分为东西南北四组。东方七宿是角、亢、氐、房、心、尾、箕，总称苍龙；北方七宿是斗、牛、女、虚、危、室、壁，总称玄武；西方七宿是奎、娄、胃、昴、毕、觜、参，总称白虎；南方七宿是井、鬼、柳、星、张、翼、轸，总称朱雀。

　　由于天球是球形的，二十八宿在天空不停地运转，无所谓东西南北。这里的方位，是以春分前后的初昏时分，在东方升起的七宿为苍龙七宿，在北方的称玄武七宿，在西方的称白虎七宿，在南方的称朱雀七宿。因为天球是逆时针旋转的，转一周为一天，从下向上看，按东、北、西、南四个方位依次旋转。

4. 二十八宿之用：观察七政

　　古人以二十八宿的标志星（距星），作为经度的比较标准，借此研究日月五星。古人对七政七曜在二十八宿间的运动、进退、停留等大小周期规律，均摸得清清楚楚；对一些不常见的星象，如彗、流、客星，也采取同样办法观测或描述。

　　这种方法等于以天然星在天球上刻画比较标度。熟悉星象的人，不用观测仪器，用二十八宿比较或描述星象，也是相当准确的。

　　二十八宿的天球分布，相当于赤道坐标的时角和赤纬，可以方便、准确地描述日月星辰等的位置和运动，同时也能定义地球地面各点的方向和位置。

　　有当代天文学家计算，二十八宿体系形成的年代，为公元前5670年前后。那时二十八宿基本上是沿赤道均匀分布的，即各宿的赤经之差是相似的。[1]

---

① 赵永恒，李勇.二十八宿的形成与演变[J].中国科技史杂志，2009，30(01):110-119.

5. 二十八宿纵横：天地经纬

古代中国用十二次、二十八宿划分了天区，这些天区的边界线，从天赤道开始，垂直向南、北方向延伸（这一点与西方划分天区的"座"大不相同），最终会聚于南北极圈。这些边界线与地球仪上的经度线完全一样。

所以古代中国人习惯将恒星称为"经星"，二十八宿的上下连续，为经线，对应十天干；二十八宿的左右连线为纬线，对应十二地支。如《灵枢·卫气行》言：

"房昴为纬，虚张为经。是故房至毕为阳，昴至心为阴。阳主昼，阴主夜。"

经纬看似二维平面，实际是立体球形。与此相对应，行星被称为"纬星"——它们在星空中运行的轨迹恰像织机中的纬线。

6. 二十八宿之匡，阴阳精气

古人认为，二十八宿掌控日月的运动。譬如《论衡·谈天》比喻说："二十八宿为日月舍，犹地有邮亭为长吏廨矣。"这是说，二十八宿好比天上的官邸，天官天吏在此办公。二十八处官邸，各有职权，各司其责，指挥日月。

《周髀》也记载，"欲知日之出入"，即用二十八宿法。此为三皇伏羲所传。二十八宿可以确定日出日落位置、月亮在星空中的位置，从而定季节、方位和制定历法等。

因为日出日落之处即二十八宿，冬夏高度不同，故一岁之中，太阳如同演奏不同的音高，登到不同音阶，在四方星宿上爬行，往来黄道周天，故古人言四神主宰着阳气的运动。月亮亦如此。

这二十八宿 365.25 天度，如同标尺，制约日月运行的数理，日月行程不可超过其中的规矩，此乃万物化生的纪律。因此说，二十八宿匡扶日月。西安汉墓彩色天象图，非常清晰地展示了二十八宿匡扶精气的含义。

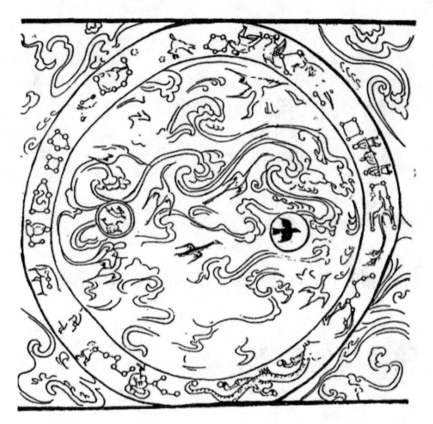

此图左右分列日月，日中有金乌，月中有蟾蜍、兔子，日月之外，绘有由两个巨大的同心圆组成的环带，环带内布列二十八宿星象。

7. 二十八宿一天，营卫周流

《灵枢》将人体的营卫运行，对应二十八宿即一天。如《卫气行》反映一天之中卫气的运行规律：

"黄帝问于岐伯曰：愿闻卫气之行，出入之合，何如？……是故房至毕为阳，昴至心为阴。阳主昼，阴主夜。故卫气之行，一日一夜五十周于身，昼日行于阳二十五周，夜行于阴二十五周，周于五脏。"

《灵枢·营卫生会》言营气："营周不休，五十而复大会。"接着具体讲五十营，也是对应二十八宿：

> "黄帝曰：余愿闻五十营奈何？岐伯答曰：天周二十八宿，宿三十六分；人气行一周，千八分，日行二十八宿。人经脉上下左右前后二十八脉，周身十六丈二尺，以应二十八宿。"

此处认为二十八宿每宿 36 分，平均分配每一宿。这是从地球自转一昼夜、匀速运动的角度出发而定。

我们知道，中医非常强调营卫之气的医学用途。如《灵枢·禁服》言："审察卫气，为百病母。"《伤寒论》的六经辨病模型其实是基于营卫的运行规律上。由此可知，二十八宿的重要医学意义。

第五节　黄道赤道：上下左右，天地阴阳

一、上下左右，黄道赤道

太阳上下，天地之动；太阳左右，阴阳之变；天地合和，阴阳陶冶，不可胜数。如何提纲挈领？古人归纳，天球上太阳的黄道、围绕黄道的白道、黄道上下围绕的赤道；可以总括统领上下左右，概括天地阴阳。而此三道，虽在天球，实际地球之动，也在人身。因此是理解《内经》《伤寒论》的要点，故在此阐发。

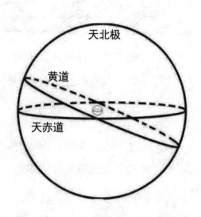

1. 黄道赤道的天球形象

黄道、白道、赤道是日月星的光影在天球二十八宿的运行规律。其形象，《朱子语类》指出：

"天正如一圆匣相似，赤道是那匣子相合缝处，在天之中。黄道一半在赤道之内，一半在赤道之外，东西两处与赤道相交。"

这个比喻非常准。如上页图所示。

2. 赤白黄道，天地之道

那么此三道，古人具体如何定义？

什么是黄道？《汉书·天文志》："日有中道，月有九行。中道者，黄道，一曰光道……日之所行为中道，月、五星皆随之也。"《三字经》也说："曰黄道，日所由。"由，从之意。成语"由表及里"正是此意。太阳从地上升起，每日升起点不同。古人用天球二十八宿的上下记载"日所由"，如同直角坐标系 X Y 轴的上下 Y 轴，就是黄道。因此，黄道体现周年太阳视运动，体现天地的上下运动。《灵枢·卫气行》言"虚张为经"，侧重点在天。太阳的周日视运动，是顺时针方向；但是，黄道的周年视运动，则是逆时针方向。实际是地球公转一周。《内经》的天地概念，就是由黄道（光道、中道）上下一周365而定。经言：

黄帝问曰：余闻天以六六之节，以成一岁，人以九九制会，计人亦有三百六十五节，以为天地，久矣，不知其所谓也。（《素问·六节藏象论》）

什么是赤道？《三字经》说："曰赤道，当中权。"北极为万物所归，为权，如同秤锤。距离北极等高的天球中央，名为赤道。古人纪以二十八星宿的左右，如同直角坐标系的左右 X 轴，故赤道运行，体现天地的左右。《灵枢·卫气行》言"房昴为纬"，侧重点在地。赤道的周日周年视运动，都是顺时针方向。实际是地球自转。

什么是白道？即月道。古人还有言："月躔二十八宿，轸与角属，圆道也。"[1] 可知，古人认识到月亮运行的白道与二十八宿、赤道有关。我们知道，月亮是地球的卫星，受地球掌控；而赤道是地球自转的平面，可推知白道与赤道在天球上，拥有同一个力心。因此，月行白道，包括

---

[1] 见《吕氏春秋·季春纪·圆道》。

月的历数亦可以反映天地，尤其是地道。

当然，月亮运行，非常复杂，不均匀。古人根据月亮运行的不同区间，标以五色，归纳月行九道等，发现诸多妙用，本书不论。如《后汉书·律历中》言：

"夫日月之术，日循黄道，月从九道。"

3. 黄道赤道的距离

夏至冬至，黄道有高低。古人认为，高低两个端点距离赤道的里程，相去三万里，共六万里。如《朱子语类》说：

程子言，日升降于三万里，是言黄赤道之间相去三万里。①

总之，可以认为，太阳的黄道升降可以代表天之动；赤道代表地方的均匀运动；白道则反映地方的不均匀运动性。当然，这种对应并非死板的，也可以把白道视为人道的虚实。

二、黄道规矩，天圆地方，干支纪日

《灵枢·邪客》强调"天圆地方"，似乎给当代中国人出了一道难题。当代人很容易觉得"天圆地方"观是错误的。因为圆方不匹配，不能相盖，必有缺漏。

方和圆，能和谐匹配吗？如

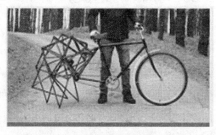

图，有人做自行车，前面是圆形轮子，后面方形，一样是可以骑的！圆在前，方在后，即可以匹配。大自然的奥秘可比人类主观想象复杂奥妙得多！因此，"天圆地方"的地方，肯定不是指出地面正方形。自然界哪里有正方形的土地？其实，天圆地方，有着丰富古义。

---

① 见《朱子语类·理气下·天地下》。

1. 一天一岁的日出形象：圆与方

当代人认为地球运动服从于力学，有引力公式；古人认为太阳圆周运动，受制于地体之方。

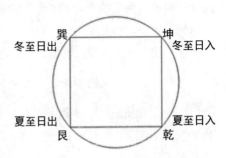

一天的太阳视运动，形象为天圆，一天的太阳出没点，合于以北极为圆心的圆。

一岁的太阳视运动，黄昏日落于二十八宿上，有东西南北，高低四方不同，合乎矩。《周髀》有言："冬至，日出日入巽坤；夏至，日出日落艮乾。巽坤艮乾为四方。"如此即"圆出于方，方出于矩"。

因此，《淮南子·天文训》言：

> 天道曰圆，地道曰方。方者主幽，圆者主明。明者，吐气者也，是故火曰外景；幽者，含气者也，是故水曰内景。吐气者施，含气者化，是故阳施阴化。

一天一天，太阳日日往来，为圆主明，吐气外景；如此累积成一岁二十八宿往来，为地为幽，含气内景，因此，天圆在前，地方在后，如此阴阳施化，不相离而两者可以相配！

2. 圆方指几何数理：天圆等于地方，病机十九条

古人以"圆"和"方"论天地，除了指太阳出没形象，还指数理。如给《周髀》作注的赵爽称：

> "物有圆方，数有奇偶。天动为圆，其数奇；地静为方，其数偶。此配阴阳之义，非实天地之体也。天不可穷而见，地不可尽而观，岂能定其方圆乎？"

即便当代的数学，平方、方根、开方，都是针对某数自乘的运算。因此，数的自乘之法，正是"方"的本义。《说文解字》解释"方"的意思时，也说，"并船也。"

这样我们可以深究天圆地方的概念，《艺文类聚》云：

"周髀家云，天圆如张盖，地方如棋局。"

言地方如棋局，这个棋是黑白围棋，正方形。围棋有19×19列，共计361，不计生数天元1，共360，等于天圆之数360。正如宋朝《棋经》言：

局之路，三百六十有一。一者，生数之主，据其极而运四方也。三百六十，以象周天之数。

地方二十八宿，四方是直角，各90度，共360度。因此，地方四方正好等于天圆360度。因此"天圆地方"，符合天文，也符合古人使用矩方画圆的实践。

换而言之，19×19是天圆转为地方更细致的数理，那么与《内经》有著名的病机十九条，有关联吗？留待读者探讨。

3. 太阳 365 度，等于冬至日晷的周长

太阳圆周视运动之数365，也符合勾股定理，符合方形的规矩。

按《汉书·天文志》载："立八尺之表，而晷景长丈三尺一寸四分。"[①]根据勾股定理，冬至日晷的弦长为153.8寸，算法如下：

$$131.4^2+80^2=23665.96=153.84^2$$

此时，勾股弦三边总长，即周长为365.24寸，算法如下：

$$131.4+80+153.84=365.24$$

因此，太阳运动365.24度，时长一岁，正好等于冬至日晷的三边周长之数！可见，太阳视运动（即地球运动），有规矩，有方圆！

---

① 《汉书·天文志》："立八尺之表，而晷景长丈三尺一寸四分。"

此外，古人的圆方，还有更多其他意义。总之一句话，古人主张用"天圆地方"来反映天地的本质，绝非浅见之语。

4. 太阳纵横规律：干支纪日

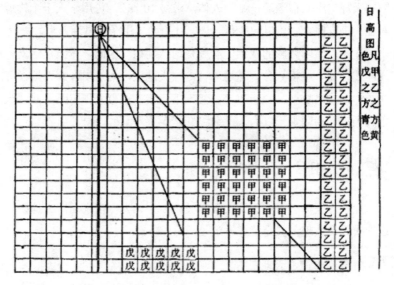

古人还求得视太阳纵横的数理规矩，所以产生干支纪日。

在地上，《周髀》曾经测得夏至到冬至，正午太阳之影长，变动119寸，加上太阳本身视直径一寸，共120寸，即12尺；而相应时节，太阳高度的变动是100寸，即十尺。《日高图》中，"甲"上面的九行，代表光照区，下面的十行代表10尺，代表倒转的太阳高度变化。因此，纵横网格，可以同时展现太阳之影的左右上下。每一天的太阳，高下左右，都无法逃出矩形控制，其长宽纵横比为10：12。古人称为"以比日表"。

在天上，盖天派认为春分到夏至，夏至到秋分，秋分到冬至，冬至到春分，日落之宿连线，共有四类方向转折点，各25度。故太阳走四方100度。天圆360，径一围三，直径为120。因此，太阳在天球的运动数理，也是10：12，反映黄道（太阳）在赤道的上下、左右的纵横比例。

在人体上，手指脚趾有 10 对，为外端；肋骨 12 对，为内端。由此三者可知，天地人公约数：十干十二支。

这意思是说，古人用纵横表格，掌握正午太阳之影的变化，探求太阳在天球二十八宿运动，结合人体，求得 10∶12，可用十天干十二地支对应。干支组合，可以记载每一天，才有六十甲子，贯通万世。

注意，太阳之影的变动，实际是地球运动。因此，古人定干支，成为经线纬线，纵横划分天球地球，定位天地人，为《内经》天地经纬。而经纬同度，变动为六十甲子，纪天下万物，规范人体阳气。此"天道之大经也，弗顺则无以为天下纲纪"。

三、黄赤相召，五六相合

徐子评医师在《中医天文医学概论》中认为，《素问》天地阴阳的运动模式及数理，就是黄道赤道。

1. 黄道赤道，天地左右

《素问·五运行大论》言：

"天地者……帝曰：动静何如？岐伯曰：上者右行，下者左行，左右周天，余而复会也。"

徐子评医师写道：

黄道太阳周年视运动右行与二十八宿周年视运动左行的对立统一关系。二十八宿周年视运动也是赤道，这就是《素问·五运行大论》所说的"上者右行，下者左行"的本来面目。[①]

这样，天地可以简化成为天球黄道与赤道的线性运动，即黄赤周天。有兴趣者可以参阅该书。当然，天道地道复杂，赤道白道不能尽显，但可借此正确理解经文。

---

① 徐子评. 中医天文医学概论 [M]. 湖北科学技术出版社，1990：10.

2. 黄道天干，赤道地支

《素问·六微旨大论》中进一步明确指出天气（可理解为黄道之气），从甲开始，地气之周即赤道之气，由子开始：

"天气始于甲，地气始于子，子甲相合，命曰岁立。谨候其时，气可与期。"

3. 天地加之阴阳：五六相合，六十甲子

然而，在天球之中，黄道赤道都是逐日循环运动的，而且关键是天地加阴阳。地球上每个都有的！因此天地阴阳，并非只是线性，是立体动态的，造成上下相召、天地相交、阴阳互函、道中有德。

《素问·天元纪大论》进一步指出天地加之阴阳，相临交错的数理，为五六相合，六十甲子。

帝曰："上下相召奈何……所以欲知天地之阴阳者，应天之气动而不息，故五岁而右迁，应地之气静而守位，故六期而环会。动静相召，上下相临，阴阳相错，而变由生也。"

该经文又进一步细分：

"帝曰：上下周纪，其有数乎。鬼臾区曰：天以六为节，地以五为制。周天气者，六期为一备，终地纪者，五岁为一周。君火以明，相火以位。五六相合而七百二十气，为一纪，凡三十岁，千四百四十气，凡六十岁，而为一周，不及太过，斯皆见矣。"

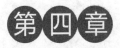

人体式天道：伏羲发扬，天人同文

第一节　以人知天：以天知人

一、伏羲天学，《内经》之源

自秦汉以来，历代医者莫不视《黄帝内经》为百家之根、首要经典、医学权舆。奈何《内经》文字质朴，后世阐释纷纭，难得要领。如何才能正确读懂？

1. 上古伏羲，内经圣人

儒家的二号人物孟子曾经说：

"颂其诗，读其书，不知其人，可乎？"①

他强调读书要了解作者。可见，知人论世才易正解《内经》。此为必要方法，否则只能以己之意，东猜西揣。那么《内经》发端于何人？代表作者是谁？

《素问》的首篇《上古天真论》，指出答案：

"上古之人，其知道者，法于阴阳，和于术数，食饮有节，起居有常，不妄作劳，故能形与神俱，而尽终其天年，度百岁乃去。"

---

① 见《孟子·万章下》。

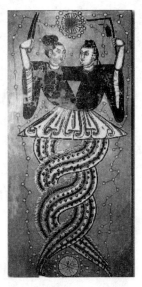

　　"夫上古圣人之教下也，皆谓之虚邪贼风，避之有时，恬惔虚无，真气从之，精神内守，病安从来？"

　　可见，《内经》源于上古圣人之教，而且，始创的年代在黄帝之前。何为上古？东汉《蔡中郎集·独断》言："上古天子庖牺氏、神农氏称皇。"《前汉·艺文志》亦云："世历三古。"《孟康》注曰："伏羲上古，文王中古，孔子下古。"故曰，古人尊称伏羲所处时期为"上古"。

　　伏羲是中国上古的圣人（右图中左为女娲，右为伏羲），之所以被后世尊敬是因为开创了中华文明。伏羲之学，传神农，传黄帝，百家发扬，蔚为大观。其关键内容是上古天文、周天历度等。如《周髀》指出：

　　"古者包牺、神农制作为历，度元之始。"

　　包牺是伏羲的别称。可见，后人只有深入了解伏羲氏的天文天学，才能真正理解《内经》，读懂天地、阴阳、天道、术数、形神等具体概念。这些核心理念，至今还是中医的骨干，跨越8000年以上还能有效指导临床。后世赞叹伏羲氏开创了中华医学，至今实用：

　　伏羲氏……所以六气六腑，五脏五行，阴阳四时，水火升降，得以有象，百病之理，得以有类。乃尝味百药而制九针，以拯夭枉焉。[①]

2. 近取诸身，何远之有

　　我们知道，古今天文，大体相同。伏羲天学，内容丰富。古圣与今人的思路方法，截然不同。因此，方法论最紧要。医圣张仲景曾经强调出重点：

───────────

① 见《太平御览·方术部·医一》。

"惟明者居然，能护其本。近取诸身，夫何远之有焉？"（《伤寒论·伤寒例》）[1]

医圣认为"近取诸身"，能概况天地遥远，能护性命的根本。这就是伏羲天文学的关键。《周易》记载这种方法。那时，伏羲始王天下，人兽难分，未有法度，筚路蓝缕：

古者包牺氏之王天下也，仰则观象于天，俯则观法于地，观鸟兽之文，与地之宜，近取诸身，远取诸物；于是始作八卦，以通神明之德，以类万物之情。（《易经·系辞下》）

这是说，伏羲氏仰观天光吐曜，俯察山川地理；近思人身构造，远取万物含章；其结论综合人体、地理、天文、鸟兽。这正是伏羲开创的关键的天文学方法：天地人物同观。

其中，所谓"近取诸身"，言人之一身，与天地相为流通，无一不相似，百理皆具，无远弗届。正如俗话所说："远在天边，近在眼前。"这是伏羲天文的精髓内容，自然也贯彻于中国医学。

3. 天人配对，人体式天文

实际上，近取诸身，反诸身，本诸身，是中华古圣学术的基本观点。譬如，四书五经之一的《中庸》就讲：

"故君子之道，本诸身，徵诸庶民，考诸三王而不缪，建诸天地而不悖，质诸鬼神而无疑，百世以俟圣人而不惑。质诸鬼神而无疑，知天也；百世以俟圣人而不惑，知人也。"

这是说，近取诸身，本诸身，为君子之道。可以验证于百姓，考验于三皇五帝而没有差池，据此建立天文地理之学，与客观没有相悖之处。

我们将"近取诸身"的天文地理人体学，称之为伏羲人体式古天文，简称人体式天文学。相关的基本内容，笔者认为主要记载在《素问》《灵枢》《难经》《伤寒论》等中医经典。

---

[1] 张仲景述，王叔和撰.《伤寒论》.北京：人民卫生出版社，2005：22.

如《灵枢·邪客》云：

"黄帝问于伯高曰：愿闻人之肢节以应天地奈何？伯高答曰：天圆地方，人头圆足方以应之。天有日月，人有两目。"

注意，如果只是强调天有日月，并非完整，必须配以人有两目。天文人文互通，如此理论，才是伏羲人体式天文，才好落实于临床实践。

又如《灵枢·外揣》：

五音不彰，五色不明，五脏波荡，若是则内外相袭，若鼓之应桴，响之应声，影之似形。故远者，司外揣内，近者，司内揣外，是谓阴阳之极，天地之盖。

再如《伤寒论》言：

"天布五行，以运万类；人禀五常，以有五脏。"

相关内容甚多，本书不过多引用。当然，医经之外的典籍，亦有古天文内容，可相互印证。总之，若不懂近取诸身，难懂中华文化。

二、气交之中，可感可数

或问，医圣所记"近取诸身"，为什么能有天文含义？天地人万物，都在中轴上转动，近身远物当然能有天文意义。

1. 万物同天，无一物非天

古人发现，万物天生，万物同一天，物物是天。因此，任何一物都可以知道天，如《通玄真经·一宇》言：

关尹子曰："无一物非天，无一物非命，无一物非神，无一物非玄。物既如此，人岂不然……是以善吾道者，即一物中知天、尽神、致命、造玄。学之徇异，名析同实；得之契同，实忘异名。"

因此，古人认为，近取诸身，可以此而知天文。

2. 气交之中，人之居也，身犹天也

《内经》还指出"天地气交"生人生物，如《素问•六微旨大论》言：

"岐伯曰：言天者求之本，言地者求之位，言人者求之气交。帝曰：何谓气交。岐伯曰：上下之位，气交之中，人之居也。"

此处"言人气交"是指，人体处于上下天地、内外宇宙之间。

既然人为天地所生，人之形神发动于天，那么从人体可寻根溯源，而知天文地理。人体的上下参差之势，左右变化之极，内外之形，集中地反映天地本质。"身犹天也"。

此为形法，这非常关键。我们可以理解为，人体处于内部外部之间，无限大的星系与无限小的微观世界，两者浮动之处。假设外部宇宙使人体耗散，做减法，而内部宇宙使人体集聚，做加法，各为无穷∞；而人体之有形，已经存在上百万年，甚至更久，已经取得平衡，故我们用公式表达：

人体 = 人体 + ∞ − ∞

因此，古天文以身观天，将内外宇宙的无穷未知，归纳为人体的可知可数。

3. 人体式天文的优势：可知可感可控

或问，这种以人体而知天文的方法科学吗？殊不知，气交之法有诸多优越性。

这超越了西方天文学的局限。西方曾有地心说，又有日心说，无限星系说，逐渐暴露诸多问题。追求宇宙之大者，陷于无穷无尽；追求宇宙之小者，限于量子微观而无法自拔。双方各执一端，无法通约，最终落于更大的未知，无穷的迷惘。

人体气交之法，避开西方医学的微观主义。自从西方有了各类显微镜，观测动物（如小白鼠、青蛙、猴子，等等），观察人体的解剖，越看越细，沾沾自喜，洋洋自得。但是，如果有一天，显微技术又有大突破，那么曾经的认识又被否定，以致无"定见"。

其实，西方各类天文射电望远镜、医学电子显微镜，最初起源于中国古天文仪器"窥管"。古人常说，管中窥物，见识短浅，当为警戒，如《史记·梁孝王世家》言：

"少见之人，如从管中窥天也。"

少见之人，管中窥天。所以说，研究天文真理，人体奥秘，切不可以只用"窥管"！如果天文学及宇宙学，无视人体的存在，以管窥天，目中无人，必然无法得到真理。有鉴于此，西方当代名人霍金等亦喜用"人择宇宙"原理来解释宇宙，可惜起点晚，未得神髓。

4. 人的传统定义：天地之德，阴阳之交

人体式天文实际上弥补了当代学理的不足。它将宇宙运动的无限变为有限，将无理数变为有理数，把天地的无穷无尽，变为可知可数。故《内经》多处言人形的可见可数，合于天地阴阳；人体的五味、五色、营卫经脉的流动，亦可以反映天地之动，可以通过望闻问切四诊察得。这样容易理解古人对人体的定义：

"故人者，其天地之德，阴阳之交，鬼神之会，五行之秀气也……天地之心也，五行之端也，食味别声被色而生者也。"（《礼记·礼运》）

毕竟，天地气交而有人体，是宇宙亿万年演化的结果。作为高级生命体，万物之灵，人体有天地，有阴阳，有五行，与天文地理无异，各有所得。

三、人体天文，浅白高明

伏羲人体式天文，浅白易懂。实用易行，医用简洁；践行之，不少医师甚至达到"十全九"的临床疗效。《灵枢·九针十二原》也强调："疾虽久，犹可毕也。言不可治者，未得其术也。"试问西方，感冒有针对根本病因而用之药吗？

然而，当代人学识磅礴，心气高傲，认为人体式天文牵强附会，难以接受。当代人必须抛弃成见，跳出局限，补充考虑如下因素。

1. 人法地球，生命之根

补充一，地球是人体首要的天体。

地球质量大约是成人质量的 1.12×10^{23} 倍，地球高大厚重，人体极极极极渺小。设人体为静止观察点，当地球运动，地球会隔在人体和太阳之间。隔的角度、高度不同，光影不同，产生天地阴阳，出入升降。《素问·六微旨大论》即强调：

"故非出入，则无以生长壮老已；非升降，则无以生长化收藏。是以升降出入，无器不有。"

补充二，人类和地球的运动一致。

人类生存在超高速运动的地球上，地球最终把控人体，因此地球的天文特征，决定着人体特征。人体特征即天文特征，人文即天文。譬如，四肢等长对称，如同地球半径，左右相等。

补充三，地球的天文运动演化出人类与万物。

宇宙浩瀚，地球作为太阳系中的天体，还受其他天体的影响，但只有通过地球起作用。是地球产生万物与人体，地球是人类母亲，

补充四，暗能量暗物质的存在。

当代天文物理学通过万有引力等计算，已经认定星际星体之间，弥漫着暗物质暗能量，占宇宙质量能量90%。只是，目前技术手段难以观测，并没有纳入当代体系之中，故当代天文学有着天然巨大缺陷。

伏羲式人体的天文学，反而综合"可测不可测、可见不可见、可听不可听"，内涵所有天文因素，并验证于人体万物，验证于临床，有其独特价值。

因此，我们必须正视人体式古天文的思路，才可能发现天文对人体的真正影响（控制）。失去人体这个标准，所得天文结论或杞人忧天，或危言耸听，或仅仅为海量的知识，难以实用。

2. 物理力量，掌控人体

当代科技证明，物理力量可以操控着生物。在过去几十年，顶尖的《自然》杂志报道了科技的巨大进步：人们可以通过光镊等控制和操作微小的物体，包括粒子、细菌和 DNA 分子；由磁力旋转产生的纳米线，可以操纵大肠杆菌，可以引导神经细胞生长。

可见，持久、连续的物理力量可以操纵细小生物。而引发地球自转公转的力量，更宏观，更持久，更连续。自转力和公转力必定控制着人体。何况，地球不停"随历震荡"而地震？人类必须适应，否则如晕车或病或死。

不过，若要研究人体与地球之间的物理力量，自转力公转力，极度困难，没有仪器可用。虽然可从地质力学，推测一二。但是，西方医学有意无意之间，忽视两者关联。故当代西方的生理学、病理学、医理学，各自为政，建立在"支离人"的基础上。试问，如此"与里不通，与外无关"，能否精准认识吗？治愈疾病呢？认真考察 2003 年的非典、2020 年的新冠，即知答案。

3. 人体之灵，天地仪器

万物及人体是天文的终极答案。没有万物和人体的限制，必然会过度探究宇宙。"入海算沙"，分不清天文的具体作用。可见，天文应当以人体及万物为基础，不可舍本逐末。

当下最基本的天文即地球的自转公转，但是，没有科技仪器可以准确测量高速的公转对人体的影响！怎么办？踏破铁鞋无觅处，得来全不费工夫。人体本身正是最好的天然仪器！

人体"致广大而尽精微，极高明而道中庸"。伏羲仰观俯察、远求诸物、近取于身，这个方法，反而是正确研究地球运动与人体医学的路径！

因此，伏羲将人体结合地理，外合天文，内合人体，简洁而科学。从实践效果来看，伏羲建立人体式古天文，人人可以理解、传承并运用。故云，伏羲天文学，独树一帜，万古流芳。

当然，只需体悟自转公转，即能知人体式天文学的科学性，进而赞叹中华文明之祖伏羲的智慧，自然、淳朴、高明！后面有专门章节，利用当代科技，帮助读者瞬间理解伏羲式人体古天文的合理性。

第二节　人身之文：天地纵横，可拯夭枉

一、头圆天容，七衡六间

有人会问，古圣仰观俯察，近取诸身，远取诸物，如何具体建构天文？此间内容丰富。譬如：头，《说文》首也。可知，古人认为头颅在人体中占据领导、首要的地位。古人根据头首的不同特征，七窍、头盖骨之数、头圆之容、头旋、头与发等，统率诸多人体奥秘，并据此构建天人合一的理论，运用于《内经》《伤寒》等。下面举例说明。

1. 七窍对七衡，七衡六间图，权衡五脏

头颅之中，有眼二、耳二、鼻孔二、口，共七个上窍。《素问·阴阳应象大论》说："清阳出上窍。"这七个空窍，通清阳，通天，约束着十二经脉，三百六十五络。《灵枢·邪气脏腑病形》云：

十二经脉，三百六十五络，其血气皆上于面而走空窍。

据此，古圣简化周天365度的运动，绘制非常著名的"七衡六间图"。"凡为日月运行之圆周，七衡周而六间，以当六月节"。圆周的圆心即北极。

七衡六间图，配合《算经》中青图黄图，可以模拟每天太阳、月亮等天体的视运动状况，了解当日太阳升起与下落的时间与方位，并能同时掌握天空中二十八宿恒星的"运行"情况，简洁深刻，富有层次。

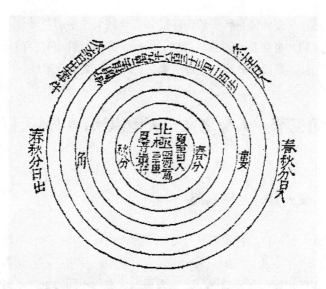

我们知道，太阳周日圈，相互平行；日出点与日落点，在周天历度上是等高的：如舟之"横"。头部的七窍也是彼此平衡，跟地面平行的；如同屋宇之横梁、横额。

《前汉·律历志》言："衡，平也。所以任权而均物，平轻重也。"衡，相当于秤杆之杆。当人体内部五脏有病，天部的七窍则如同秤杆，反映虚实，故《灵枢·脉度》言：

五脏常内阅于上七窍也。故肺气通于鼻，肺和则鼻能知臭香矣；心气通于舌，心和则舌能知五味矣；肝气通于目，肝和则目能辨五色矣；脾气通于口，脾和则口能知五谷矣；肾气通于耳，肾和则耳能闻五音矣。

当然，七衡只是中医诊断"权衡"法则要点之一。七衡六间图，所重者还有"六"。

2. 头盖骨六块对六间：《内经》《伤寒》六经之道

头盖骨通常分为 6 块。当然，成人脑颅骨共 8 块。一块额骨，一块枕骨，两块颞骨和两块顶骨（成对），一块筛骨，一块蝶骨。然而，筛骨为含气的海绵状轻骨，被其他骨骼包围着，无法直接看到，而蝶骨参与颅底和颅腔两侧壁。两者不吻合"盖"的含义，不属于头盖骨、天灵盖。

古圣把365个太阳平行光圈，围绕北极分为六层。两者相应。天下万物都跟随日月上下，天地往来，出生之物，都如此划分。正如《素问•至真要大论》言"六节分而万物化生矣"：

"本乎天者，天之气也，本乎地者，地之气也，天地合气，六节分而万物化生矣……夫百病之生也，皆生于风寒暑湿燥火，以之化之变也。"

因为《灵枢》言"阴阳系日月"。故日月之动，体现阴阳之变。又因为日南多暑，日东多风，日西多凉燥，日北多寒。故日月六间化为六气，风寒暑湿燥火，合成三阴三阳："厥阴风木，少阴君火，太阴湿土，少阳相火，阳明燥金，太阳寒水。"此为六经之道。

因此，七衡六间图吻合后世《伤寒论》"一气分为六气图"。见著名的郑钦安《医法圆通》。两者大同小异，一体二用，如下图。

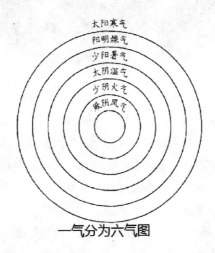

一气分为六气图

此图中的三阴三阳，由外往里的次第，与《伤寒论》编排相同。六经六节之变，能"究万病之本源，极万病之变态"；万病虽多，亦无非六气之所致者也。

可见，一幅"七衡六间图"贯通古今天文。天上地下，天文人体，浑然一体，传承千古。

可见，伏羲所传《周髀》并非只是记载天文数值，更是将天地时空、日月光影之象之数，转换为人体空间，展现生命之道，奠定中华医药的基础。

3. 头圆对应天圆，天如斗笠，阳气容积，人寿百岁

大儒董仲舒说："人之身，首而员，象天容也。"[①] 可见头首之圆，为天容之象。根据天圆如斗笠，可算得人体阳气的容积之数，进而求得人之寿命，应当百岁。如何计算？

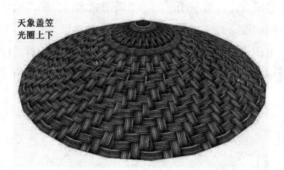

天象盖笠
光圈上下

《周髀》认为"天象盖笠"，"春秋分之日夜分之时，日所照适至极"，并形容"笠以写天……天数之为笠也"。

什么意思呢？当代人应知，太阳平行光线照射地球，一年之间，在南北回归线往来。若在北极观测，春分秋分之时，阳光与北极点相切，此时"日所照适至极"，与赤道垂直；一岁之间，阳光往来如光圈，一圈套一圈，上下往来。因此，从北极上空观测太阳光，有 365 个周日平行圈，大小相套；日为天统，积阳为天；因此可以得出"天象盖笠"概念。

《难经·脏腑度数》曰："人头者，诸阳之会也。"因此，人体阳气，随太阳运动，其容积为头为天，亦如斗笠。

古人用圆锥体公式来计算斗笠的体积。古人测得，人体每日 360 度

---

① 见《春秋繁露·人副天数》。

运转如周天，取圆周率为 3（天三人一），半径 R 为 60。督脉为阳气阳经之海，《内经》言长 45 寸。那么阳气圆锥体的体积 = 底面积 × 高 ÷3 =3×R×R×45 ÷3 =3×60×60×45÷3=162000

而此阳气体积之数，正好是二十八经脉（如光隧）总长 1620 寸的百倍：162000÷1620=100。

因此《内经》认为人的寿命当为百岁，如《灵枢·天年》云：

"黄帝曰：人之寿百岁而死，何以致之？"

同理，可求得太阳运行，一天当有百刻，太阳在天球四方运行；一岁百度。

二、头旋道首，斗历周旋

人首之上，有天道北斗旋转的形象——头旋。有人调查 6779 人的头发旋涡，发现人人都有头旋。秃顶或皮肤病患者也有头旋，只不过看不到罢了。[①] 调查发现约占 96% 的人，都只有一个头旋，而且 99% 都是顺时针方向旋转。

这与"天左旋，出地上而西，入地下而东"的方向相同。逆时针极少。可见，头旋正是体现天道之常，可称为人体的道首。

还有谁深入思考地面河流的涡旋？现在有不少学者认为：伏羲通过对黄河与洛水相汇形成的涡旋观察和描述，形成了流传千古、应用广博的太极图。

当代人知识丰富，有幸能知银河系运转，能知涡旋式轨迹，能知引力必定引起涡旋，能知地球公转自转；却不会联系到自己头顶的旋涡。两者惊人相似，难道没有关联吗？

1. 头旋指纹与北斗周旋的契合

伏羲观察细微，近取人身头顶的发旋；结合地理黄河与洛水清浊交

---

① 雷衍弘 . 头旋与头旋同血型关系调查报告 [J]. 医学研究通讯，1992（11）:20-21.

汇的涡旋；仰观天上北斗围绕北极周年周日圆旋；三者契合，可以确定，万物都在周旋之中。

我们可以认为，天上的道首乃北斗绕极，地上的道首为涡旋，人体的道首乃头旋。这就是说，古圣将奥秘无穷的生理，倒装入简单直接的物理，将高等生命倒装入地球运动之中。如此，由终极推知源头，用物理钤住医学。

这种天地人合一的思维模式，完全不同于西方，但却是中华民族的根本，怎么会轻易被西化思维认同呢？

2. 伏羲斗历的基本内容

古圣依据周旋的性质，编制北斗历，又称为斗历、甲历。北宋著名的类书《太平御览》清晰记载伏羲创甲历：

> 伏羲之代，五运成立，甲历始基，画八卦以定阴阳，造琴瑟以谐律吕，继德之乐，故曰《立基》也。（《历代乐》）

所谓甲历就是六十花甲子逐日纪日，就是十天干十二地支交错纪日。十天干，甲、乙、丙、丁、戊、己、庚、辛、壬、癸；十二地支，子、丑、寅、卯、辰、巳、午、未、申、酉、戌、亥。

《太平御览》还指出伏羲甲历的具体内容，包括立阴阳，定天地，推三光，以文（干支）应气，原文如下：

> "伏牺氏以木德王天下。天下之人未有室宅，未有水火之和，于是乃仰观天文，俯察地理，始画八卦，定天地之位，分阴阳之数，推列三光，建分八节，以文应气，凡二十四气，消息祸福，以制吉凶。"[1]

甲子历，被《内经》《伤寒论》所依，医学应用甚多，在此不引用。

三　身高人纹，日之纵横

再举纵横经纬之理，来说明人体式天文。当代李四光等著名地质力

---

[1] 见《太平御览·太昊庖牺氏》。

学家发现，自转力合公转力，对万物引发上下南北经向运动和左右纬向运动的附加力，因此产生天人合一。若生理学无法解释人体纵横之理，自然不明人体。

纵的方面。古人测得，春分时太阳的高度八万里（即地球半径），此为"远取诸物"。正常成人的高度八尺，足六阳经从足到头八尺[①]。此为"近取诸身"。两者术数之数（至数八），数量吻合。

人体经脉总长与日光之极亦同数。《周髀》中说："日光四极，径八十一万里。"《灵枢·脉度》载："经脉左右各一，共长十六丈二尺。"左右各八十一尺。因此人体经脉，如同光隧，上下纵横，其公约数，符合太阳光的运动。

横的方面。我们知道，太阳周日视运动轨迹，近似地表达为周日平行弧。《周髀》将其简化：冬至，日出于巽，日落于坤；夏至，日出于艮，日落于乾。日出日落点连线，巽乾、艮坤连线平行，相互平行有度，如同东西纬线。此为"远取诸物"。[②]

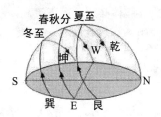

人身有横纹如纬，上下平行，左右平衡。其间有数，细心观察即知。譬如手中指，分三骨节，为纵如经；有数条纹，为横。这些横纹，大致平行，左右一致。此为"近取诸身"。

那么人体横纹平行，与太阳日出日落点连线平行线，有内在关系吗？古人当然认为有关系。这是人体纬线！

故古圣发现，人体纵横之纹理及经脉，与太阳视运动相关，实际与地球运动有关。

---

① 《灵枢·脉度》："足之六阳，从足上至头，八尺，六八四丈八尺。"
② 《周髀》："故冬至从坎，阳在子，日出巽而入坤，见日光少，故日寒。夏至从离，阴在午，日出艮而入乾，见日光多，故日暑。"

第三节　肢节必双：左右等长，上下等高

一、人形对称，天地相等

　　人体的外表，具有很明显的对称性，主要体现在五官、四肢、体形等方面。人的五官，通常成对，左眼配右眼，左耳配右耳，左眉对右眉等。四肢的对称等高，平衡方便，无碍行动。对称性是非常有用的。如果双腿不对称，不等高，就无法正常奔跑；双手不对称，就无法更好配合。

　　当然，人体的形态对称并不是绝对的。人体的内部五脏六腑，通常表现不对称，有利于人体重点发展，合理利用人体空间。我们的心脏一般在左边，两个大脑半球的功能也不尽相同。然而，古人认为五脏六腑之术数，依然保持某种对称性。细致考察河图洛书配五脏六腑即可知。

　　上述对称可以归纳为：肢体必双，上下等高，左右等长。这与古天文的重点，天地等高、阴阳均分高度吻合。《灵枢·邪客》更深一步阐释天人相应：

　　"黄帝问于伯高曰：愿闻人之肢节以应天地奈何？伯高答曰：天圆地方，人头圆足方以应之。天有日月，人有两目；地有九州，人有九窍；天有风雨，人有喜怒；天有雷电，人有声音；天有四时，人有四肢；天有五音，人有五脏；天有六律，人有六腑；天有冬夏，人有寒热；天有十日，人有手十指；辰有十二，人有足十指，茎垂以应之，女子不足二节，以抱人形……"

　　此段话曾被某位著名的医家指责为"都是毫无实践基础的东西""不恰当地把人体组织的各个部分和天地山川的各个部分配套合一"。笔者却认为需要小心对待。

　　此类天地互配人体之法，天人相应，需要悟之又悟。若不明白何为

天圆地方的数理，怎么知道人头圆足方之相应呢？若不知日月推明的天文内涵，怎么体会双目之明阴阳精华？

天地对头足，日月对双目，九州对九窍，风雨对喜怒……实乃天地之道，揭示人体之本。其中的配法，都可以成为临床的准则，皆可成一家之医技，流传千古。真是"成文自主一家言，立节可为千载道。"

下文举一法来说明。

二、十指茎垂，天地之术

人手有十指，足指及茎垂共十二；天有十日，地有十二辰，相互配属。古人纪之以十天干，十二辰，斗历。《内经》强调医道历纪。《素问·本病论》进一步指出，应当用干支历法来预测瘟疫的发生：

"余闻天地二甲子，十干十二支。上下经纬天地，数有迭移，失守其位，可得昭乎？岐伯曰：失之迭位者，谓虽得岁正，未得正位之司，即四时不节，即生大疫。"

可见，大疫之生，以干支为准，考察甲子异动，迭位移位，以明原因。

譬如，2003 年传染性非典型肺炎（SARS）疫情消退以后，有专家预测"下半年非典还将卷土重来"，世卫组织有关负责人也表示 SARS疫情随时可能再次暴发流行。但是利用干支来研究五运六气的中医专家如顾植山教授，在当年 8 月完成的《疫病钩沉》中预测：2003 年秋季"完全不具备运气致疫条件"，下半年"像上半年那样的大规模流行不会再出现"。后来的情况也恰如其言。

那么，为何考察甲子之术，能有医学之用呢？元代名道卫琪，贯通三教，曾经给予答案。他所传的诸多经文被上清派奉为诸经之首，传播正统道家文化，所言吻合《内经》等诸多经典。他曾经论述：

"文者，天干地支也。"

可见，"文"的本质即天干地支。他指出，在没有产生日月万物之前，已经存在干支甲子数理。

"甲子，先天地而生，此特因人而显尔。"

他还说，天干地支应三百六十骨节，有凝聚人体神气的作用。

"仰则观乎天文，俯则察乎地理，理亦文也。天文者，六十甲子日月星辰布列三十二天也；地文者，六十四卦配于三十六垒也；人文者，凝集三十六宫三百六十骨节中神炁也。"[1]

可见，人文凝结天干地支的神炁，故能感受天地之变；若天地失位，则人生大疫。干支具体运用之医法，载于《内经》，临床运用可见斗历干支钤法版《伤寒论》。

三、人体配对，天地本文

天地配人体，同为《内经》《伤寒》根本性的原则。当代研究者往往忽视人体、人文的关键地位，有人曾经提出：

"中医学中的天文知识是经过改造的，剥离了人文影响和神话色彩，并对阴阳、五行、天干、地支等概念的形成及其在中医学中的应用起到了决定性作用。"[2]

这是极有见地的，不过已经因噎废食。《灵枢·玉版》都强调："人者，天地之镇也。"可见，人的因素是中国古天文关键因子，自有深意。譬如，天干地支，人身配对之数，先于人体之形体而生；但是剔除人文，离开人体之理，也不会产生天干地支、阴阳五行等概念，并不能形成伏羲式古天文。

① 玉清无极总真文昌大洞仙经注[M]，道藏：第2册．北京：文物出版社，1988：606-607．
② 孟庆岩，相光鑫，颜培正，张庆祥．古天文学对中医理论体系构建影响[J]．辽宁中医药大学学报，2017，19（05）：89．

当然，人体精微难测，日月星昭然，容易立杆度量，因此古人习惯用天地配对人体。这种方法，由天而人，极广大而至精微，仿佛作对子一般，古人也归纳为"文"。当然，"文"的古义，内涵丰富。把"文"的含义搞懂，天文的纲要，医学的纲要就清楚了。

"文"的含义主要有两大类：纵横配对；揭示万物、人体本质。

1. 文：自然配对、对对子、合奏

《说文解字》："文，错画也。错当作逪、逪画者逪逪之画。"后世形容事物错综所造成的纹理，内有纵横交错之意。《史记》拓展此意："文者法地。"[1] 就是说，文，取法于地。地数偶，有左右上下，有纵横配对，并非杂乱无章。

就是说古人创作音乐、文学，重合奏、对子、对偶、对仗等，重视"合奏成文""文必有对"。如《荀子·乐论》曰："比物以饰节者也，合奏以成文者也。"刘勰在《文心雕龙》："造化赋形，支体必双；神理为用，事不孤立。"因此，"心生文辞，运裁百虑，高下相须，自然成对。"在古代，文人不会做对子还叫文人吗？

2. 天文：天地人配对的文理

那么天文领域，古人怎样对对子、合奏呢？主要给出三种。

第一种：地配天。"动静参于天地谓之文。"（《黄帝四经·经法·四度》）"经天纬地曰文。"（《春秋左传·昭公二十八年》）

第二种：天配人。"天人同文，地人同理。"（《鹖冠子·度万》）

第三种：天体配天体。姜太公曰：

"日月，星辰斗杓；一左一右，一向一背；此谓天陈。"（《六韬·虎韬·三陈》）

这主要指日行与月行一左一右，星辰与斗杓一向一背，即日月交错，斗建日躔，两大类配对。

---

① 《史记·梁孝王世家》记载：周道文，文者法地。

古圣总结，天地之文，玄黄色杂，方圆体分。玄黄、方圆都是天地之本文，可以用观测、测绘的方法把握。天文日月，叠璧以垂，丽天之象；地文山川，焕绮以铺，理地之形。天地高卑定位，日月两仪轮转；天气地气相交互，傍及万品，动植皆文。

3. 文：万物本质

《说文解字·序》言："文者，物象之本。"可见，北斗周旋，日月交错之文，绝非可有可无的装饰，绝非轻描淡写。纵横配对之文，实际揭示天象之本，天道周行的规律，亦指出天体背后的力量所在。

换句话说，古人是用天体、天地、天人的配对，归纳"文者，天干地支也"等，来解释万物的内在奥秘本质。"文"并非只是文章文采，只为装饰。"文法"实乃揭示自然的本质，是科学的宝藏。文法，配对的特点，反映出中华民族独特思维，是中国传统文化本质的体现。

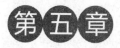

数控式天道：天球人体，以数相中

第一节 《内经》医道：和于术数

一、天道术数，羽翼阴阳，合人形决生死

天道一岁四时 365，有日月历数，有星辰之位，而人体有能力收受天道。《内经》名此为"余道"，即"人身之道"。《素问·气穴论》曰：

黄帝问曰：余闻气穴三百六十五，以应一岁，未知其所，愿卒闻之。岐伯稽首再拜对曰：窘乎哉问也。其非圣帝，孰能穷其道焉，因请溢意尽言其处。帝捧手逡巡而却曰：夫子之开余道也，目未见其处，耳未闻其数，而目以明，耳以聪矣。

此段经文，何为余道？余，身也。[①] 余道即身之道。即一岁 365 日之间，天道之气，舒展收敛，体现在星辰的位处，日月运行有序有数。人体的耳朵未必有意识地听闻过，眼未必见过，却能受上下之处位，受日月历数，目能明，耳能聪。《素问·金匮真言论》亦类似观点："五脏应四时，各有收受乎？"

1. 数理中医：术数

天道有数理，人体受之，身之道亦有。数理广泛应用在中医临床之

---

① 《尔雅·释诂》余：朕，余，躬，身也。

中。当代有位中医泰斗总结说：

中国医学（中医）以数理为基础，是数理医学，而非传统医学、经验医学，与实验医学也不同。[①]

数理逻辑正是《内经》《伤寒》的核心要素，名为术数。而西方医学，源于实验，是实验医学，并非源于自然。

2. 天人同数，公约术数

术数之学的基本原理非常简单。天地人都围绕天轴（地球自转轴、中轴）而运动，如同旋转木马，因而有数理上的公约一致性——术数、天人同数。

譬如《周髀》测得"天离地八万里"，《灵枢·经水》言成人身高八尺[②]；《周髀》测得天球之巅"璇玑"，径为十二千里[③]，《灵枢·骨度》言人之发巅十二寸，"发所覆者颅至项，尺二寸"；《周髀》测得周天历度365，出于"勾广三，股修四，径隅五"的"径五"，《灵枢·玉版》言"五至而已，五往而脏之气尽矣"[④]，《伤寒论》言："天布五行，以运万类；人禀五常，以有五脏。"

八万里与八尺、十二千里与十二寸、径五与五脏等，去掉各自的单位，天人公约，自然数相同。如同小孔成像，物与像有相似的数学之比。此类等比公约数、质因数，就是术数之数。

3. 法阴阳，和术数，医家两仪

可见，术数是古人归纳物质世界的数学结晶，借此演绎天地人。《素问》非常强调"术数"，指出术数之理与阴阳之断，为相互汇通之医道

---

① 吕光荣. 论中医是数理医学 [J]. 云南中医学院学报，2000，23（2）:1-7.

② 《灵枢·经水》："若夫八尺之士，皮肉在此，外可度量切循而得之，其死可解剖而视之。"

③ 《周髀》璇玑："径二万三千里。"

④ 《灵枢·玉版》："黄帝曰：上下有数乎？岐伯曰：迎之五里，中道而止，五至而已，五往而脏之气尽矣，故五五二十五，而竭其输矣，此所谓夺其天气者也，非能绝其命而倾其寿者也。"

两仪，同等重要，不可偏废：

"上古之人，其知道者，法于阴阳，和于术数。"（《上古天真论》）

可见，欲知大道，欲明医理，必须"法阴阳""和术数"，否则残缺不全。

古人多次告诫后人，必须学习术数，方能行正理。[①]此诫写于《管子》之中，该书被誉为中华民族世代相传的明灯。《淮南子·齐俗训》也有此意，表明放弃术数、听任耳目，则祸乱加剧：

"释术数而任耳目，其乱必甚矣。"

临床诊疗若只重耳目手口四诊之查，不及术数，疗效如何？必有所缺。当代有不少学者亦强调，术数与阴阳是《内经》的统帅、灵魂、骨架，"都是人们应该遵循的基本法则"[②]，对人体生命具有决定性的影响。

当然，过犹不及，古人亦告诫，不可以专任术数[③]。不过，当代人对术数知之甚少，斥为迷信，则不及之至。

4. 天地术数：始于一，终于九，决死生

术数之学，其内容浩如烟海。如何快速掌握？笔者指出，术数由数和术构成，从《内经》至数入手，可以快速体悟。常用的术数之序列，即《内经》的"一至九"：

"帝曰：愿闻天地之至数，合于人形，血气通，决死生，为之奈何。岐伯曰：天地之至数，始于一，终于九焉。"（《素问·三部九候论》）

一至九，这些天地至数，合于人形，通于血气，决人生死。《灵枢·九针论》又强调一至九，为"天地之大数"：

---

① 《管子·形势解》云："人主务学术数，务行正理。"
② 王洪弘，张共成.《黄帝内经》术数理论背景初探[J].陕西中医，2019，40（07）:924-926.
③ 《论衡·实知》："夫术数直见一端，不能尽其实。虽审一事，曲辩问之，辄不能尽知。何则？不目见口问，不能尽知也。"

"天地之大数也，始于一而终于九。一以法天，二以法地，三以法人，四以法时，五以法音，六以法律，七以法星，八以法风，九以法野。"

《内经》多篇论述术数之身体，术数之疾病，术数之诊疗，文多不引。

5. 术数：加减乘除而合天文之数

《内经》为何视"一至九"为"天地至数"？这些明明是最小的自然数！为何如此重要？这些自然数，若依天地阴阳的规则，通过简单的换算，即得到"天文之数"，如天度365、朔望之会135、万物之数11520，等等。

譬如，天周365日度，称为历数，上古代代相传，是最重要的天文之数。伏羲、黄帝、颛顼、尧舜禹等，都非常重视。《内经》的岐伯天师，溢志尽言，誉365为"真数"。岐伯是《黄帝内经》最重要的医学导师，恰恰也是掌管和测量周天历数之人。后世亦是如此尊重。经学大师董仲舒说得很直白：

"古之圣人，因天数之所止，以为数纪。"[①]"于其可数也，副数；不可数者，副类。皆当同而副天，一也。"[②]

可见，圣人思维，不离此类"天文之数"，并深入研究。

以3，4，5为例。《内经》多次言万物，此乃简称，具体为《周易·系辞》所言万物之数："万有一千五百二十。"[③]《汉书·律历志》亦言："气物之数，合万有一千五百二十。"正合《周髀》言北极璇玑为天地之极，为"万一千五百里"。而此11520=12×12×4×4×5=3×4×3×4×4×5；此3，4，5即至数，又合于勾股之理。

---

① 见《春秋繁露·阳尊阴卑》。
② 《春秋繁露·人副天数》："天地之符，阴阳之副，常设于身，身犹天也，数与之相参，故命与之相连也……以此言道之，亦宜以类相应，犹其形也，以数相中也。"
③ 《周易·系辞》："二篇之策，万有一千五百二十，当万物之数也。"

以 1 至 10 为例，一、三、五、七、九相加而得天数 25；二、四、六、八、十相加而得地数 30。汉朝落下闳提出交食周期，认为 11 年应发生 23 次日食，共 135 个月为"朔望之会"。此月数 135=3×25+2×30，即由"参天数二十五，两地数三十"（《汉书·律历志》）变化而来。可见，古人将日食周期，视为"一至十"的层层迭代，累积加减而成。

因此，所谓的术数之数，常用的"一至九"，源于天文合数。若分解天文合数，可成若干个质因数的乘积，或者乘积之和：

若依天地圆方等原则，"一至九"加减乘除，可得到关键的天文之数。

6. 术数之学，天文历律，可定万物之象

然而，通过分解质因数，只是求术数的一端。古人还以庞大的历数、多端的音律、广阔的度量、精准的容器、明确的重量，通过各种三五错综的方法，并用气候物候验证，求出、论证"自然之数"。求得一、二、三至九，十百千万之类，常用的自然整数。如《前汉纪·孝武皇帝纪五》所说：

律历。一曰备数。二曰和声。三曰审度。四曰嘉量。五曰权衡。参伍以变。错综其数。校之气物。和之心耳。以达自然之数。以顺性命之理。数者。一十百千万也。

可见，术数来之不易。但是，人人可识，能理顺生命。

又由于，天文之数对应日月星辰，天象交错往来，错综其数，则磅礴浩荡，化为万物。因此，可以据数而定天下之文，万物之象。此为《周易》所言：

"参五以变，错综其数。通其变，遂成天下之文；极其数，遂定天下之象。"

二、中国算数，实数十进，群生元首

或问，《内经》天地至数"一至九"，可视为万物的质因数、公约数，因此可以深入分析物质的几何形态、性质，可以决生死，那么怎样用于临床？

以五六为例。五六变化，纵横之数，可以合于太阳四方（即地球运动），因此称为"方术"。《伤寒论》精究方术，其精要即斗历干支钤法。因此，中医的数理逻辑在斗历版《伤寒论》中体现得非常充分。

斗历版《伤寒论》与宋本基本相同，但多了术数纲纪，逻辑体系也更为严密。并且，术数理论与临床技术，协调发展；阴阳术数，两相融汇；屡用屡验，堪称典范。

遗憾的是，医家大多不知斗历版《伤寒论》。当代中国人亦不明天文数学医理一体，也不去深究古天文"有色有形，有数有方"[1]的本性。这是误区，医家有必要弥补短板，否则难以准确传承。下文，重点介绍一些与《伤寒论》经方相关的古数学要点。

1. 数学：群生元首，数理中医

实际上，中国古数学的成就非常高，即便到当代也非常先进：

"人们不得不承认进入计算机时代，东方的"算学"恰好是符合时代要求的。他是这个时代最适合的，也是最现代的数学。自此，东方数学渐渐地走出了西方数学（现代数学）的阴影，走到了人们的面前。"[2]

当前，世界各国中小学数学教材的基本内容，大多传承于中国古代数学。最迟在汉朝的《九章算术》，中国就已齐备基本的算术、代数、几何。而印度、阿拉伯和欧洲的数学，发展得非常非常晚，缺乏丰富内容。

---

[1]　《文始真经·二柱》说："天地虽大，有色有形，有数有方。"
[2]　景丽敏.东、西方数学的碰撞——中国古代数学算法案例的启示 [J].课程教育研究，2015（08）：138.

　　著名的《孙子算经》，曾经给出算数的定义，说有如下用途：

　　夫算者：天地之经纬，群生之元首；五常之本末，阴阳之父母；星辰之建号，三光之表里；五行之准平，四时之终始；万物之祖宗，六艺之纲纪。

　　此段话含义非常丰富，与钤诀本《伤寒论》息息相通，简略阐述如下。

　　古算古数，构建了天地经纬。二十八宿纵横，天覆之经，疏而不漏；地主之纬，万物滋生；天地经纬，统领万物，万物得天地经纬而生，故为"群生之元首"。

　　古算古数又是"五常"之根本与末梢，阴阳学说之本源。《内经》与《金匮要略》多处论及"五常"，如《素问·六元正纪大论》以五常为五运之本，五常太过不及而为五运。[①] 那么，何为五常？五常乃天之运动[②]。天的运动，以北斗绕极为外显，故"五常""阴阳"皆为北斗运动的算数。

　　古算古数，把北斗之阴阳五常，分封于星辰日月，区分内外表里，故称为"星辰之建号，三光之表里"。

　　古算古数是记载四时五行的工具。由于日月星辰之行，高低远近，东南西北中，而有五行四时之分，其平准始终，可由古算古数计得。故云"五行之准平，四时之终始"。

　　古算古数是"万物之祖宗，六艺之纲纪"。万物由数滋生，遵从算法。六艺是礼、乐、射、御、书、数[③]。周朝官学要求"国子"掌握这六种基本才能，以为纲纪。

　　可见，古算古数是天文学、术数、医学等等诸多学科的根源内容。古算古数早已深深渗入阴阳八卦、河图洛书、太极图、易经与六十四卦

---

① 《素问·六元正纪大论》："帝曰：善。五运之气，亦复岁乎？岐伯曰：郁极乃发，待时而作也。帝曰：请问其所谓也。五常之气，太过不及，其发异也。"

② 《庄子·天运》："天有六极五常，帝王顺之则治，逆之则凶。"

③ 《周礼·保氏》："养国子以道，乃教之六艺：一曰五礼，二曰六乐，三曰五射，四曰五御，五曰六书，六曰九数。"《史记·滑稽列传》："孔子曰：'六艺于治一也。《礼》以节人，《乐》以发和，《书》以道事，《诗》以达意，《易》以神化，《春秋》以义。'"

方圆图之中，包括《黄帝内经》。

在中国医学领域，可以说，没有数学，即没有五运六气、三阴三阳。中医数理的气息无处不在，他们早已融合，骨肉相连，浑然一体，百姓日用而不知。

2. 实数系统

中国科学院院士吴文俊先生，独创"古证复原"科学方法，他认为：

中国的劳动人民，在长期的实践过程中，创造与发展了从计数、分数、小数、正负数以及无限逼近任一实数的方法，实质上，达到了整个实数系统的完成。[①]

可见，中国古数学是有关自然的实数系统。欧洲直到19世纪下半叶，才真正确认实数系统。并且，由于过分强调公理，而公理本身不严密，西方曾经出现新的各种悖论，爆发各类数学危机。

据说第一次危机发生在古希腊。希腊毕氏学派发现无理数后，非常恐惧，严密封锁消息，规定泄露消息者必遭严惩。还把发现者投到大海里，以示惩罚。即便当代西方数学，亦难以真正解决1+1等于几的问题。先贤认为，1+1通常等于2，可以（零指天地未交），可以等于1，可以等于3，等等，皆有具体操作。

中国的实数系统，其数值大到不可思议的地步。汉末徐岳《数术记遗》载："黄帝为法，数有十等，及其用也，乃有三焉……从亿至载，终于大衍。"北周甄鸾所注也讨论了十等数：

"黄帝为法，数有十等。乃其用也，乃有三焉。十等者，亿、兆、京、垓、秭、壤、沟、涧、正、载。三等者，谓上、中、下也。其下数者十十变之，若言十万曰亿，十亿曰兆，十兆曰京也。中数者，万万变之，若言万万曰亿，万万亿曰兆，万万兆曰京也。上数者数穷则变，若言万万曰亿，亿亿曰兆，兆兆曰京也。下数浅短，计事则不尽。上数宏廓，世不可用。故其传业惟以中数耳。"

---

① 吴文俊. 中国古算与实数系统（一）[J]. 科学，2003，55（02）：4.

甄鸾认为中数法最方便。最后一个大单位"载"，量纲分别是 10^{14}、10^{80} 和 10^{4096}，10^{4096} 比目前宇宙间总原子数 10^{80}，比围棋的阴阳变化数 3^{361}，大很多个数量级别。

另外，不知积微之数，怎么能知百亿与大千？在小数计算上，古数学家祖冲之以极限的思想，用割圆术求出 π，在 3.1415926 到 3.1415927 之间，亦是科学史上的丰碑。

3. 十进位值制

上古文明之中，只有中华才有完整无缺的进位制，并且运用到当代。对于中国的十进位值制，吴文俊院士赞叹：

"可以说是人类进化史上最伟大最重要的发明之一"[1]。

单位

$1×10^4+1×10^3+5×10^2+2×10^1+0×10^0$

11520

然而，当代中医理论很少探讨十进位值制。何为十进位值制？

所谓 10 进，就是以 10 为基数，逢十进一位；所谓位值，就是使同一数符因其位置的不同而表示不同的数值。借此，可以用算筹表示任意大的数。可以加、减、乘、除等运算，可以按一定的格式将算筹进行变易或易位，极为方便。

4. 以小兼大，数重则变

十进位值制，除了运算方便，思想深邃，还内涵"以小兼大"理念，吻合人有十指。譬如，古人称 10^{4096} 为载，但是"从亿至载，终于大衍"，为何终于大衍之数 50？

因为，从冬至到夏至半年间，太阳运行于赤道高度共 50 度，故万物亦不过 50，营气不过 50（《灵枢·五十营》），称为大衍之数。

---

① 吴文俊. 中国古算与实数系统（一）[J]. 科学，2003，55（02）：5.

但是，万物之多，数量无穷，怎么能用 50 来限制呢？《数术记遗》的天目先生，解释道：

> "数之为用，言重则变，以小兼大。又加循环，循环之理，岂有穷乎？"

这是说，因为循环之理，所以数量有无穷无尽；但循环乃重重叠叠，前仆后继，犹如原地踏步，故可以"以小兼大"。比如"一"，可以概括、监制、统帅很多其他数值。

这好比抓住牛鼻子，通过简单的数值即能把握无穷变化。好比，人体就一个头，却是领头，领导无穷的身体。

利用十进制的以小兼大，也容易理解术数"一至九"。可以将"一"理解为最上位，"二"理解为次位，依次类推，容易接受。因此，古人将九窍、十二肢视为上位，统领人体的千变万化。如《淮南子•天文训》言：

> "天有九重，人亦有九窍；天有四时以制十二月，人亦有四肢以使十二节；天有十二月以制三百六十日，人亦有十二肢以使三百六十节。"

《素问•针解》指出天地万物，都可以用"一至九"的十进位值制，以小兼大，概况身体：

> "夫一天二地三人四时五音六律七星八风九野，身形亦应之。"

笔者认为，天地至数一至九，是基于地球自转的均匀性、时间的均匀性。至数一至九，是对均匀的不均衡的计量，其理微妙而合理。

5. 确定性原则：次第之学

中国还存在着机械式的数学路线，完全不同于西方。最早意识到是中国著名数学史家钱宝琮先生，后来吴文俊教授又表述为：

> "要求在运算或证明过程中，每前进一步之后，都有一个确定、必须选择的下一步。这样沿着一条有规律的刻板道路一直达到结论。"[①]

---

① 吴文俊文集 [C]. 山东教育出版社，1986：286-287.

这条路线被称为"数学的机械化路线"。每一个确定，才有下一步，才有次第，才有最终结论。

在医学上，古人正是按次第认识人体。如《说文解字》言："体，第也。骨肉毛血、表里大小，相次第也。"

治病用方，亦有确定性的次第。《伤寒论·伤寒例》指出：

"医人又不依次第而治之，则不中病。"

如何层次深入，是专门的学问，非精思致力不能知。其要在太阳升降有确定性的次第。干支钤诀《伤寒论》正是此类医学算术，实乃确定性数学思维传统的体现。

总之，数学家吴文俊先生确认，东方西方的数学，各成体系，形成"双主流"，中国人切不可妄自菲薄。

实际上，中国古代科学在数学、天文、农学和医学等方面长期处于世界领先地位，至近代，才被认为、被外宣、被落后于西方。有鉴于此，我们更应当认真研习传统的优秀文化，接受其合理性，并发扬之。

三、天数人理，天人互函，形气互化

人们常常疑惑，人体的穴位经络无形，不可眼见，中国古人是如何发现的？是劳动人民在漫长的岁月之中，偶然发现，慢慢积累？还是打坐导引内观发现？其实《内经》的回答，非常明确：源于天文真数365，一岁历数。

1. 人之形体，化天数而成

一岁365天数，此为《周髀》的"天道之数"。此时，太阳南北运行，穿梭在二十八宿上下，细分为天地往来。每一天，阴阳一周，积累为人体的生理。如《素问·阴阳离合论》言：

"阴阳𩅢𩅢，积传为一周，气里形表而为相成也。"

因此，365 天，阴阳陶冶 365 周，形成气穴三百六十五处（《素问·气穴论》），孙络溪谷在此相会，此为针灸下手之处；进一步形成十二经脉，联络 365 节 [①]，统治疾病，不可不通；又形成五脏，禀三百六十五节气味（《灵枢·九针十二原》）。

汉代大儒董仲舒总结说：

"人之形体，化天数而成。"（《春秋繁露·为人者天》）

可见，《内经》人体具体的生理细节，气穴、十二经络、五脏皆通于 365，都是按照天地往来 365 的道理确定。这是天地生人的细化内容。

2. 天有十日，人有十指

《内经》的天文之数，并不多，"天有十日"最难懂。如《素问·六节藏象论》云："天有十日。"《灵枢·邪客》再次强调："天有十日，人有手十指。"

天上明明只有一个太阳，为什么古圣却冒天下之大不韪，犯浑乱讲？笔者考察，这一论点，源于古天文测量，有其特定深意。

《周髀·卷上》言："夏至南万六千里，冬至南十三万五千，日中立竿测影。此一者天道之数。周髀长八尺，夏至之日晷一尺六寸。"根据千里一寸，表高 8 尺，日影 1.6 尺，夏至南 1.6 万里为日下，利用勾股定理，弦长为 $8^2+1.6^2 \approx 8.1^2$ 尺，凭相似三角形，即知夏至日太阳距离处于地中的观测者，日高为 8.1 万里。

而《卷上》又言："日光外还，观之四极，径八十一万里。"后世北周汉中郡守天文数学家甄鸾注解说，《周髀》测得冬至日，正午太阳去北极 23.8 万里，日光距离北极 16.7 万里。两者相加为 40.5 万里；夏至夜半，也是 40.5 万里；因此天的大径，共计 81 万里。[②]

---

① 《素问·调经论》言："十二经脉者，皆络三百六十五节。"
② 《周髀》甄鸾注："求四极径八十一万里法：列冬至，日中去极二十三万八千里，复加冬至日光所极十六万七千里，得四十万五千里，北至其夜半亦然，并南北即是大径八十一万里。"

天的大径 81 万里除以夏至之日高 8.1 万里，为 10，故言"天有十日"。

为什么《灵枢·邪客》接着又强调"人有手十指"呢？

《说文解字》言"一达谓之道"，古文道从首从寸，大拇指 1 指，宽为一寸，为一达，为 1 道，10 指即 10 道。故取人体之上肢之端，测量其余四指合计宽 3 寸。这样左右十指共宽 8 寸。

古代成人标准为八尺之士。这是取法上古周制，与商制不同："周制以八寸为尺，十尺为丈，人长八尺，故曰丈夫"（《说文》）。《灵枢·脉度》也记载足之阳经，"从足到头为八尺"。

可见，十指宽 8 寸与标准身高 8 尺，比例亦为 10。因此，我们可以列一数学等式：

天的大径 81 万里：日高 8.1 万里＝身高 8 尺：十指宽 8 寸 =10

故《灵枢·邪客》言："天有十日，人有十指。"

3. 天地至数，稽从身出

十指的宽度与身高之比，吻合太阳之高与天光大径之比，都等于十。因此，人体外形之数等于律历的"自然之数"。可见，烦琐艰辛的天文测量，可以测出气的运动，可以复归于简洁自然的人形，直观可见亦求得生命秘密。这印证《鹖冠子·度万》言：

"天地阴阳，取稽于身，故布五正以司五明，十变九道，稽从身始。五音六律，稽从身出。"

天地阴阳，五音六律，都"取稽于身"，作为中医最核心的五运六气理论基石，都可以从人身得到。即以手五指为天之端，左右自然衍生十天干；如同周天分为十二月，身体上肢下肢分六节，左右自然衍生十二地支。同气相投，上下纵横，而成六十甲子。

4. 以形统数，以数完形

当我们说"十指""十天干"之时，也是对天文数理的归真。故人之形即自然之数。当代数学家吴文俊先生论述道：

> "与古希腊欧几里得系统的形数脱节者不同，中国古代数学中形与数是从来形影不离的。"[1]

总之，古数学强调形与数一体，形影不离。我们可能小瞧了这个特色，应当深入考究具体含义。《汉书·艺文志》记载：

> 形法六家，百二十二卷。形法者，大举九州之势以立城郭室舍形，人及六畜骨法之度数、器物之形容以求其声气贵贱吉凶。犹律有长短，而各徵其声，非有鬼神，数自然也。然形与气相首尾，亦有有其形而无其气，有其气而无其形，此精微之独异也。

笔者认为，形气形数是古人根据万物的形态、度数、气机，探求变化规律的法门。古代的形法，其根基是时空互转，实为当代分形理论的祖宗，应当深入研究。

四、历纪之数，三道行程，人身之纪

《内经》指出医道历纪。或问，什么是历纪？历纪其实正是科学的古义。历纪是指中华历法的应用，以日月出没在二十八宿为准，探究万物在时间空间中变化的规律。历法是中华文明结晶，全球独一无二。它绝非简单的流水账，平淡纷繁的日历背后，还有三大要点：日月星三道不变的历数、五纪为历，六十甲子规矩，深刻体现天文数学人体合一。

1. 宣明大道，三道历数

《内经》所重"阴阳四时"，各有天象。阴阳的天象，是北斗绕极等星象，平行于天球的赤纬，为赤道；四时的天象，是黄道（辅以白道）。因此黄道赤道白道三道，体现阴阳四时。

---

① 吴文俊. 中国古算与实数系统（二）[J]. 科学，2003，55（03）：8.

此三道的地位，《灵枢·外揣》言：

“非道，何可小大深浅，杂合而为一乎？”

三道逐日分记，成岁月日时之数，太阳回归年 365.24 日，太阴年 354.37 日，赤道 360，异常重要。

2. 历纪要点：五纪、历数、干支

古人如何制定历法？需要测得南北极轴，璇玑运行，北斗所建十二辰，木星所居，日月行程，综合而成。如《后汉书·律历下》：

“圣人之作历也，观璇玑之运，三光之行，道之发敛，景之长短，斗纲（之）（所）建，青龙之所躔。参伍以变，错综其数，而制数焉。”

如此综合考虑，并且符合“五纪为历”的细致要求，即《尚书·洪范》所言：

“五纪：一曰岁，二曰月，三曰日，四曰星辰，五曰历数。”

并且，历法诸多要素之中，最关键是大桡所做六十甲子、干支纪时，如《后汉书·律历上》所言：

“记称大桡作甲子，隶首作数。二者既立，以比日表，以管万事……三光运行，纪以历数。然后幽隐之情，精微之变，可得而综也。”

六十甲子结合历数五纪，可以探求万物的精微之变，幽隐之情。可以“以比日表，以管万事”。因此，后世《伤寒论》使用斗历，自然有渊源。

3. 算人形之六十甲子

那么干支纪日怎么来，世人多不解。古人有多种方法可以求得，此处以数学之法为例。

《素问·五运行大论》言：

"土主甲己，金主乙庚，水主丙辛，木主丁壬，火主戊癸……夫数之可数者，人中之阴阳也。然所合，数之可得者也。"

此处"合"意思为会合、相会。甲己相合为土，乙庚相合为金，丙辛相合为水，丁壬相合为木，戊癸相合为火。这是天地阴阳的相合。经文还指出，人的阴阳，可数可见。那么，什么是人体阴阳的相会相合？我们先来看一道简单的古算题：

今有三女，长女五日一归，中女四日一归，少女三日一归。问三女几何日相会？答曰：六十日。（南北朝《孙子算经·卷下》）

答案60。如何而来？5×4×3。若将人体的数之可数者，一只手，共有五指，合于金木水火土，三节共有四指。"所合所会"即5×4×3=60。十天干与十二地支，所合亦为六十。如此可求得六十甲子。

4. 三道循环，地球轨道的当代意义

三道历数是最重要的古天文之数，天地人的数学统一之处。古人看待历数历纪，并非孤立的，抽象的，而是具体的，逐日的，实用的，落实于万物万民的生命。上古圣王，据此治身治国，使万民不失其业，"以管万事"。

三道历数，中华历纪，实际上是逐日记载地球轨道运行的状态。

这提醒今人认识地球轨道的科学意义。试想，在虚无的太空之中，竟然产生地球轨道，多么惊人！地球轨道是可见与不可见的宇宙力量综合结果。怎么研究呢？

地球轨道，可视为一圈整体，如《淮南子·俶真训》所言：

"与蚑蛲，同乘天机，夫受形于一圈。"

地球轨道，又是分层的，上下升降有数，又有五运五政，如《素问·六元正纪大论》所言：

"天地升降，不失其宜；五运宣行，勿乖其政。"

地球圆周轨道中，各段落还具有各自特性，有六气风寒暑湿燥火之别，于是无中生有，虚而生化，死而复生，如《素问·五运行大论》所言：

帝曰：地之为下，否乎。岐伯曰：地为人之下，太虚之中者也。帝曰：冯乎。岐伯曰：大气举之也。燥以干之，暑以蒸之，风以动之，湿以润之，寒以坚之，火以温之。故风寒在下，燥热在上，湿气在中，火游行其间，寒暑六入，故令虚而生化也。

地球轨道的影响是全息的，天上地下生命都具备，充斥天地的，而中华历法逐日标记。历纪如地球轨道，但并非单纯的物理，而是同时具备化学、生物的特征，记载现在，预示未来，故可以运用于多种领域。难道可以忽视医道历纪吗？

五、天球数理，天地一至九，数控《内经》

《内经》天地至数"一至九"，常被忽视。其实是医道重中之重。因为，它将整本《内经》主要的医理内容，串联统一起来！小之则无内，大之则无外。深不可为下，高不可为盖。天地人、时音律、星风野都包括其中。

然而，当代人无法明确"一至九"的定义内涵。什么是一天？什么是二地（承前省略，为天地）？何为三人（承前省略，为天地人）……具体天文内容各是什么？当代人并不明确。

若考于《周易·系辞》只是粗略地讲："天一地二，天三地四，天五地六，天七地八，天九地十"，亦无法得到背景资源。不少学者呕心沥血，难明其一。

1. 浑圆天球，道首首然

《内经》并没强调一至九的天文内涵，自然不是藏私。有两种可能，一是当时太简而不需要说；二是太难而不能说。由于"天道夷且简"（陆机），不可能太难。在人人都知天文的上古，极可能是太普遍，太基础，因此不需要强调。

那答案是什么？其实简易，就是球的数理。我们可以从头悟入。古人称"头"为首，称为"道首首然"。头圆天容，对应天球。天球是最关键的天象，事关全局。注意，古人的天球即地球，即人首之理。

早在周朝，中国已经具备体现天球的仪器。到汉朝的浑象、浑天仪已经非常成熟。譬如，科圣张衡创制了水运浑象仪，逼真地形象地反映天球旋转，星辰出没。

制作浑天仪必须有工匠的思维。否则，如何创制演示天象运动的浑仪？必须具备点线面体的知识，熟悉球心、直径、勾股三角、四方、五面体等数理才可以制作。"一至九"是浑圆"天球"的空间性质、内在数理，并且具有明确的天象。笔者在此简单论证，以抛砖引玉。

2. 一至九的球面数理

一指球面之点到球心距离相等性质。至数"一""一天"的天象是指：万物围绕自转轴中轴，自转公转，小周大周，如同涡旋之炁，其形为天球。此为忠于一。若不得一，或病或死。

两为球的直径两端。至数"二""二地"的天象是指：天球分南北，上下两极；分东西，左右晨昏两柱。南北为天地，左右为阴阳。二元对子，相反相成，对立统一。直径两端的运动，可以构成球形。天有昼夜、地有高低、人有男女，世间处处皆是。

三为球面内接三角形，特例为勾股 $3^2=5^2-4^2$。至数"三""三人"的天象是指天球有三辰，为日、月、北斗，三者视运动代表自转力公转力及其结果，代表阴气、阳气、和气，其中和气代表人，故称"三人"。

四为球面正四方形，指天球的东南西北四极。至数"四时"的天象为春天、夏天、秋天、冬天；在地为东南西北。

五为球上五面体，至数"五行"的天象是东南西北为底，中宫中极为顶。有五方五位，东南西北中；在地为金、水、木、火、土。"中"为极点。陆九渊说："盖极者，中也。"

六律：球形的立体运动分有六节，为六律六气六间，如四肢各有六节。至数"六"的天象是"六律"，亦即《周髀》的"七衡六间"，为太阳、阳明、少阳、太阴、少阴、厥阴。

至于七星八风九野，因为内容繁多，笔者学识有限，不做讨论。下文仅对一至六的天象做探讨。

因此，至数"一至九"实际是对天球具体的天象区分，同时具有数理及几何意义，是数控化的古天文主轴。下文将具体探讨"一至六"的天象。因为从天象之中，容易体悟、感受数学的伟大力量。

第二节　一天：天球一宇，万物绕极

一、精光之论，云汉昭回，法象第一

或问《内经》天地至数"一"的天象，何为"一天"？当先理解精光之论。《素问·气交变大论》言：

"所谓精光之论，大圣之业，宣明大道，通于无穷，究于无极也。"

晴朗的夜晚，抬头仰望，璀璨繁星，精光漫天，试问，我们能发现什么，能通于无穷无极？

就是圆圈来回。古人早已发现云汉章回。《诗经》唱道："倬彼云汉，为章于天。"这就是说宽宽的天河啊，在天上循环章回。

云汉就是银河，好像天上的大河；夹杂星际尘埃之气，如烟如雾、如丝如纱，宛若光带，跨过天空，与北极圈擦肩而过。云汉翻腾，横竖有异，周旋不已。有时从天顶似庐山瀑布般，倒注于地，贯通天地如柱，故"天上银河泻，街前白浪滔"；有时则横贯东西，"是夜银河耿耿，玉露零零"。

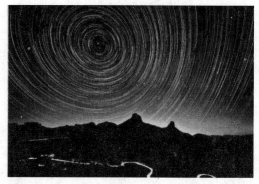

我们可用当代星轨图直观说明云汉昭回。因为地球的自转，繁星形成星轨。24 小时的星轨图是多个同心圆构成。有多少个圆，取决于相机对光线的敏感程度，即相机能看到多少星体即有多少圈。虽然白天肉眼看不清，但圆形星轨还在天空。

浩浩荡荡的星光，周旋昭回不已。此即"精光之论"的大道。后人做太虚图一名"无极图"。此图为一大圆，中空，表达周旋之象。图载宋林至《易禅图》，取名"法象第一"。

因此，"天一"的天象指万物绕极，小大周天，其形状"斗笠"，为盖天，为天球。万物绕极，是指有形之物与无形之气，绕地球自转轴，以北天极为共同核心，周而复始运动。

二、北极陶道，一天万物

银河昭回，所绕的圆心即北极、北辰、北极星，《内经》称为"太一"。太一并非北斗，《楚辞·远逝》写得很清楚："北斗为我折中兮，太一为余听之。"《楚辞·伤时》还说："缘天梯兮北上，登太一兮玉台。"我们知道，天梯北上，直达的是北极。因此，太一是北极。

1. 北极太一，含元秉阳

北极地位重要，乃元气流转的源泉。如：

"天皇大帝，北辰星也。含元秉阳，舒精吐光，居紫宫中，制御四

方，冠有五彩。"^①（《太平御览·服章部一·总叙冠》）

当然，数千年来，北极星名称历朝可能有变化，甚至错位。而且因为岁差等缘故，不同的星充当过北极星，不过在具体的语境，北极星"众星拱之"的地位还是明确的。

北极更是阴阳五行的根基。明末大儒黄道周，精通于天文历法，熟读孔孟程朱陆王，多次强调：

"皇极者，乃皇天所建其自有之极，即北极也，二气五行无此北极，不能自立。"

皇极即北极，静止不动。因为不动而能为众动之枢，是万物之性、命、心的根据，阴阳五行的枢要和元运纲纪。

2. 一陶万器，一道万物

或问，为何北极有如此重要的地位呢？这需要体会中华特有的生产实践：制陶。陶器是中国民族的特色和骄傲。早在新旧石器时代，上万年前，中国人已经会做彩陶。

在尧舜禹时期，舜帝及重臣皋陶，已经把制陶之道、天文、政治融合一起，归纳出"信其道德，谋明辅和"的理念^②，使得"政致雍熙"^③，后世总括为"陶道"。

所谓"陶道"指"一陶能做万器"的思想与技巧。简单来讲，批量制作陶器时，只需要利用一部拉胚仪器，通过旋转就可以把湿泥陶冶成自己需要的形状，再做深加工，烧窑等。

上万件形状各异的陶器，可以从同一个拉胚机旋转中出来，因此"一道能做万物"，如《文始真经·一宇》言：

---

① 《史记·天官书》："中宫天极星，其一明者，太乙常居也。"《康熙字典》记载：中宫大帝，其精北极星。
② 《史记·夏本纪》记载：皋陶作士以理民。帝舜朝，禹、伯夷、皋陶，相与语帝前。皋陶述其谋曰："信其道德，谋明辅和。"
③ 东汉王符著《潜夫论·本政》："否泰消息，阴阳不并，观其所聚，而兴衰之端可见也。稷、契、皋陶聚而致雍熙，皇父、蹶、踽聚而致灾异。"

关尹子曰："一陶能作万器，终无有一器能作陶者，能害陶者。一道能作万物，终无有一物能作道者，能害道者。"

3. 持身轴之动，道德造物

北极星作为天轴化身（地球的自转轴），就像天上的拉胚机，旋转天地阴阳，推生万物。故古人云"道德造物"[①]。正如，《文子·道原》所言：

"夫道者，陶冶万物，终始无形，寂然不动，大通混冥，深闳广大不可为外，折毫剖芒不可为内，无环堵之宇，而生有无之间也。"

这个陶字就已经形象地揭示生命万物被大道陶冶、天地筛选的本质。

道德造物，如同街边常见商贩制作棉花糖。他们撒些糖在转动轴上，糖被打散成雾状，然后用一条竹签在其周围，雾化的糖就粘连到竹签上，很快就成一大朵，大大的棉花云很吸引孩子们。

可见，缺乏生产实践，不了解"陶道"，难以理解北极的重要。道德造物，此乃人体的形成根本原理及医理。

三、得一而生，岁皆同病，干支钤法

北极是《内经》太一，正坐在地球自转轴延长线上，静默不动，似乎坐镇地球，监察天下万物。如何用于临床？《黄帝内经》之中，至少有三法：九宫八风法、钤法、五行平衡法。

1. 九宫八风，终而复始

《灵枢·九宫八风》，将"太一行宫"的运行规律分为"太一移日"的大周期与"太一日游"的小周期。北斗七星不同星的连线所指，就可

---

① 《新书·道德说》："性者，道德造物，物有形而道德之神专而为一气，明其润益厚矣。"

以区分两个周期，并且可以叠加在北极"太一"上。这对临床有重要启发与指导意义。

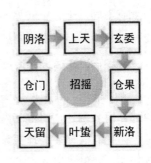

小周期是根据地球自转而划分，大周期是根据地球公转而形成的立春、春分、立夏、夏至、立秋、秋分、立冬、冬至之八节为周期，即大周期是由小周期累积而成。

"太一移日"自冬至之日始的大周期，如上图。这是《灵枢·九宫八风》所论"太一常以冬至之日，居叶蛰之宫四十六日……明日复居叶蛰之宫，曰冬至矣"，即从冬至日开始按照"九宫八风图"顺时针顺序围绕"中宫"，以"46-46-46-45-46-46-46-45"日共计366日的大周期依次流转于周边八宫方位，期间不再移徙于"中宫"；《灵枢·岁露》的"太一"周游1年变化规律也与其大致相符。

"太一日游"小周期，即"太一日游，以冬至之日，居叶蛰之宫，数所在日，从一处至九日，复反于一，常如是无已，终而复始"（《灵枢·九宫八风》）。

若将大、小周期相整合迭在一起，即发现八宫中复有九宫的复合式运行规律。若于关键时日出现相逆之"虚风"，则易留着为病。这是时间医学的临床运用典范[①]。

2. 岁露不同，皆有同病

"太一"的运动，星轨图的运动，年年岁岁都是一致的吗？当然不是。同中有异。古人区分"五纪为历"，以木星所在，名为"岁"。《说文》言：

"岁，越历二十八宿，宣遍阴阳，十二月一次。"

---

① 弓雪峰，崔红生，陈秋仪，任培中，吕明圣，张诗瑜. 基于"九宫八风"运行周期探讨加味升降散治疗支气管哮喘思路[J]. 中华中医药杂志，2021，36（01）：64-68.

岁有不同，十二年一循环，纪以十二地支，丰歉有异。《灵枢·岁露论》进一步提出"岁皆同病"的命题，说：

"黄帝曰：愿闻岁之所以皆同病者，何因而然？"

"岁有同病"，对此诸多医家已经有非常多的深入研究，本书不详细论述。笔者统计，整本《内经》都是从不同角度讲述周天，譬如岁与人体、生理、病理、医理关系。此不一一列举。本书所系的《伤寒论》干支钤法，即以"岁皆同病"为基本原理。

3. 得一之情，以知死生

北极，如如不动，宛若定海神针；人身若失去这种极性，则地动山摇，生死之分。如《素问·脉要精微论》：

"微妙在脉，不可不察。察之有纪，从阴阳始。始之有经，从五行生。生之有度，四时为宜。补泻勿失，与天地如一。得一之情，以知死生。"

因此，人体血脉气脉，在外，必须适应天旋地周，在内，必须上下如一，五行平衡。如同《道德经》言：

"天得一以清，地得一以宁，神得一以灵，谷得一以盈，万物得一以生，侯王得一以为天下正。"

如果万物没有得到北极的根性，那么天不清，地不宁，谷不盈，万物不能生。人体亦如此，极性散失，持身不稳，心神动荡，疾病丛生，甚至魂飞魄散。

第三节　二地：天球二柱，经纬往来

一、北极分上下：天地

或问《内经》天地至数"二"的天象，何为"二地"？《文始真经·二柱》描绘得更清楚：

> "一运之象，周乎太空。自中而升为天，自中而降为地。无有升而不降；无有降而不升。"

一运即北极。不动而虚空群星周之；代表转轴，转动虚无和元气，促使轻扬物质上升而形成"天"，浊重物质下降而形成"地"。上升至极而降，降低至极而升。

这是说北极指挥日月星辰的升降，万物的气机升降。正如《素问·六微旨大论》言：

> "气之升降，天地之更用也。"

这容易理解《内经》从万物上下来定义天地：

> "天地者，万物之上下也。"（《素问·阴阳应象大论》）

因此，地二的天象为：北极旋转，银河、星空之元气，清阳上升，逐渐形成天；日为天统，故日高之数为天之极；重浊下降，凝滞而为地。

在赤道上（纬度为0°），没有"恒显圈"也没有"恒隐圈"，各个位置的天体随着地球自转相继垂直地在赤道地平圈上升落。

二、北极转左右：阴阳

春分秋分日之时，日光刚好到北极。如《周髀·卷上》记载：

> "故春秋分之日夜分之时，日所照适至极，阴阳之分等也。"

此时阴阳等分，然后光道离开北极，或者左达，或者右达，夏至冬至，各有端点。两端点是阴阳的初始之处。《伤寒论·伤寒例》正是这个意思：

> 是故冬至之后，一阳爻升，一阴爻降也。夏至之后，一阳气下，一阴气上也。斯则冬夏二至，阴阳合也；春秋二分，阴阳离也。

因此，以北极为中心，天地元气还有左右周旋，故有阴阳之分。

遵循北极定位，结合太阳运动，天球（即地球）左右转阴阳，上下生天地，古人称为太极生两仪。天地阴阳实为天球细密的经纬。这类基本的天象就明白了，《内经》诸多原理，也可以秒懂。譬如：

"阴阳者，天地之道也，万物之纲纪，变化之父母，生杀之本始，神明之府也，治病必求于本。"（《素问·阴阳应象大论》）

阴阳为何是生杀之本始？因为，阴尽有端点，阳尽亦有端点，故阳生阴杀，各有本始与终结。

第四节　三人：天球三光，北斗日月

一、元气三分，三辰三光，三统三人

或问，《内经》天地至数"三"的天象，何为"三人"？

这是《内经》天地人"三才"的简称。与"三才"相关的古天文概念，主要有三光、三辰、三统等，相通一致。综合贯通，才能准确理解"三人"。

何为三光？即日光、月光、以北斗为主的星光。三光是古天文及历法的主体。《白虎通德论·封公侯》说："天有三光，日、月、星。"《汉书》说："三光，天文也。"直接将三光等同古天文。

何为三辰？《尔雅·释天》言："三辰，日月星也。"星，主要指北斗（实际地球运动）。如《汉书·五行志下》言："斗，天之三辰，纲纪星也。"

何为三统？《汉书·历律志下》言：

"三辰之合于三统也，日合于天统，月合于地统，斗合于人统。"

可见三辰即三统，其中星光以北斗七星为纪，统理人类。

因此，三光、三辰、三统，都是日月星，对应天地人，是大道的纲领。如《风俗通义》讲：

"三统者、天地人之始，道之大纲也。"这些概念都非常关键，必须了解。

二、日阳月阴，北斗掌和，物成于三

《素问·著至教论》指出，医道源于天度、阴阳四时、日月星光（三光），如此方能：

"上知天文，下知地理，中知人事，可以长久，以教众庶，亦不疑殆，医道论篇，可传后世，可以为宝。"

1. 三光在地，圣人统理

或问，为什么古人要把天文地理人事的三才、三光等，总括在一起研究？这也是中国古天文、中华历法的根本问题。答案有二。

第一，有三光而能遍照，无所遗漏，天道无遗。太阳只在白天照耀，月亮多管晚上，星星兼而有之。日月之大之明，还不足以代表天的光明，因此加上星辰，故取三辰三光。如《白虎通德论·封公侯》言：

"天有三光，然后而能遍照，各自有三法，物成于三：有始、有中、有终，明天道而终之也。"

第二，三才本源相同，自然统理。天文天象之本，地理之本，人事人体生理之本，都在大地。代表天地门户的二十八宿，也都是从地面上升。天地人的根本相同，自然需要统理。如《史记·天官书》言：

"三光者，阴阳之精，气本在地，而圣人统理之。"

2. 三光掌管，阴、阳、和

古圣强调，日月星三光，天地人三才，实际上是阳气、阴气、和气的代表。

《灵枢》言"阴阳系日月"，《后汉书》言"天者北辰星"，天以星纪。北斗七星代北辰行事，能均五行、分阴阳、主和。

正如东汉王符言："是故天本诸阳，地本诸阴，人本中和。三才异务，相待而成，各循其道，和气乃臻，玑衡乃平。"（《潜夫论·本训》）

《管子·四时》也说：

"日掌阳，月掌阴，星掌和。"

从当代天文角度看，太阳视运动为阳，反映太阳控制的公转力，月亮视运动为阴，反映地球引力控制下的自转力，两力冲会，成为地球合力。故完整的日月星三者，才反映地体和人体的天文力源。

3. 阴阳和，三合有命

阴、阳、和，三者相须，才有生命。凡是健康之人，阴阳必定平和。如《灵枢·通天》言：

"阴阳和平之人，其阴阳之气和。"

诸多经典强调无阳之阴、无阴之阳，无天之和，三者中的任何一方都不可能单独产生万物。三者之合，化生万物。如：

"独阴不生，独阳不生，独天不生，三合然后生。"（《春秋谷梁传·庄公三年》）

"无天而生，未之有也。天者万物之祖，万物非天不生。独阴不生，独阳不生，阴阳与天地参然后生。"（《春秋繁露·顺命》）

三合而生在《内经》中比比皆是，渗透在生理病理医理之中。凡是医理，必在调阴阳，气和神生。在人身，阴阳之气需要冲和才能正常运行。如《灵枢·血络论》说：

"阴阳之气，其新相得而未和合，因而写（泄）之，则阴阳俱脱，表里相离，故脱色而苍苍然。"

故万物的阴阳之气需要汇和之后，生命才平衡而生。以往学者认为三辰"三合而生"是根据《道德经》而来。由"道生一，一生二，二生三，三生万物，万物负阴而抱阳，冲气以为和"推导而得。《道德经》本身基于古天文，所言自然一致！

综上所述，日、月、北斗合观，阴阳和合而得"天和"，古人将三辰综合研究。

三、黄白赤三道，历法阴阳和

日月星，三光运行，速度不一。太阳视运动，古人用黄道记载；月亮的行程，用白道记载；二十八星宿轮回，用赤道记载；三者皆有象有数。

1. 三道在天，实乃在人，《内经》生理

黄道白道赤道，其实都是人体之道。当代地理认为，地球由自转而有赤道平面，由公转而有黄道平面，无限延伸到天球，即天赤道与黄道（还有白道）。人体随地球的运动，自然亦有三道。

《黄帝内经》认为人体形制、荣卫运行、经脉腧穴、气血虚实、阴阳四时、五运六气等等，无不契合于三道、日月星光。譬如黄道出赤道上下各 25 度，《后汉书·律历中》言：

"案黄道，值牵牛，出赤道南二十五度，其值东井、舆鬼，出赤道北二十五度。"

《灵枢·营卫生会》言人体卫气行阴阳亦 25 度：

"阴阳相贯，如环无端，卫气行于阴二十五度，行于阳二十五度。"

黄道卫气，两者度数相合。《灵枢·禁服》言"审察卫气，为百病母"，可见黄道运行的重要。

然而，后世的黄赤交角，计算值变小，失去吻合人体的本义。

2. 三辰交会，能生吉凶

既然三道亦在人身，引领生命，如此重要；那么日月星，三光冲会、交接，能生吉凶。如《汉书·律历志》云：

"太极运三辰五星于上，而元气转三统五行于下……三辰之会交矣，是以能生吉凶。"

魏·孟康注曰："三辰，日月星也。轨道相错，故有交会。交会即阴阳有干陵胜负，故生吉凶也。"

3. 三道南北，历法三光

但是，《内经》只做大论。三道的逐日南北运动，迟速进退，未有一致[①]。逐日细分记载，归于中华历法。历法体现出阴阳消长的分界。所以说，阳气受损的伤寒，其治法起手之处离不开历法。

历法记载天步有常，历历在目。如《后汉书·张衡列传》言：

"察三辰于上，迹祸福乎下，经纬历数，然后天步有常。"

综上所述，天地至数"三"的天象为三辰三光。古圣认为，天球元气，阳中热气，积累为日，因此日主阳，为天统。阴中寒气，积累为月，因此月主阴，为地统；日月之余精化为星辰，以北斗为主，因此北斗代表星主和，为人统，代表人。

故"三"为天地人之道，为阴阳和。阴阳冲会，得和而生，不得和不生。故言三生万物，用历法纪之。

---

① 《蔡中郎集·历数议》："且三光之行，迟速进退，不必若一，术家以算追而求之，取合于当时而已。"

第五节 四时：天球四符，北斗四指

一、北斗四指：元气四分

或问《内经》天地至数"四"的天象，何为"四时"？

《素问·六节藏象论》言："四时谓之岁"[1]，《伤寒论·伤寒例》亦持相同观点："十五日得一气，于四时之中，一时有六气，四六名为二十四气也。"大家知道，二十四节气是对回归年的划分，也是365.25天。可见四时是对周天之岁日度365.25的划分，将天球分为春夏秋冬。

那么怎么分四时呢？古人是用北斗指四维，定四立，立春立夏立秋立冬，分四时。如《淮南子·天文训》指出：

"帝张四维，运之以斗……故曰规生矩杀，衡长权藏，绳居中央，为四时根。"

北斗代帝（北极）行事，故斗柄指四维，为四时根。什么是四维呢？八卦八方中分四维、四隅。乾坤巽艮为四维；兑离震坎为四隅。其中四

---

[1] 《素问·六节藏象论》岐伯曰："五日谓之候，三候谓之气，六气谓之时，四时谓之岁，而各从其主治焉。"

维分别是西北、西南、东南、东北四个方向，隅分别是西、南、东、北四正方向。

斗柄指向四维，正好是四立之时：指向东北，立春（2月4日或5日）；指向东南，立夏（5月5日或6日）；指向西南，时至立秋（8月8日）；指向西北方位，立冬（11月7日或8日）。若是指向正北方位，冬至节到；指向正东方位，春分；指向正南，夏至节到；指向正西，秋分。

这种四立法划分方法与天文含义相符，却与气候含义差别较大。如2月初，正值隆冬严寒，却定为春季已开始。8月初，又正值盛夏酷暑，却定为秋季开始。因此，与实际自然现象有相当大的差距。不过，天文是根本，而气候随之而动。

当然，在跨度近8000年的历史长河之中，北斗围绕北极的性质不变，斗柄的指向北极没有完全偏离，但是，斗柄四指所在所定的节气却可能有不同。如汉代，南指立夏，当代却指芒种。故古人云"三百年改历"，如同时钟需要调校。

二、天有四时：万物荣枯

万物在四时中孕育、生长、繁荣、枯萎。在先秦时期，四时理论得到儒、道、法、阴阳等各派的重视，贯穿诸子与前诸子。如孔子有言：

"天何言哉，四时行焉，万物育焉！"（《论语·阳货》）

这句话典型地体现古人以"四时为天"的理念。

医家将四时阴阳视为万物的根本。如《素问·四气调神大论》言：

"夫四时阴阳者，万物之根本也。所以圣人春夏养阳，秋冬养阴，以从其根，故与万物沉浮于生长之门。"

四时理论，系统体现"天"的绝对次序。这是一种永恒东西、不变自然观。在此基础上，四时理论容纳诸多内容，包括自然、人事、医学、哲学、宗教、方术等方面。可以说，以四时四季为线索文献经典系统，从唐尧、禹夏一直贯穿到西汉，甚至流传到清朝，以至当代，影响广泛而深远，异常重要。

三、人气四时：相顺则治

有关四时的生理意义，《素问·宝命全形论》说得清楚：

"人以天地之气生，以四时之法成"[①]。

有关四时的病理含义，四时之法而成人体。逆四时则伐人之根本，五脏内变，故《素问·四气调神大论》言：

逆春气，则少阳不生，肝气内变。逆夏气，则太阳不长，心气内洞。逆秋气，则太阴不收，肺气焦满。逆冬气，则少阴不藏，肾气独沉。

如《素问·生气通天论》言：

"是以春伤于风，邪气留连，乃为洞泄。夏伤于暑，秋为痎疟。秋伤于湿，上逆而咳，发为痿厥。冬伤于寒，春必温病。四时之气，更伤五脏。"

《灵枢·五乱》亦言四时"相顺则治，相逆则乱。"[②]

有关四时的医理意义，《素问·八正神明论》有言：

"四时者，所以分春秋冬夏之气所在，以时调之也。"

治病需要分辨四时之气，可以用四时之胜法治理。如《素问·金匮真言论》言：

"所谓得四时之胜者，春胜长夏，长夏胜冬，冬胜夏，夏胜秋，秋胜春，所谓四时之胜也。"

---

① 《素问·宝命全形论》："天覆地载，万物悉备，莫贵于人，人以天地之气生，四时之法成。"

② 《灵枢·五乱》："黄帝曰：经脉十二者，别为五行，分为四时，何失而乱？何得而治？岐伯曰：五行有序，四时有分。相顺则治，相逆则乱。"

那么如何判断四气呢？譬如，春天、夏天，人迎脉比寸口脉稍微大；秋天、冬天，寸口脉比人迎脉稍微大，把脉就知道了。

第六节　五音：天球五行，太阳音高

一、五音五行，源于太阳

或问《内经》天地至数"五"的天象，何为"五音"？《灵枢·九针论》言：

"五者，音也。音者，冬夏之分，分于子午。"

冬夏子午之分，区分在太阳。而"音"之造字，为立于日。可见，五音的本义，主要与太阳的运行相关。

《管子·五行》又云："五声既调，然后作立五行。"可见，五声五音而后有五行。因此，五音以太阳为准，五行即以太阳视运动日出日落于二十八宿为准。然而如何表现？

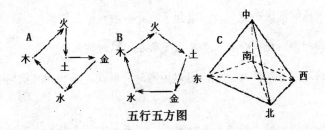

五行五方图

如上图，教科书常用 A、B，体现五行。但太阳视运动无法如此，故后人迷惑于五行之意。

C 图，为立体图示，将东南西北放在一个平面上，为二分二至太阳所在星宿，顶为中部。再将此立体图还原为半个地球，视为盖天，那么太阳视运动之理，就在此五行结构图之中。

此图亦吻合人体五脏之形，合乎《春秋繁露·五行之义》言："木居左，金居右，火居前，水居后，土居中央。"

太阳的天球视运动，正有五个极点，因此，古人还将天球分为：

五季。《五行大义》引《乐纬》云："春气和，则角声调；夏气和，则徵声调；季夏气和，则宫声调；秋气和，则商声调；冬气和，则羽声调。"[1]

五行五次。《春秋繁露·五行之义》言："一曰木，二曰火，三曰土，四曰金，五曰水。木，五行之始也；水，五行之终也；土，五行之中也。此其天次之序也。"

五时。《汉书·律历志》言："推五行，其四行各七十三日，统岁分之七十七。中央各十八日，统法分之四百四。冬至后，中央二十七日六百六分。"

五数。启蒙读物《三字经》都说："曰水火，木金土。此五行，本乎数。"五行又即日数！

总之，五行木火土金水，用途多端，并非仅仅是时间，亦管空间。如《素问·天元纪大论》也强调："各终期日，非独主时也"。

五行，可以分天球为五位、五音、五色，等等。古人通过辨五行之本末顺逆、小大广狭，所以观天道也。

二、阴阳舒展，角徵商羽

五音既然起源于太阳。或问，太阳会发出声音吗？当代科技表明，太阳也是有声音的。人们通过"多普勒效应"，发现太阳一张一缩地脉动，大约每隔 5 分钟起伏振荡一次。此类振荡和太阳黑子、日珥等不同。它不仅具有周期性，而且整个日面无处不在振荡。

形象地说，太阳就像一颗巨大的跳动着的心脏，造成"声波"、"重力波"和"磁力波"。这三种波动可以两两结合，三者合并。因此，在太空中，可以测得太阳的声音。

---

[1] 萧吉.五行大义 [M].北京：学苑出版社，2014：99.

古人怎样具体描绘太阳的五音呢？《白虎通德论·礼乐》具体解释道：

> 月令曰：盛德在木，其音角，又曰：盛德在火，其音徵，盛德在金，其音商，盛德在水，其音羽。所以名之为角者，跃也，阳气动跃；徵者，止也，阳气止；商者，张也，阴气开张，阳气始降也；羽者，纡也，阴气在上，阳气在下；宫者，容也，含也，含容四时者也。

这就是说，太阳的阳气发动为角，阳气止为徵；阴气开张为商，阴气收止为羽，而宫音混溶其他四音。五音具体描绘出阴阳气运动的模式，其中有生克关系，道理清楚，应用众多。

三、五行精气，节度五星

或问，为何古人以金、木、水、火、土命名五大行星呢？五星生五行吗？争议不断。既然五行立于太阳，自然不是源于五星。若将五星的出没同太阳所在的四季联系起来，则相关问题一应而解。

每年的十一月冬至，辰星见于北方，季节上属冬，五行上寒水当令，所以辰星又叫水星。七月夏至时节，荧惑星见于南方，季节上属夏，五行上炎火当令，所以荧惑星又叫火星。三月春分，岁星见于东方，季节上属春，五行上风木当令，所以岁星又叫木星。九月秋分，太白星见于西方，季节上属秋，五行上燥金当令，所以太白星又叫金星。五月镇星见于中天，表示长夏湿土之气当令，故镇星又叫土星。

所以五星不是五行的文化源头。恰巧相反，五行是五星名称由来的本源。五星是帮助我们认识太阳所在。如果我们将五星演化五行，则实际上犯了一个因果颠倒的、简单而幼稚的错误。东汉《论衡·说日》也说：

> "五星者，谓五行之精之光也。"

正如，古人普遍认为精微缥缈的精神生形体。这也指出，五行之精，形成五星。

第七节　六律：天球六气，北斗律吕

一、十二地支，六律六吕

或问《内经》天地至数"六"的天象，何为"六律"？《灵枢·邪客》言：

"天有六律，人有六腑。"

《灵枢·经别》言：

"六律建阴阳诸经而合之十二月、十二辰、十二节、十二经水、十二时、十二经脉者，此五脏六腑之所以应天道。"

六律为律吕之简称，即十二经脉源于六律六吕。可见，六律六吕之学，对中医而言，非常重要。不过，律吕之学，专业难懂，笔者智穷，留待高人，本书不做探讨。但是十二律吕由十二地支产生，两者有对应关系，则易知易用。

我们知道，古人将一周天分为十二时辰。按北斗七星绕北极转动一周天，将天球分为十二区，如香瓜之纹，并用十二地支表示。

《史记》《前汉》都非常明确地把十二地支配对十二律吕：

"六律，律法也，以统气类物。子曰黄钟，寅曰太族，辰曰姑洗，午曰蕤宾，申曰夷则，戌曰无射。六吕，吕，助也，以助阳宣气。未曰林钟，酉曰南吕，亥曰应钟，丑曰大吕，卯曰夹钟，巳曰中吕。"

因此，我们可以用十二地支替代六律六吕。

二、十二地支，万事根本

古人强调律吕之用，制事之本，掌握生死，由此可推知十二地支的重要性。如《史记·律书》指出：

"王者制事立法，物度轨则，壹禀于六律，六律为万事根本焉。"

《淮南子·本经训》亦言：

"六律者，生之与杀也，赏之与罚也，予之与夺也，非此无道也；故谨于权衡准绳，审乎轻重，足以治其境内矣。"

十二地支简易，查找历法，随时可知。如果看天象，以一岁为例。每当夜晚黄昏戌时，北斗斗柄指向寅位时为正月（一月），斗柄指卯为二月，斗柄指辰为三月，斗柄指巳为四月，斗柄指午为五月，斗柄指未为六月，指申为七月，指酉为八月，指戌为九月，指亥为十月，指子为冬月（十一月），指丑为腊月（十二月）。

北斗绕极一周，十二地支，子午、丑未、寅申、卯酉、辰戌、巳亥，相反相对，此为地支六冲，异常重要。此时阴阳同度，合为《内经》《伤寒论》的三阴三阳，详见后文。

三、十二地支，十二生肖

古圣为方便人们形象认识十二地支，选十二种动物以配地支，俗称十二生肖或称属相，即：子鼠、丑牛、寅虎、卯兔、辰龙、巳蛇、午马、未羊、申猴、酉鸡、戌狗、亥猪。

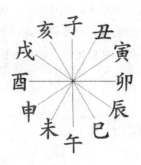

十二生肖起源很早，四川广汉古蜀国是远古生肖遗址。这是伏羲时代的产物[①]，发现了大量的十二生肖文物，其中有太极图、伏羲先天八卦、十二生肖刻在一起的玉器。

从文字看，先秦典籍中不乏记载十二生肖，到了张仲景的时代东汉，《论衡·物势》较早记载十二生肖：

"寅，木也，其禽虎也。戌，土也，其禽犬也。丑、未，亦土也，丑禽牛，未禽羊也。木胜土，故犬与牛羊为虎所服也。亥，水也，其禽豕也。巳，火也，其禽蛇也。子亦水也，其禽鼠也。午亦火也，其禽马也。水胜火，故豕食蛇；火为水所害，故马食鼠屎而腹胀。"

以上引文，只有十一种生肖，所缺者为龙。该书《言毒》篇又说："辰为龙，巳为蛇，辰、巳之位在东南。"这样至迟在汉代，十二生肖就齐全了。

《伤寒论》干支钤法所利用的生肖，即病人出生年的属性，也就有据可查了。

[①] 张如柏，刘天祐，杨庆灵，江亮.中国十二生肖起源地探微——基于四川广汉古蜀国出土玉器 [J].成都理工大学学报（社会科学版），2014，22（04）:1-10.

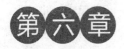

天道的当代理论支持

第一节 周天之本：地球之理，古今汇通

一、地球之势：自转公转，小大周天

本书是本医书，为临床服务。为什么反复强调地球运动？一天一岁、自转之天圆、公转之地周、小大周天？

因为地球自转公转，产生力学效应，如春蚕吐丝做茧，操纵着人间万物，包括人体，在各学科都有基础作用，对生命科学、医学尤有重要意义。而时下科技界对地球自转公转力已经有较多的研究，但并未被学界广泛认识，更没有被整合。

譬如高速的飞机，其形状、材质都受运动速度的规范。因而，自转公转作为人类及万物的生存环境，具有首要地位。地球自转公转，生命臣服。

本章从当代科技的角度，帮助读者理解中国古天文、中医天道的科学性。古天文的核心概念——一天一岁、小大周天，就是当代天文所言的自转公转。理由如下：

第一，古天文界定日影最短的两个冬至之间为一回归年，为"周天一匝"，测得365.25度；而一天等于一白昼交一黑夜，每12时辰转一周天。天不停周旋，地体周行。可知古人的周天，本质是指当代人认识的公转自转。

第二，古天文以北极星为天的转轴，转运昼夜，漫布元气，并以北斗周旋、日月相推、五星丽地为天的主要外显，据此制定历法。北极星正好处于地球自转轴的延长线上，相对不动，北斗七星是围绕北极星的旋转，周密而转。因此，北斗绕极的周日周年旋转正好指示了地球自转公转。

地球运动造成北斗指挥星宿运行的现象，即"斗转星移"，故北斗衍生的甲子历法，甚至中国所有历法，实际上都是以地球自转轴为中心，体现自转公转。

第三，无论是浑天说，还是盖天说，都认为天球围绕地体，带领日月星辰，由东自西、由西自东反复转动，为圆道寰道。如东汉蔡邕《月令章句》："天旋，出地上而西，入地下而东。"试问此天象，除了地球自转公转还有其他吗？

第四，中国历史上重要的星图，均是以北天极为圆心。北辰是古人认为的天轴，天者北辰星，因此北辰周旋所得的天象就是基于地球自转公转。

综合各自因素，中国古天文小大周天的本质即当代的地球自转公转。有心人可以秒懂。

二、地球泛兮：左右深浅，杂合为一

我们知道，人体随地球高速公转，一秒30千米，可以形容为须臾不可离。不飞的子弹难以伤人，高速运动的才致命。因此，医学首先要处理最基本的问题：

若人体受地球高速自转公转的制约，当如何构建医学？才是科学？

此问看似简单，实则极端重要。事关个人生死、国家安危、中华文明的根本复兴。企望诸位读者深思体悟，切莫等闲视之。

试问若不考虑地球的高速运动，人体的连续性、整体性在哪里？人体的精气神在哪里？没有精气神，怎么区分死人和活人？如何连接支离为一体？如何将 DNA、RNA 等等，多达 60 万亿的细胞混合在一起？组成器官，构成组织，变成一个人？

若不考虑地球运动背后的推动力，怎么能认清人体的生理病理？怎么搞得清药理呢？皮之不存，毛将焉附？

自转公转的运动，客观的，物质的，可以类比为能量，可视为一物，古人称为"道"。《灵枢·阴阳系日月》有言：

"非道，何能小大深浅，杂合为一？"

意思说若不是道，什么东西能将昼夜、毫毛、皮肤、肌肉、筋骨、津液、脏腑、经络、精神魂魄，等等，这些大大小小的成分统一在一起？杂合成为一个整体？

当然，古圣早就给出解决方法及答案。斗柄所指之道，不就是地球运动的大道吗？"大道泛兮，其可左右"。自转公转之大道，譬如火车的铁轨，左右两边会有高低不同，形成万物的左右上下。如此，才有人体的肝肺相对、心肾相交等生理，才有精气神的概念及数量化。

故从科学的角度讲，医学必须考虑自转公转的影响，而且必须深入，否则残缺，不完善，不科学。虽然很少有当代人研究，但极端重要。

试问，为何流感疫苗往往在六个月后失效？根本原因是在周天运动上，人体的受力有变化。可见，离开人体的天文大道，必然找不到生命及疾病治疗的真谛。

三、地球自转：生命之钟，上古之道

地球自转，昼夜节律，具体对生物的影响是怎样的？有部分内容被当代西方顶级专家揭开。大家知道，诺贝尔奖常常表彰西方最顶级的医学发现。2017 年的诺贝尔医学奖，颁发给三个美国人。这三位专家建立了最基本的生物钟研究框架，为更多的时钟基因和调控的发现提供了基础[1]。

---

[1] https://zhuanlan.zhihu.com/p/29847656

　　三人的工作窥探了生物钟的秘密，并解释了其工作原理。他们的研究成果解释了植物、动物以及人类是如何适应这种生物节律，并同时与地球的自转保持同步。

　　此三人在分子层面论证昼夜节律，凸显重要，因此被给予巨额奖金。虽然他们并未提出系统的临床方法，但提醒大家按时作息，不要熬夜等，须保持规律的生活作息。昼夜节律若被破坏，将发生多种疾病。

　　反观中国，早在八千年前，古圣伏羲氏早已经发现人体应当与昼夜交替同步；更深一步，用周天历度、天地阴阳等，统一天地人的规律。

　　古圣的伟大，即从当今忽视的自转公转、一天一岁等时空因素入手，肯定无上地位，贯彻于生理与临床，构建万古不衰的中华医学。他们虽然没有奖章，但有后人的崇敬、缅怀。

　　古时，中国人重视圣人之教，畏惧圣人之言；当今，舍近求远，盲信各类西方专家，造成知一漏万。不是很悲哀吗？

第二节　数控之本：地球动力，天人合一

一、人体第一力源：公转力自转力

　　当代地质力学的发展，已经对主流医学提出全新的挑战。因为，地质学家新近发现了地球公转力、自转力。因此，有地质学家曾经警告医学界：

　　"医学界不知道人与地球的关系，仅以解剖学内容建立医术。这都是科学史上的曲折。"[1]

　　这是当代力学一大进步。自转力、公转力，两者是无形的，但会随年月日的流转积累、释放震荡，造成各种地质灾害，影响人体存亡。既

----

[1]　张家祥.运用地球动力合成作用原理揭示地壳运动——"大陆漂移"力学原因 [J].北京地质，2001（04）：44.

然如此，西方医学怎么可以只将可见有形的解剖作为基础呢？这不是错吗？

譬如，地球的公转力，每当绕太阳公转15度，能使地壳、地幔、地核产生相对运动，有时引发火山、地震。

因此，地壳坚固如此，却似液体般流动。地球都震动了，人体怎么不受地球高速运动、自转公转的影响，甚至操控呢？抽样统计结果也显示，在火山、地震相关期内，89.2%的危重病人生命终止。历史上的很多名人和伟人也是如此[①]。

1. 地球公转力及自转力的地质测量

地球自转力和公转力，是中国地质学家率先发现的。最初，大家都认为，没有力，地球不会自转公转，但经典力学漏洞多端，并非彻底。牛顿的万有引力定律，无力揭示和解释与重力作用相违的地质现象：火山、地震、水平地壳应力、地壳运动、造山运动、大陆漂移、板块运动、地质热……

牛顿力学只能解释苹果会掉到地下，无法阐明苹果为何会生长到树上，更无法解释人体生命。因此，除了天文界外，众多学科无视牛顿定律。

这种现象直到公转力与自转力的发现才有所改变。中国地质学家在研究地壳应力的来源时，意外地发现地球公转力与自转力。

刚开始之时地质学家只是研究岩石力学。所谓岩石力学，是由土建派生演化而来的。它的起步基础只考虑重力应力，仅适用十几平方米范围。

后来扩大范围了，研究地质力学。著名的地质学家李四光曾搞过地球"变速自转力计算"，提出地球自转速度的变化，引起地壳发生经向运动和纬向运动的附加力[②]。李四光首创地质力学，但仅限地壳表层，区域性的水平地壳应力。1972年李四光出版纲要性巨著《天文、地质、

---

① 张家祥.运用地球动力合成作用原理揭示地壳运动——"大陆漂移"力学原因 [J].
北京地质，2001（04）：43-48.

② 见：李四光.地质力学概论 [M].北京：科学出版社，1974.

古生物》，初步揭开现代天文地球动力学的序曲。在尚未查出水平地壳应力的来源时，李先生离世了。

再后来，人们发现各大洲地壳应力非常突出，无法用重力和地球的万有引力解释。原苏联科学院的资料《地壳应力状态》（裴伟等著）指出，从库页岛至西西里岛，共测 3000 多点，发现水平力有时比重力大，甚至大几倍至十几倍，并且全球几大洲都有水平力。大范围、宏观的水平力，必然与宏观运动有关。宏观运动就是地球的自转和公转。中国也设有地壳应力的测量点。

李四光的后继者张家祥高级工程师，为了更彻底解决矿难等实际生产问题，从 1974 年起，开始进行"地球等速自转力计算"和"地球公转变速惯性力计算"及实验。经过长达 20 年的研究、测算、近 40 年的验证，在岩石力学、地质力学基础上，张先生发现了并反复证明"地球公转惯性力"的大小、方向和作用，受到学界的认可。

2. 地球动力，天人合一，掌管万象

公转力及自转力使全球的受力宏观而广泛。这是人体面临的最大的、客观的、运动的源泉。张家祥高工强调：

宇宙的实质是"力"，"力"是宇宙的"大管家""统治者""总导演"。造宇者为力，支撑宇宙的也是力。力掌管天下，覆盖万物。所谓自然选择，实质上就是力学的筛选。

力不仅掌管宇宙的天下，当然也掌管地球。人体、动物，分子和原子，无不接受力学的筛选。适者生存，不适者淘汰。包括"天学""地学"，甚至"人学"也应当向它靠拢，这就是普天通用的"天理"或"地理"。[1]

这些力是可以计算、预测的。地球和人体，甚至其他行星的根本受力有共同面，有同一性、同向性、连续性、周天性，故从人体、万物、地体都可以观测地球的受力。从地球亦可以观测人体，所以"天地人合

---

① 张家祥. 用"岩石力学"、"地质力学"、"地球动力合成作用原理"树立"地球力学"的哲学思想 [J].OVM 通讯，2003（03）：22.

一"是必然的，"一物知天"也是必然的。全球性的公转力和自转力的存在，可以视为天人合一的根本力源。

可见，人体和万物受地球力学支配，故天人合一。用"仰观俯察、近身远物"的方法观测自然和天文都是合理的，简单自然，故而不需质疑伏羲人体式天文。

3. 地球公转力的大小

正如《淮南子》言"欲知天道，以日为主"，地球公转力被认为是太阳给予的。但与太阳引力有本质的区别，不宜混淆。太阳与地球之间的万有引力，由引力和离日力合成，两者大小相等，方向相反，两者合成值为零的轨迹，就是地球运行的轨道，令其不得逃逸也不许坠落。

张家祥高工对地球公转力做了测量和计算。

"地球每年由近日点到远日点的往返运动的公转惯性力增量为地球质量的 4.27%，是巨大的。它不仅改变了地球公转速度，也改变了重力场的空间位置及形状，理论上不可无视"；

根据计算，张家祥高工指出，对于矿山地压型事故而言：

"事故虽然发生在矿内，其原因在于天上（星球位置决定）"[1]。

这是说公转力、自转力周天与人体密切相关，即除解剖之外，影响人体的还有控制性、整体性因素。这颠覆了医学的基础认知。

结合感冒无药、慢性病并发症多发、疫病无对策的当代医学疗效，试问医学可以不熟悉人体的天文周天？如同开车，可以不熟悉逐日逐月路况吗？

二、共点力周天：力学节律与斗历

或问，对人体有影响的是否只有公转力及自转力？不止。还有星际

---

[1] 张家祥. 运用"地球动力合成作用原理"揭示地质灾害简介 [J]. 北京地质，1999（02）:2-3.

引力（增量，主要指五星）、重力等，共四种，统称为地球动力。

可见，人体的存在，并不是孤立的，而是受四种地球动力联合影响。有时，重力并不占据主导位置。人们应从科学世界观上，放弃重力主宰世界的概念，更新力学观。这是当代非常重要的转变。就是说，形器之上，还有道的存在！

1."共点力"合成：全新的力学观念

地球的四种动力，都是天然力，同时推动地球及人体，对全球任何点都有影响，共同主宰地球及万物。任何一力的变化都将引起四种力"共点力"合成值的变化，引起人体及地球的变化。地球上任何重大力学现象（火山、地震、矿难等）都是合成值反映的结果。[①]

上述就是张家祥高工在 1994 年提出"地球动力合成作用原理"。这不是假说，而是基于地球运动而产生的力学基础理论，覆盖范围较广。凡牵连地球动力的学科：地质、采矿、工程建设、火山、地震、地壳运动、地质灾害等，均由它为力学基础，在理论上起着鉴别真伪和指导作用。

四种力的作用和一种力的作用显然是不同的。这种"共点力"合成效应，在理论上提示了单一重力作用的错误。

2."共点力"的节律：地震的力学原因

不少医生都意识到地震与疾病的发生密切相关。1994 年，洛杉矶大地震，心脏性猝死由平时每天 5 人增至 24 人，其中 16 例在地震发生 1 小时内发作，仅 3 例患者与体力活动增加相关，地震 6 天后，猝死发生率降至基线以下[②]。但医生们对地震何时发生，为什么会发生？疾病为何随之而来？大为不解。

张家祥高工给出答案，就是地球公转力。近 30 余年，他对地震的观察预报 400 余例，告诉人们：

① 张家祥.运用"地球动力合成作用原理"揭示地质灾害简介[J].北京地质，1999（02）：1.

② 宋明宝，钱德慧，黄岚.地震灾害对心血管疾病的影响[J].心血管康复医学杂志，2009，18（03）：298.

地震（强度 M 大于等于 7 和火山），多发生在地球的"近日点""远日点""日食""月食"；月球的"近地点""远地点""朔""望""上弦下弦"（农历初七和二十三）及中国历法的"二十四节气的节气"（立秋冬至……）前后两三天，偶尔（约百分之五左右）也与距太阳较近的金星、水星和较大的土星、木星等天相（位置）有关……如海城地震发生在"农历二十三"（过小年，距立春差几个小时），唐山地震为农历初二（凌晨），四川汶川地震为农历"初八"（上弦）。[①]

计算得知，地震主要是由地球公转惯性力引起！它与地球在公转轨道上的行程、行速和太阳系的星球位置或"天相"有直接关系。地震是地球公转惯性力为主的地球动力的合成值，集中作用到地壳深部基底的某一点上而产生的岩爆。

因此，只要掌握地球的受力状态，是完全可以提前 7 天左右预知预报的。也可以说每当 7 级以上地震来临之前，均可得知它应在哪一天发生，在 2 ～ 3 天误差条件下，可以达到 82% 的预想结果[②]。

3. "共点力"的历法：斗历与疾病

上述发生地震的常规时间节点，不就是《伤寒论》所依斗历的节气标识？节气变化时，人体生物学也会出现相应的改变，节气的阴阳转化与疾病的恶化有着非常密切的关系[③]。

又如蛛网膜下腔出血，约占急性脑卒中的 10%，是一种非常严重的疾病。典型临床表现为突然发生的剧烈头痛、恶心、呕吐。有人统计3179 例患者，发现小暑、立冬、霜降时发病人数较多。[④]

---

① 见：张家祥. 地震发生在哪些日子里 [A]. 中国地震学会空间对地观测专业委员会. 中国地震学会空间对地观测专业委员会 2009 年学术研讨会论文摘要集 [C]. 中国地震学会空间对地观测专业委员会，2009 年第二期。

② 张家祥"运用地球动力合成作用原理宏观预测火山、地震时间".《西北地震学报》1993，15（1）：100（和在日本召开东亚地震会议论文集，英文版）1993。

③ 见：李建军. 季节气候对人体生理病理影响的文献与实验研究 [D]. 北京中医药大学，2005.

④ 见：许凯，谢雁鸣，张寅，支英杰，刘艳，庄严. 蛛网膜下腔出血发病及死亡节气分布研究. 辽宁中医药大学学报，2018 年第二期。

既然诸多疾病发生在节气附近，如果能正确认识相应节气的背后力量——天地阴阳，不就可以增加胜算、准确治疗吗？而钤法版《伤寒论》正是如此解决病痛！

4. 公转惯性力：四时天吏；自转力：阴阳天使

地球公转惯性力的周期消长是一岁，可以看成"四时"，正如古人所言，四时为天吏，掌管赏罚，因而有地震及火山爆发、人体疾厄。

至于地球的自转力，周期是一天，可以看成"阴阳"。地质学家认为：

"从力学来看，地球自转的主要作用，就是维护地核正常工作，保障形成重力场，以便凝聚全球物质的稳定。"[1]

大至地球，小至生命亦如此。均匀运转的自转力，维持身体各类物质的稳定。因此，自转的作用，维持生命，真如《淮南子》所言，天使一般。

三、共点力公式与经方干支钤法

《素问·至真要大论》已经指出，万物受天地之力，岁月不同，力化有深浅。那么怎么分析受力？

张家祥高工认为，重力相对安静，以为标准，可得如下等式：

"重力异常"="原始重力"+"地球自转法向力"+"公转惯性力增量"+"诸星际引力增量"[2]

这个力学公式用于计算天文变化引起地质灾害，可以揭示地球上的重大自然灾害——火山、地震、地壳运动等。

笔者将这个公式引入《伤寒论》领域。因为重力维持人体之形，所

① 张家祥. 用"岩石力学"、"地质力学"、"地球动力合成作用原理"树立"地球力学"的哲学思想 [J].OVM 通讯，2003（03）:20.

② 张家祥. 运用"地球动力合成作用原理"揭示地质灾害简介 [J]. 北京地质，1999（02）: 2.

以我们用形体异常对应"原始重力"异常；用昼夜阴阳对应"地球自转法向力"；用五运六气对应"公转惯性力增量""诸星际引力增量"。故将上述公式换算为：

"人体异常"＝"形体异常"＋"阴阳"＋"五运六气"＝"器"＋"道"

就是说治疗人体疾病时，应当考虑形体的异常，并且考虑地球自转增量，公转惯性增量，五星引力增量。

实际上这就是伤寒干支钤法的临床公式。"形体异常"通过望闻问切可以得到，四诊法地；"阴阳"是《伤寒论》钤法定三阴三阳六病，"五运六气"是钤法定干支，字号症号。钤法及四诊结合，正是《伤寒论》经方的完整临床方法！

第三节　人体之本：天文真假，归之于身

一、真假天文，别在光影

或问，古人观察的天文主要属于日月星的视运动，光影之道，并非当代天文所重的真运动，是否失真？

古人对日月星的行度、轨道、历数等研究都是准确的，全球领先；古人正确地揭示天时，准确地制定历法，二十四节气还成为当代世界文化遗产。因此，中国古天文的客观性是毋庸置疑的。

而且，视运动的古天文，重在立杆测影，建立在地球运动的光学、音律研究的基础之上。还真实地揭示得道的质点之动、人体的天文。古天文视地球之边为天边，地球会隔在人体和太阳之间，因此，它还包含了"不可见"的天文因素，如暗物质、暗能量，反而能够更全面地揭示人与天之关系。

当代天文学则不同，种种简化丧失天文真意。

失去"向背"。当代把地球视为质点，不区分长短宽狭，认为地球椭圆公转。向着太阳有光，背着无光，昼夜有分，阴阳有别。对生命而言，不计阴阳，天壤之别。

失去"升降"。地球、太阳被简化为质点后，日地固定在同个平面上。但是，地球在运行过程中，以尺寸为单位，高低有什么规律呢？怎样研究天地之升降呢？都被简化了。这就好像行车在坡路，乘客上下颠簸，呕吐不适。远观还很平静很惬意，与实际相差甚远。这怎么可以？

失去"轻重"。当代天文学视地球质量为固定值推算。而古人用候气及立杆测影，结合天象，可以知道万物的轻重，随时变化，并对此做出细致分类。"清阳者，薄靡而为天；重浊者，凝滞而为地"，这非常实用的天文结论，可以用于临床，但在当代天文学中毫无用处、毫无地位。

失去"律吕"。地球震荡而发出妙音，就是声乐律吕。古人在冬至、夏至等时节，用律管、黄钟、磬、瑟、鼓等考究其中的声音，以建六律，以明阴阳，以调人心，此亦真天文学内容。

与当代天文的粗犷相反，古人观测细微，通过计算，以人体为准，发现天地升降、天旋地周、天圆地方、轻重有别，等等，并建立一以贯之的科学体系，涵盖整个自然及社会科学。因此，古天文既有数学基础，反映天文客观，更有身体实证，因此可以被理解，反而真实。

二、引力涡旋，人体模型

涡旋是中华史前文明的常见母题。古圣仰观俯察，近身远物，很容易得出天地人相似的形象是涡旋。在中华史前文明之中，广泛地存在"右旋律"或"顺时针律"式涡旋[①]。有古迹文物证明，河图洛书，也是涡旋图。中国上古彩陶也有大量的涡旋纹。实例太多，不列举。

① 王政.论中国史前彩陶纹的"右旋律"及其演衍[J].古代文明，2009，3（04）：74-82+111-112.

涡旋往往伴随地球的公转自转形成。近现代的物理学家开普勒、牛顿和爱因斯坦等，都认为行星或恒星自转可以在周围产生涡旋。地球公转自转力也被称为地球涡旋力。可见，地球处于涡旋场之中。

当代有科学家也站在"第二搅动的涡动演化和物质结构的角度去看物质世界"[①]，指出"天人合一"的物质性在非均匀、结构性的"涡动演化"，即天人合一在"涡旋"。那么人体呢？距今五六千年前的马家窑文化，就有个壶，如下图，反映出人体也是大涡旋。

壶是模仿人体而成，人面由双目一嘴显出。壶的腹部乃一涡旋纹，涡心突出，旋向为顺时针，右旋，水涡的特点是从周边向涡心旋动，越是到涡底，越有"深扭转入"的感觉。极度夸张？

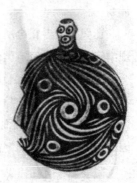

壶口小壶腹大，可见不是单纯用来蓄水，壶口有人面而腹部有涡旋如肚脐。这不就暗示人体有涡旋吗？

笔者认为，涡旋其实反映上古人体观、世界观以及方法论。古人耗费心力制作彩陶并纹之，是否在传递信息？希望后人加深对涡旋与人体的理解？只可惜，史前文明，无法言语，后人只能意会！

当我们看到指纹与银河系的旋臂图片相似，海洋上的飓风与头旋相似，我们怎么能否定涡旋式人体观？头旋揭示人体涡旋之道。道字由走之底和首字组成，"形而上者谓之道，形而下者谓之器"，头旋在头首，不就是道吗？

至于涡旋的动力机制，有科学家用日月的引力解释。

"月日引力涡旋运动的能量是巨大的，它将对地球的石、水、气、生 4 圈产生重要影响，形成表象各异而机理相通的天、地、生（人）大系统。"[②]

---

① 肖天贵，欧阳首承."天人合一"的物质结构观初探 [J]. 系统辩证学学报，2000（03）：22.

② 刘新亭，郑权利. 月日引力涡旋论的重要例证 [A]. 中国地球物理学会. 中国地球物理学会第二十三届年会论文集 [C]. 中国地球物理学会，2007：1.

这不就如古人一样，强调日月相推吗？当代科技的不断发展，似乎总在证明古圣的伟大智慧。可见，天地人，机理相通。

三、人择宇宙，秒懂天道

当代西方有些顶尖物理学家，将"人"植入宇宙学中，提出人择宇宙学说。他们似乎钟意上中国文明，利用"天人合一"构建自己的理论体系。

让我们看看霍金所说。霍金被誉为爱因斯坦之后，西方最伟大的物理学家。他认为宇宙学研究有三个条件是必须满足的：

"1. 它在四维之中；2. 它把引力包括了进去；3. 它是有限的，不必进行任何无限扣除。"

他接着提道："然而，不借助人存原理就无法解释条件1和条件2。"[①]因此，他解释如今的宇宙时说道：

如果知道在有限或无限的过去，宇宙以一种特定的方式演化，那么自下而上的研究方式将是合适的。但是在缺乏这样（有限或无限的过去）的信息时，自上而下的研究方式会更合适，即通过从终局回溯历史。[②]

就是说，如今西方的宇宙学，强调终点是什么状态（当下）而反推初始的状态是什么，强调"自下而上"到"自上而下"的人择转变。正如霍金所说：

"因为我们在这里。"

这是极富有哲理和艺术的一句话！霍金用它解释，在宇宙学问题多个解中为什么要选择这一解而不是那一解。

对于霍金来说，人择原理并不是可有可无的理论。它支撑着霍金的宇宙学研究，否则他无法描述宇宙。有点无可奈何。西方自哥白尼开始，

① Hawking，S. W. ，Penrose， R. The Nature of Space and Time[M]. Princeton：Princeton University Press，1996，48.

② Hawking，S. W. Cosmology from the Top Down[J]. Astrophysics. 2003，5.

"人"曾经被挪出了宇宙的中心，现在因为人择原理，某种程度上又被置回宇宙的中心。不过，这次体现了宇宙的真谛。

的确，不管是什么理论，都不能忽略人类在宇宙中存在这个基本事实。那么，宇宙与人，有些基本的内容就可以互相倒推：人有什么，宇宙就应当有什么；天有什么，人就有什么。人有五指，天有五行，不可不通，很正常，很简单。

那么，能否用仪器来测量天的五行呢？以目前的科技手段看起来很难。不过，测天地的仪器，可以是人体本身啊！

因此，利用人择宇宙的倒推、互证原理，我们再去读《黄帝内经》《伤寒论》，就会发现伏羲人体式天文学的高明、实用。

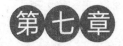

天道《内经》应用揭秘

第一节　周天之用：《内经》的元理论

一、天地周纪，《内经》之基

人体需要适应地球的一天一岁、自转之圆、公转之周，受制于圆周运行。《灵枢·玉版》总结为"周纪"，与天地合同，不得休止：

"上数天文，下度地纪，内别五脏，外次六腑，经脉二十八会，尽有周纪。"

那么，《黄帝内经》如何阐发相关医理？笔者强调三点，以便初学者留意。

第一，天地阴阳的学问。古圣有着非常先进的地理观。我们必须在地球运动及势力的基础上，才能准确理解《内经》的天地之道。此道源于立杆测日月星光。日月北斗，光阴往来；天地阴阳，上下左右之势。天光地影，内经人体，如同小孔成像般。天地之道，囊括阴阳四时、五运六气等等所有内容。

第二，历纪数控的学问。中华历法分为阳历、阴历、干支历，合纪黄道、白道、赤道。三道圆周运行的规律，也成为《内经》《伤寒论》的内核。

第三，环周嵌套环周的周纪医理。《黄帝内经》将人体生理、医理，分为不同角度的环周套环周，上契小大周天。譬如：

任督与十二经脉的环周。《内经》"阴阳四时"即一天一岁之理，即小大周天之理。任督、十二经脉与小大周天相应。

阴与阳的环周。如《灵枢·邪气脏腑》："阴之与阳也，异名同类，上下相会，经络之相贯，如环无端。"

营与卫相贯的环周。如《灵枢·营卫生会》："营在脉中，卫在脉外，营周不休，五十而复大会，阴阳相贯，如环无端。"《灵枢·动输》言："营卫之行也，上下相贯，如环之无端。"

五运与六气之环周。如《素问·六节藏象论》言五运之环周："五运之始，如环无端。"《素问·六微旨大论》讲六气之环周："初之气复始于一刻，常如是无已，周而复始。"

五脏六腑、人体内外的环周。《灵枢·经水》："凡此五脏六腑十二经水者，外有源泉，而内有所禀，此皆内外相贯，如环无端，人经亦然。"

这些相配的环周，相互之间交汇、相贯、相荡。但是，诸道浑成、相杂相合，"气神合道，契符上天"。[①] 人体与天地日月星的视运动、小大周天都是同步的。

二、圆周多端，音味位时

当然，天道的医用，并非只有历纪。除了五运六气、干支钤法，还有更多内容。如《灵枢·经别》有言：

黄帝问于岐伯曰：余闻人之合于天道也，内有五脏，以应五音、五色、五时、五味、五位也；外有六腑，以应六律。

就是说，古圣研究天道周天，有五音、五色、五时、五味、五位、六律等领域。通于耳者为五音，通于眼为五色，通于一岁为五时，通于口为五味，通于上下为五位，通于节律为六律。

的确，人类生存在地球上，所见所得都含天周，处于周天的海洋之

① 见《素问·刺法论》。

中。天圆地周，既宏大又细微，可从各个角度研究、应用。因此，产生各种形形色色的中医方法。然而万法归宗，统于圆周，归于天地之形容，才能有效。

不过，由于天文历法具有普适性，详细客观，容易被接受。因此，本书主要探讨伤寒钤法，只注重天时的应用。即便如此，亦只是初步，更多内容，留待机缘。

问题在于，当代理论研究者以为古人爱比附，故未深入研究，不知天大地大。失去天球天体，地球地方，失去天圆地周，人体的天行，中医亦无家可归，无法解释自己的真理。

三、太阳圆周，医道关键

《内经》非常重视太阳，一岁365.25，称为天度、真数，往来二十八宿，以为天地，人体身道，经络气穴等都受制于此。

1. 太阳之周，至德之光

或问，为何古人选取太阳为主？理由有四：

第一，万物生长靠太阳。日之功，生万物。如，宋代杨维德有言：

"黄帝遣大挠造甲子，大挠以日之功，能生万物，故随四时、因万物而为名，故成阴阳之施化，万物之始终，十干之象具焉。"[①]

第二，古圣归结太阳为"天统"，天下之动，根基于此。如《易》曰：

"天下之动，贞夫一也。"

第三，人之生不可离开阳气。太阳主阳气。《素问·生气通天论》言：

"平旦人气生，日中而阳气隆，日西而阳气已虚。"

第四，在汉代，中国人就认为月光及星都是日光所照。

---

① 见《景祐六壬神定经·释日第四》。

"《物理论》曰：京房说，月与星，至阴也。有形无光，日照之乃光，如以镜照日，而有影见。"[1]

既然太阳如此重要，太阳周天运动而成昼夜、寒暑、升降，《黄帝内经》则分别做了定义。昼夜为"阴阳"，寒暑为"四时"，升降为天地。

我们甚至可以说，中医所有的核心概念，都源于太阳视运动的区分，都是人体随地球相对于平行太阳光的运动定义。光影之动、内涵万物之理。正如，战国《礼记·乐》云：

"奋至德之光，动四气之和，以著万物之理。"

2. 周而为岁，景复其初

然而，古人用立杆测影求得365.25，非常不简单！当代的天文学家未必能准确理解，未必能实测而得！这需要艰苦的毅力、深邃的思想。我们先来看看测法的细节。《周髀·卷下》有言：

"何以知天三百六十五度、四分度之一，而日行一度？……于是三百六十五日南极影长，明日反短。以岁终日影反长，故知之三百六十五日者三，三百六十六日者一。故知一岁三百六十五日、四分日之一，岁终也。"

可见，古人至少需要连续四年，并且准确记载光影的最长点，才可以准确求得天度。《后汉书·律历下》的记载，略微有不同，更全面：

历数之生也，乃立仪表，以校日景。景长则日远，天度之端也。日发其端，周而为岁，然其景不复，四周千四百六十一日，而景复初，是则日行之终。以周除日，得三百六十五四分度之一，为岁之日数。日日行一度，亦为天度。

这段话是说正午太阳影长，见其复初，为日行之终，连续观察1461日，4年平均，得出365.25。可见，所谓《内经》天度，乃太阳视运行

---

① 见隋唐《艺文类聚·天部上·月》。

的时空，更是反映光影质点运动的规矩。

由此可知，测天度，要连续四年以上，不能出差错，而且，要准确计算余数 0.25。这当然是苦差事。必须要有专业的人，专门的天文台。这让我们更加相信，古中国人确实是世界上最坚毅的天文观察者。当代人很少愿意这样做，也不知道应当如此测量了。

3. 时间即天气，岁气会同

更重要的是 365.25 的余数！只是 0.25，每年冬至的日出之地不同，景不复初，天气开始之处就有不同；漏刻之度，也会有差。由此，《内经》确定岁气会同关系，即三合局。如《素问·六微旨大论》言：

"日行一周，天气始于一刻，日行再周，天气始于二十六刻，日行三周，天气始于五十一刻，日行四周，天气始于七十六刻，日行五周，天气复始于一刻，所谓一纪也。是故寅午戌岁气会同，卯未亥岁气会同，辰申子岁气会同，览巳酉丑岁气会同，终而复始。"

这里指出，天气始于一刻、二十六刻、五十刻、七十六刻。刻度是时间概念。也就是说，《内经》认为"天气"的内容关键就是漏刻——时间！由于寅午戌、卯未亥、辰申子、巳酉丑的漏刻，起始相同，因此"岁气会同"！《内经》相关的应用甚多，在此不引。

第二节 数控之用：《内经》的数理医学

一、定天度真数 365，贯通天地人

《黄帝内经》之中，医学事实与数学本质是统一的。守数据治是《内经》的特色。譬如《素问·疏五过论》言"循经守数，循按医事"；落

实到脉诊，"坐持寸口，治数之道"[①]；落实到医术，如五运六气法，查每一日的主气客气主运客运，求其归属，辨析病因而治之。

1. 天道之数 365

或问，为何《内经》的数理能贯通物理、生理、生物，能应用于医理？西方学术则不同，事实与数学本质分开，例如物理、化学、生物学是事实科学，数学则是本质科学。[②] 各学科各自为政，并未统一。

这是因为中医之数，受控于天度 365，由立杆测影测得。此乃光影之术，体现自转公转合一、时间空间合一、质点之微和宏观之大的合一，体现阳气之动，贯通万物。古人借此，求得各类"天数"，贯通天地人。

考古记载，九千年前，河南省舞阳县贾湖已经有立杆测节气。《周髀》用立杆测影测得"天道之数"。当然，相关数据，林林总总。只有至简至明，天上、地下、人体共有公约，质因数，才是真正"天道之数"。

《内经》所言天度 365，为真数历数，正是公约数。不仅指天上太阳视运动一岁所需时间，也符合地上冬至日晷勾股弦三边的周长 365 寸！人法地，地法天。地上日晷有 365 寸之理，人体更有三百六十五节、气穴三百六十五、孙络三百六十五、溪谷三百六十五穴会。故 365 正是天道之数。

2. 天度 365 临床大要

有人以为古人喜欢牵强附会，当然不是。地球自转公转 365 日，周而复始，难道全无痕迹？地质板块、温带热带，地球五带都由地球运动而来。人体不受影响吗？人体毫毛、脏腑经络极其敏锐，自然与之相应。那么天度 365，古人如何具体贯彻于临床实践呢？笔者略举如下。

在药物药理学方面：如中药学经典《神农本草经》载药 365 种，法365 度，一度应一日，以成一岁。梁代陶弘景倍其数，合 730 种，增 365 品，

---

① 见《素问·微四失论》。

② 齐文涛，严火其. 阴阳五行说是一种工具性本质科学——兼与西方近代数学比较[J]. 自然辩证法通讯，2013，35（03）:86.

又符合一年的 365 日之数。这些药物疗效可靠，至今常用，试问随随便便寻找 365 味药物就能对应周天吗？古人当然有玄机妙法，此处不论。

在方剂治疗方面：如《伤寒论》将方剂、药物的性味重量，与周天时节、度数建立临床联系，并用"斗历占之"的干支钤法来快速定位。

在针灸学方面：经络理论符合周天学说，不细论。

总之，古人不论是用药物或是用针灸来治疗疾病，都内含天度数控的观念。

二、定 360 日法，赤道平度，阴阳之衡

《素问·六节藏象论》言"三百六十日法"，世人常常误解。以为将 360 日当成一岁，另外留出五六天过年。实际上 360 日法将周天分为 360 份，内含《内经》根本医理。天周、圆周、阴阳四时、五运六气、九宫八风、六十甲子等皆符合 360 之数。那么日法 360，缘何而来？

1. 360 日法，赤道平度

日法为历法术语，即度法。如四分历，日法为四，是将一周天分为四份四度。日法 360，是将周天一圈分为 360 份 360 度。

将一天的圆周分 360 度，源于古人对赤道的测量。实非如西人所言，只为计算方便。《隋书·天文志上》云：

"二十八宿周天当五百四十度，今三百六十度，何也？"

此言指出围绕赤道的二十八宿周天 360 度。《后汉书·律历志》言："赤道者为中天，去极俱九十度。"结合可知赤道为正圆 360 度。其外形即地球赤道、东西赤纬。赤道去北极等高，因此也被称为"平"，转一圈正是一天，共 360 平度。

另外，360 平度，也合于恒星日与太阳日的差数。《朱子语类·天地下》："天行只管差过，故历法亦只管差。"恒星日与太阳日，时长相差 4 分钟，360 个差，等于一天 24 小时。古人称此为天与日的行速差异。

2. 圆周 360，阴阳之平

360 平度也是古圣求得的阴阳平衡之数。《灵枢》言阴阳系日月，太阳视运动一周，黄道 365 日有余，是"阳"之极，反映出太阳对地球（及万物）引力的逐日细分；月亮行十二朔望月，白道 354 日有余，是"阴"之极，反映出地球对月亮（万物）的引力逐日波动。日月两极，黄道白道之间，阴阳均平，取整为 360 平度：

赤道 =（白道 + 黄道）/2=（365.25+354.36）/2= 359.805 ≈ 360

万物生命正处于日月之间，阴阳往来。人体可见可数的阴阳，亦合于 360。这是阴阳制衡的结果。当由此理解 360 的生命意义。

总之，360 是万物"所受的两大引力"的平衡，体现出万物绕轴自转一周天；亦为"阴阳和合"平衡历数；是空间也是时间，具有生理医理意义。古人早已将 360 用于各门学科，应用于医学，是钤法六十甲子的根基。

三、定人形合阴阳，人与天，以数相中

《内经》有诸多大数让人难以理解。譬如为何经脉总长为 16 丈 2 尺；为何呼吸是 13500 息；营卫为何是 50 营，一周为何六十甲子 1440 气，等等。这些都是中医基础理论难题。实际上，利用光影之数，则容易求得真义。算法如下。

1. 天数内经转为人体常数

例 1：为何众人骨度长七尺五寸？

为何《素问·骨度》言众人骨度长七尺五寸？

立杆测影亦可得。《周髀》言太阳晷长："春分七尺五寸五分……秋分七尺五寸五分。"春分秋分，阴阳相等，为人之数，应人骨度。

《后汉书·历律中》言："漏刻以日长短为数，率日南北二度四分而增减一刻。"在天球上，南北为 180 度，180/2.4=75，即骨度。

已知人十月怀胎，朔望月取 30 日，一日一度一寸。30×10=300，则 300 为白道周长之数，而人法地，地为四方，周长 300 除以 4，方径 =75，则人之骨度，高为七尺五寸，符合实测。

例 2：为何昼夜一万三千五百息？

《灵枢·五十营》言"一万三千五百息，气行五十营于身"。《难经·经脉诊候》："凡一万三千五百息，脉行五十度，周于身。"

《周髀》言："冬至日晷丈三尺五寸。"日晷之长 135 寸即 13500 厘，与 13500 "息"，除去单位，天地至数，两者相等。

另外一种等式，人之呼吸亦如月之阴晴圆缺，恒星月为 27 又 1/3，取 27，取 27（日）×50（一日 50 周）×10（月）=13500。

注意，人的正常呼吸总数，除了应日晷之数，表示阳，还需要加上月数，表示阴，阴阳两者相加才准。

例 3：为何人体经脉总长为 162 尺？

《灵枢·五十营》言："人经脉上下左右前后二十八脉，周身十六丈二尺，以应二十八宿。"《灵枢·脉度》："凡都合一十六丈二尺，此气之大经隧也。"

《周髀》言"日光四极八十一万里"，日光为阳为八十一万里，日月阴阳两倍即 162 万里；与人体二十八经脉 162 尺相合。

例 4：为何一周一甲子有"千四百四十气"？

《素问·天元纪大论》言：

"千四百四十气，凡六十岁，而为一周，不及太过，斯皆见矣。"

用一道算术题来解释此题。吴敬《九章算法比类大全》载："三藏西天去取经，一去十万八千程，每日常行七十五，问公几日得回程。"答曰：一千四百四十日。

108000 里为什么是一周的里程？

周天之中，地数 36，就是阳城（周公测景台）所在极星出地高三十六度之数；测得天数 72，就是天球恒显圈内规的度数，两者和为 108，在天为 108 千里。

另外，《周髀·卷下》言"春、秋分日道径三十五万七千里"，约360千里，径一围三，春秋分时，赤道周长为1080千里，人合春分秋分而成，故为人气之数。

1080000里除以人高750分，等于1440。

例5：为何营卫之数五十营？

《灵枢·五十营》："所谓交通者，并行一数也。故五十营备，得尽天地之寿矣。"

古盖天派，测得黄道出赤道上下共50度，以黄道（太阳之动）为天，赤道二十八宿为地。故营气亦五十营。如《后汉书·律历中》记载：

"案黄道，值牵牛，出赤道南二十五度，其直东井、舆鬼，出赤道北二十五度。"

2.《内经》数控式医理：天与人，以数相中

上述等式简单，都可说明光影之数与人体之形密切相关。此外，《内经》言真数365及日法360，方圆同径，周积相等，含义更加丰富。

毫无疑问，古人将"天道之数"具体贯通于医学，将天数转为人体空间之数。如古人立杆测得"天有十日"，其数吻合人之外形，手有十指；测得冬至、夏至，昼夜时长相差二十刻，其数吻合人身上下，手指脚趾共二十；测得岁有十二月，其数吻合人有十二节；测得七衡六间，人有五官七衡，六腑六节。诸如此类，天与人，以数相中[①]。

这些天文之数控制着天文，数中有形，也控制着人体，调理、养生、治疗不可缺。《素问·三部九候论》总结概况说：

"天地之至数，合于人形。"

正是诸多的天道之数，构建了《内经》医理大厦。中医遵循统一的数理，人体的物理、化学、生物学是一致的，中医是数理医学。

---

① 《春秋繁露·人副天数》："以此言道之，亦宜以类相应。犹其形也，以数相中也。"

3. 数字错综，生理医理

数学的性质，可以加减乘除。《内经》也有多种人体数理加减法。下面列举两种。

第一种，推数而成人形。《素问·灵兰秘典论》云："恍惚之数，生于毫氂，毫氂之数，起于度量；千之万之，可以益大，推之大之，其形乃制。"此经文指出人体的乘法。人形起源于恍惚毫厘之数，相会相乘，千之万之，人体完整之形，得以定制。

第二种，将人形合于阴阳四时。《素问·八正神明论》："合人形于阴阳四时。"

举例解释。人形之可数是阴阳，可以眼见。一天分阴阳，共昼夜百刻，何以应之？人手十指自乘以十指，10×10 等于 100，吻合阴阳百刻运行；冬至夏至，立杆测影，日影往来 120 寸，人体何以应之？手十指与十二趾茎垂相乘，十天干十二地支相乘 $10 \times 12 = 120$，正是等于日影的盈缩之长；人常常望见半边天，人有九窍乘以手指脚趾二十晋[1]，$9 \times 20 = 180$，为周天 360 之一半，吻合天如覆盘。

人形合于阴阳四时是指出人体由外形可视之数变化而来。正如织布机，经线纬线，穿梭而成锦绣布匹；人体正是由手十指和十二趾茎垂之数交错而成，由天干地支经纬错综而成。所以，《内经》认为人形是数字构成。阴阳、四时、五行、十天干、十二地支都是周天之数，起初恍惚，相合相乘，经纬纵横，而成人体。

古人如此巧妙，将无穷无尽的人体，简洁数控。这套"可视化数理人体"理论，好比指出五彩缤纷的数字节目，其实本质还是二进制。由二进制"0"和"1"交错发展而有缤纷变化。

《内经》进一步言"数有迭移，失守其位"[2]，而有病理。阴阳四时、天干地支，相互错综，又可以做加减运算！具体运用于五运六气、子午流注、伤寒钤法等等之中。

---

[1] 《史记·楚世家》："一周为二十晋，公之所知也。"

[2] 《黄帝内经·本病论》："帝曰：余闻天地二甲子，十干十二支。上下经纬天地，数有迭移，失守其位，可得昭乎？"

四、定天六地五，历数参差，刻漏阴阳

《内经》常言五六，"天以六为节，地以五为制"。[①] 离开五六，则无中医。后人疑惑，为何"天六地五"而非其他？

笛子通常只有六个指孔，却能吹奏无穷；五六之变，不可胜数。其实用光影的历数，很容易求得五六之理。

1. 历数参差，天地有数

《汉书·律历志》言"天六地五"为"数之常"，并且阐明来源于"天地中合"：

> 传曰"天六地五"，数之常也。天有六气，降生五味。夫五六者，天地之中合，而民所受以生也。故日有六甲，辰有五子，十一而天地之道毕，言终而复始。

何为数之常？自古历数不易有常，黄道白道赤道，三道历数的整数为 365、354、360。什么是"天地之中合？"，以 360 为准，上下中和，加减参差，可以求得"天六地五"。

360-354=6（赤道历数 - 白道历数）

赤道白道，为阴主静，阴精变动登天，方得生命，故天以六为节。

365-360=5（黄道历数 - 赤道历数）

黄道，为阳气躁动不拘，阳精内藏得静得秘，化为地形，方得生命，故地以五为制。

因此，天地历数，中合参差，简洁求得"天六地五"。故曰"民所受生"，人体受天地之气而生，而有五脏六腑。

2. 天圆等于地方，解方程，得到天六地五

天生万物，若细分为天地人三端，代表阳气阴气和气，皆为整数。

---

① 见《素问·天元纪大论》。

已经测得天度、真数、历数为365。按天圆等于地方之理，天地人自乘，三者之和等于真数365。人为天地所生，阴阳中和，此时天地各半，因此人是天地一半的和。设天=2x，地=2y，人为（x+y）。列方程如下，求天地的最小自然数：

$$365= x^2+（x+y）^2+y^2$$

可用穷举法解方程，求得最小自然数解，为五六。

$$365= 10^2+11^2+12^2=（2×5）^2+（5+6）^2+（2×6）^2$$

天数六，地数五，合于人体之节、参差之势、五脏六腑。

注意：天地人为何用数的自乘——平方？因为，天圆地方，地方如围棋指正方形，方为数的自乘。人体应地理，若展开双手，两臂之长等于身高[①]，故用数的自乘。历数本为365.25，不计小数，因为整数为大数，大数必定统治小数，故先忽略。

因此，天六地五，变化积累，而成周天。此五、六即"至数"、质因数。

3. 昼夜百刻，往来六节，其形为五

天六地五，还可以从刻漏变动之中求得。

古人发现，昼夜的总长百刻是不变的，但每天白昼、黑夜的长短不一样。夏至前后，"昼长六十刻，夜短四十刻"；冬至前后，"昼短四十刻，夜长六十刻"[②]；春分、秋分前后，则昼夜各五十刻。如此计算，夏至与冬至的白昼相差二十刻。

这二十刻就是阴阳相差之数，体现在人体，最明显为手指脚趾，天上地下，共二十道！手脚各五指，故简化"地五"。

冬至夏至往来，上下各六个月，《内经》称为六六之节，称"天六"。因此，六月六爻，增减共二十刻，合于人手脚指共二十，一手为五。故为"天六地五"。

---

① 丘光明.中国古代度量衡标准[J].考古与文物，2002（03）：89.
② 《书·尧典》："日中，星鸟，以殷仲春……宵中，星虚，以殷仲秋。"孙星衍
　注引马融曰："日中、宵中者，日见之漏，与不见者齐也。古制，刻漏昼夜百刻。
　昼长六十刻，夜短四十刻；昼短四十刻，夜长六十刻；昼中五十刻，夜亦五十刻。"

五、定三阴三阳，地支六冲，历纪六气

《素问·疏五过论》强调："圣人之治病也，必知天地阴阳……"但在医学临床领域，人们只是习用阴阳，分为三阴三阳，唯独忽视天地。其实，《内经》的七篇运气大论将十二地支配比三阴三阳，讲得非常明确完整。如此，三阴三阳就有完整的干支纪历，进而与斗历铃法《伤寒论》衔接。

1. 地支六冲配三阴三阳

《素问·天元纪大论》云：

"子午之岁，上见少阴。丑未之岁，上见太阴。寅申之岁，上见少阳。卯酉之岁，上见阳明。辰戌之岁，上见太阳。巳亥之岁，上见厥阴。"

由此可知，子午配少阴，丑未配太阴，寅申配少阳，卯酉配阳明，辰戌配太阳，巳亥配厥阴。此地支六冲，配为三阴三阳！《五运行大论》《六元正纪大论》也是如此配比[①]。

		太阳	厥阴			
	阳明	辰	巳	少阴		
	卯			午	太阴	
少阳		男逆 ◯		右	未	
寅	左	女顺 ◯		酉	申	
丑	子				少阳	
太阴	少阴	亥	戌	阳明		
		厥阴	太阳			

---

① 如《五运行大论》云："子午之上，少阴主之。丑未之上，太阴主之。寅申之上，少阳主之。卯酉之上，阳明主之。辰戌之上，太阳主之。巳亥之上，厥阴主之。"
如《六元正纪大论》云："太阳之政奈何？岐伯曰：辰戌之纪也……阳明之政奈何？岐伯曰：卯酉之纪也……少阳之政奈何。岐伯曰：寅申之纪也……太阴之政奈何？岐伯曰：丑未之纪也……少阴之政奈何？岐伯曰：子午之纪也……厥阴之政奈何？岐伯曰：巳亥之纪也……"。

做图见上页：左边亥至辰，是厥阴至太阳，阳气分界；右边巳至戌，厥阴至太阳，阴气的分界。

古代最大的方书《普济方》之中，伤寒干支钤法，也是这种配法。《伤寒六气所属歌》云：

子午君火少阴心。丑未脾土太阴存。

寅申少阳相火位。卯酉阳明属燥金。

巳亥厥阴风木是。辰戌太阳寒水侵。

天地六气自然数。支上排轮仔细寻。

这就是说：巳亥配为厥阴风木，子午配为少阴君火，寅申配为少阳相火，丑未配为太阴湿土，卯酉配为阳明燥金，辰戌配为太阳寒水。

宋本《伤寒论》三阴三阳的篇目顺序，如下：

太阳→阳明→少阳→太阴→少阴→厥阴

这正如《内经·热论》所言：一日太阳，二日阳明，三日少阳，四日太阴，五日少阴，六日厥阴。注意，这是伤寒的病理深入的顺序，是反向的，生理顺序正是符合上页图。

可见《内经》、宋本《伤寒论》、伤寒钤法的三阴三阳，顺序一致，三者统一。

2. 《史记·律书》解密三阴三阳配地支

或问，上述配法，根源为何？太阳在一岁行一周天，经历十二月，纪十二地支。阳气的舒展和收藏，正是三阴三阳的运行次序。如《史记·律书》有言：

"律历，天所以通五行八正之气，天所以成孰万物也。舍者，日月所舍。舍者，舒气也。"

当太阳行至亥月十月，节气为立冬、小雪，太阳舍于二十八宿的东壁、营室、危宿；营室者，主营胎阳气；危宿者阳气之危，此时阳气不用事，故阴阳气不相顺接。《伤寒论》说："凡厥者，阴阳气不相顺接，便为厥。"故亥为厥阴。

当太阳行至寅月正月，节气为立春、雨水；日至箕、尾；箕者，言万物根基，故曰箕。南至于尾，言万物始生如尾也。《素问·四气调神大论》亦言"逆春气，则少阳不生"，春为少阳。《伤寒论》："少阳病，欲解时，从寅至辰上。"因此，寅为少阳，阳气始生。

依次类推，可以明白十二地支配三阴三阳之理。对照"七衡六间"图，即知两者一致。

六、定干支诊要，相并相冲，流变机转

"天，文也；地，理也"[①]；"文者，天干地支也。"[②]可知，古天文的应用核心在天干地支。《内经》涉及天干地支的医理，内容广博，文多不引，本节强调三点。

1. 十二地支，两两相并，诊法精要之一

十二地支，两两相冲为三阴三阳；每两个月并为人气，并为六节。《素问·诊要经终论》指出十二月两两相并，为诊法精要。

黄帝问曰：诊要何如。岐伯对曰：正月二月，天气始方，地气始发，人气在肝。三月四月，天气正方，地气定发，人气在脾。五月六月，天气盛，地气高，人气在头。七月八月，阴气始杀，人气在肺。九月十月，阴气始冰，地气始闭，人气在心。十一月十二月，冰复，地气合，人气在肾。

经文还指出，若不相并，则为十二经脉之败，并列举症状。或问，为何两个月的人气不能相并？可能因为治疗的缘故等，亦可能因为天时，即地支六冲，冲为三阴三阳。

---

① 见《鹖冠子·夜行》。
② 见《文昌大洞仙经》。

2. 十天干揭示脏腑病变逐日旺衰

十天干主理五脏，可测逐日病变，为脏腑的枢机。

如《素问·脏气法时论》曰：

"肝主春，足厥阴、少阳主治，其日甲乙，肝苦急，急食甘以缓之"。

如《素问·脏气法时论》言：

病在肝，愈于夏，夏不愈，甚于秋，秋不死，持于冬，起于春，禁当风。肝病者，愈在丙丁，丙丁不愈，加于庚辛，庚辛不死，持于壬癸，起于甲乙。

《素问·平人气象论》指出：

肝见庚辛死，心见壬癸死，脾见甲乙死，肺见丙丁死，肾见戊己死，是谓真脏见皆死。

3. 干支演化定五运六气

《素问·天元纪大论》等篇，阐明十天干化合五行，配属五运：

"甲己之岁，土运统之。乙庚之岁，金运统之。丙辛之岁，水运统之。丁壬之岁，木运统之。戊癸之岁，火运统之。"（《素问·天元纪大论》）

《素问·六元正纪大论》等篇，阐明十二地支配属六气：

帝曰：太阳之政奈何。岐伯曰：辰戌之纪也……

总之，干支之学，上法天度和星宿运行之理，下应人身脏腑、部位，涉及生理、病理、诊断及具体药物、针灸治疗等。具体模式，灵活多样。或直接应用，或与阴阳学说、五行学说多种模式组合应用，灵活变通。可惜，不被人重视，需要加强研究。

七、定干支疗法，五运六气，伤寒钤法

《内经》言医道历纪，并非泛泛而谈。五运六气、子午流注、干支钤法，都需要历法，明于干支。

1. 五运六气，年干支为主

《内经》的五运六气是用年的干支推算。区分具体的主运客运、主气客气、司天在泉。

这是说，古人首先要对具体年份的天文特性进行研究总结，后人可以根据"天干纪运，地支纪气"的规律，求出该年份的岁运（又称中运）、岁气，推求出一年五步的主运、客运，以及六步的主气、客气等。即将大周天 365.25 度分为平均的五段，金木水火土，五运之数；平均分为六段，为寒暑燥湿风火，六气临御之化。

这样在诊疗时，病人出生、疾病发生、治疗之日时，具体属于五运六气的何运何气就很清晰。可以明确运气特征，分清需要主次，针对主运客运、主气客气、司天在泉间气、中运的具体发病情况，具体判断疾病的病机，依天时而治疗。

2. 伤寒钤法，年日干支，法式检押

当然，五运六气强调年干支，在流行病学上针对群体性的疾病预测及治疗，极有价值，但忽视小周天——日的细微不同。因此，《内经》中进一步强调：

"圣人之为道者，上合于天，下合于地，中合于人事，必有明法。明于度数，法式检押。"（《灵枢·逆顺肥瘦》）

此处明法、度数、法式、检押指什么呢？

明法即四时之法。《庄子·知北游》言："天地有大美而不言，四时有明法而不议，万物有成理而不说。"《素问·宝命全形论》又讲："人以天地之气生，四时之法成。"可见明法是指在天为四时春夏秋冬，在地为东南西北，在人为生长收藏。

度数即周天历度的天度。一年365.25天为四时，为明法，为天度，故度数指（发病日）在天度的具体位置，因为该篇文尾还总结："明于日月，微于毫厘。"

法式即十二节。式，在古代又为天文工具，它以十二地支为主的地盘配天盘转动，以明天象，供人判断吉凶。《淮南子·要略》言："《时则》者，所以上因天时，下尽地力，据度行当，合诸人则，形十二节，以为法式。"四时明法三分，即为十二节。可见十二节即为法式。通常，十二节又名十二地支、属相。

检押即（发病日）天度押韵。《仓颉篇》言"检，法度也"；检以度，用（发病日）天度来检验；押，压也，如诗歌押韵。

可见，"明于度数，法式检押"即用365.25中的度数（发病日），用十二节之式法，来押疾病之韵。而钤法中最重要的歌诀《伤寒逐日受病入式歌》，逐日就是发病日，即是度数；入式就是把病人出生年押入法式十二节，确定字号证号。这种"对号入座"，不就是"必有明法，以起度数，法式检押"？

故钤法源于《内经》，具体以立春为区分点，区分病人的十二属相；将（发病日）的度数区分为六十甲子，借此临床。因此，《灵枢·逆顺肥瘦》发展了以年为主的五运六气学说，从古传承至今。

总之，强调历法，强调年日干支，《黄帝内经》所传，对古人而言是非常自然。当然，这是基础的对号入座的临床方法，怎么能包打天下？还需"圆通活法"，活用和突破；还需要合参四诊，不辨而辨等。

第三节　人体之用：天人同文的医学观

一、人体结构，上合天道

《黄帝内经》的人体结构理论特点是四位一体。数学、物理、化学、生物一体。这区别于西方生理学，源于古圣伏羲。近身远物，天人互显；由天识人，因人识天。后世发挥有完整的人体结构理论。可叹，当前中医院校仍无相关教学。改版的西医《系统解剖学》和《组织胚胎学》大行其道。

由天地至数与人形的物理入手，最容易切入理解《内经》的人体结构。按五六之数，大体可分为五体五脏理论、三阴三阳六经六腑理论。相互独立而又密切关联[①]。

1. 五脏五体理论

五脏，指心肝脾肺肾，收纳气血精华，主宰着人体的生长、生育、运动、感知、神志、情绪等重要功能。

五体，为"皮、肉、脉、筋、骨"的合称，即从属于五行的人体层次结构。五体理论的临床运用很广泛。

皮部理论是中医外治疗法的重要理论依据。阳明浮络的五色诊法，揭示了中医面部色诊的理论基础。脉系理论为主形成的经络系统，已经成为中医各科的诊治规范和理论源泉。筋部、骨部理论，为针灸、推拿、骨伤科的临床实践提供了理论指导。《内经》对于肉部理论未设专篇论述，但可系统地整理。

五体还存在着多样化的特征结构，如皮部所属毛发、肤、玄府；肉部所属肌、腠、分、溪、谷；脉部所属经隧、经脉、络脉、孙络、浮络；筋部所属经筋、宗筋、维筋、缓筋、大筋、小筋、筋膜；骨部所属关节、骨属、骨空、髓等概念。

2. 三阴三阳为主的经络、六腑理论

《素问·厥论》言三阴三阳六经为"巨阳"（太阳）、阳明、少阳、太阴、厥阴、少阴，与脉系结合，细分为人体十二经脉、十五络脉。六腑为胃、胆、大肠、小肠、膀胱、三焦。六腑的特点是中空，具有受纳、消化、排泄等功能。

---

① 刘斌.《黄帝内经》人体结构理论概述[J].中华中医药杂志,2018,33(11):4797-4800.

　　五脏六腑之间直接连接以经隧。《灵枢·阴阳二十五人》《灵枢·官能》皆曰"明于经隧"。阴阳统摄《内经》的脏腑结构。如《素问·金匮真言论》等明确标志了心肺居背为阳，肝脾肾居腹为阴的位置属性。

　　三阴三阳理论体系，连通内在五脏六腑与外在五体，表现人体由表及里的层次变化，更建立了人体分区序列。由此形成的开合枢理论，对后世中医的诊疗思路产生了深远的影响。并且，三阴三阳与十二地支对应，通于历纪，合于天道。

　　上述结构体系，可见与不可见并重，清晰有序，配属阴阳，吻合五六之数，是独具特质的人体基础医学理论。这是真正意义上的中医内核，反映人体的自然性、有序性、连续性，并有数理规范。

二、人气天元，出生时间

　　活人与死人，区别在一口生气。然而，如何研究这一口人体之气？古人指出关键之一：时间。

1. 时间即天气的刻度

　　《素问·生气通天论》说生气通天。《文子·精诚》亦言"神气动于天也"，可见，人体之气源于天。只需要把握天气即可以把握人气。但是，天气怎样把握呢？

　　《素问·六微旨大论》指出妙法，就是用刻漏的刻度，用十二地支研究天气。可见，时间就是天气的典型体现。时间是日月星视运动的记载与反映，当然通天道、天气。

　　那么，从当代技术看，为何人气与日月星天体运动息息相关呢？今人理解，因为日月地的天体运动，体现天体力学的开合和冲汇。不同天体运动，如有绳索（引力），才使角动量守恒[①]的人、原本不会变化的

———————
① 物理学的普遍定律之一。反映质点和质点系围绕一点或一轴运动的普遍规律：一个不受力或所受合力矩为 0 的系统，在理想情况下（比如忽略摩擦生热等），其角动量守恒。

人体变为生机勃勃之人；天体力源交错，如同引动潮水，无生无死之物，变为生长化收藏，才有死人和活人之分。

2. 出生天元

人体生气，有一个非常重要的时间、天气，那就是出生时刻（包括胎孕期）。BBC 探索频道 2018 年曾经拍摄《BB 的奇妙世界》，就说道：

"婴儿安全地躺在母亲的子宫内得到所有的照顾，但出生后那一切都开始改变。这小宝宝吸的第一口气改变一切，令他的血流从胎盘改道到肺部，封闭了心脏的一个洞，这改变大人要做开心手术才能做到。那只是他小身体里看不见的奇迹之一。这些奇迹确保他能存活下去。"

可见，出生是奇迹的一刻。这一刻，古人通常称为"天元"。

3. 地支冲会

生日天元，古人用斗历（农历）记载，年月日时分纪。斗历，北斗绕极，将一周天分成十二等分、十二地支，俗称十二属相。天元有位，分有阴阳，随着时间流逝，产生东南西北之别，就会有生克。

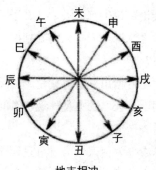

地支相冲

如图，假如子位出生的人体，随着周天时间的流逝，运行到午位，会如何？子午相对，受力自然不同！甚至相反。此时人体正气被动受到相对的力量，或加强、削弱、冲击、合成、汇聚，故有生克吉凶，或病或安。

治疗疾病、养生自然离不开此六元。《素问·天元纪大论》进一步以不同的出生年——岁，区分出生"天元"为三阴三阳，强调为"所谓本也，是谓六元"。

分清出生那一刻，所得的三阴三阳，即《伤寒论》干支钤法的入手方法。因此，干支钤法《伤寒论》需要用到病人的出生年及发病日，需要探讨其中的阴阳属性。

今人大多不知这个关键之处，不知中华历法揭示的阴阳五行，极其有用，被《内经》《伤寒论》所宗，至今有效。

三、天人同度，内经医道

什么是度？度，是将天球横分为许多度数[①]。人体的经脉运行"与天同度"：

"经脉流行不止，与天同度，与地合纪。"（《灵枢·痈疽》）

1. 人体气息，与天同度

人体的气息运行，也与天同度：

"呼吸微徐，气以度行，六腑化谷，津液布扬，各如其常，故能长久。"（《素问·天年》）

度数是圣人总结的天、地、人共同的规矩。如《素问·离合真邪》云：

"夫圣人之起度数，必应于天地，故天有宿度，地有经水，人有经脉。"

2. 天地福图，中医之度

古人对天球测出主要的度数，画出"天地福图"[②]。明代黄道周《洪范明义》记载如下：

---

① 见《朱子语类·理气下·天地下》。
② 见：许卉. 黄道周哲学思想研究 [D]. 河北大学，2013.50.

"北极出地三十六度，余五十五度，在北极之前，所谓天地之福图也。五十五度中割二十四度为夏至，前后日道余三十有一，并于天中，三十六度得六十有七，天地之中数也。天以此道立性造命锡福群生，北极不动，临之于上，以德敛福。"

上半年天气主事，夏至太阳的高度达 36 度 +24 度 =60 度，不能再高；下半年地气主事时，冬至太阳的高度为 36 度 -24 度 =12 度，不能再低，而北极高出地 36 度，故为天地之中，称为中极。太阳所处的 12 度，60 度，这些度数对应十二经脉，肋骨 12 对，六十甲子等。

3. 和圣度，阴阳六经之法

气的运行，不可过度或者不及，才能长久。《内经》指出，过度则生命不固，甚至病态。譬如，如果某一年太阳的高度，有过高或过低，导致寒暑不节，则生命根基不稳，《素问·阴阳应象大论》有言：

"喜怒不节，寒暑过度，生乃不固。"

又如荣卫之气，本当"漏水下百刻，荣卫行阳二十五度，行阴亦二十五度，为一周也"，但在病理的状态下，行有疾缓，不合于度，故当调之。

那么如何调呢？《素问·生气通天论》言：

"凡阴阳之要，阳密乃固。两者不和，若春无秋，若冬无夏。因而和之，是谓圣度。"

这是说，阴阳之要在和。阳，不可太快太缓，需密而固。若阴阳行度有差，如春无秋、冬无夏，只留孤阴孤阳，自然生病。调和春秋，均衡冬夏，和合阴阳，称为"和圣度"。

天道《伤寒论》应用揭秘

第一节　周天之用：《伤寒论》的医学基石

一、周天五常，人命关天

或问，自转公转，一天一岁，都有医学意义；那么，哪些临床典籍记载相关的医用，并且久经考验？最佳的答案乃《内经》及《伤寒论》。古人有云："《内经》惟医圣张仲景运用最熟。"[①] 本章主要讲张仲景传述的《伤寒论》。

1.《伤寒论》的医学地位

在专业人士眼里，《伤寒论》是很难超越的医学高峰。该书原名《伤寒卒病论》，由东汉张仲景所述，本于《内经》，传承中华上古文明。汉朝以后的中国医学史，1800年来，仲景学说一直处于主导地位，被称为医门正宗，中医之魂，哺育了世代名医。

据统计，自晋朝王叔和以降，因尊其法、用其方而成为医学大家的不下2000家。研究其学说的专著接近3500部，其中宋代之前139部，金元80部，明代253部，清代861部，民国227部，中华人民共和国成立以来约1000部，日本800余部。各级各类专业论文接近2000篇。[②]

---

① 张志聪. 黄帝内经集注 [M]. 杭州：浙江古籍出版社，2002：1.

② 李珊珊，刘世恩. 仲景历法医学的当代价值 [J]. 国医论坛，2016，31（05）：4-6.

在今天，仲景学说仍然产生着伟大而深远的影响，不仅可以治疗各种内伤杂病，而且为战胜突发疫情奠定了坚实的基础。不愧是中华数千年来治疗"卒然"①疫病的经典。

2.《伤寒论》三大类版本：天地类、阴阳类、函经类

后人学习《伤寒论》，当然希望选一个善本，然后开始用功，这样才容易学好。万一学错了方向，积重难返，祸害不小。那么怎么选善本呢？

笔者认为，《伤寒论》版本大致分为三类。一类以宋本为代表的《伤寒论》，包括桂本、康平本，等等，大众熟知。此类以阴阳为首，重三阴三阳。另外一类，《普济方》钤诀斗历版《伤寒论》，以天地为首，重视历法，十天干，十二地支，也有三阴三阳，近三百首歌诀，不过曾经被某专家称为"伪书"，世人不知。第三类，《金匮玉函经》为主，所重阴阳天地互函，可补充宋本医论之缺。

通常认为，新人学习《伤寒论》，宋本的白文本及经典注本是最好的版本。至于争论不休的某些条文顺序，其中个别字的对错，都是可以搁置的，没有必要去纠缠。

但是，钤诀斗历版《伤寒论》及《金匮玉函经》都含有宋本的基本内容，又有关键的不同。为何有此等差异，可有合理因素？笔者认为，这是医圣因材施教的缘故。

医家历来有因材施教的传统。《灵枢·官能》有言，中医需择人而教：

"捷疾辞语者，可使传论；语徐而安静，手巧而心审谛者，可使行针艾，理血气而调诸逆顺，察阴阳而兼诸方；缓节柔筋而心和调者，可使导引行气……各得其能，方乃可行，其名乃彰。不得其人，其功不成，其师无名。"

当时，医圣的亲传弟子众多，杜度、卫汛等都是名医。伤寒大家刘渡舟先生认为王叔和也是医圣亲传弟子，但并无定论。医圣教授，因人而异，众弟子各得一能，未得全部，亦是常理。因此，王叔和为首的一

---

① 《伤寒论·序》："卒然遭邪风之气，婴非常之疾。"

派，所传的宋本重视阴阳，是纬书。

如此，导致后人无法完整继承医圣的全貌，不知经方为天地阴阳之经纬，无法全面理解中医的科学性。因此，本书将以宋本为轴，汇通三类版本，整理复原，供大家参考。

3. 《伤寒论》与天地阴阳的关系

宋本《伤寒论·序》之中，医圣首先强调古天文的核心，经方的天文基础：

"天布五行，以运万类；人禀五常，以有五脏"[1]。

《金匮要略》开篇《脏腑经络先后病脉证》也强调：

"夫人禀五常，因风气而生长，风气虽能生万物，亦能害万物。"

五常乃天之五常，其形即五行[2]。五常五行两者都从天而来。如《庄子·天运》讲："天有六极五常。"

《金匮玉函经》的开篇《证治总例》将人体与天道，讲解得更明晰：

夫二仪之内，惟人最灵，禀天地精英之气，故与天地相参……头圆法天，足方象地，两目应日月，九窍应九州，四肢应四时，十二节应十二月。五脏应五音，六腑应六律。手十指应十干，足十指茎垂应十二支。三百六十节以应一岁。[3]

本段所言的两仪，即阴阳，其形象晨昏线如两仪推动；故《伤寒杂病论》建立在人与天地相参的基础上，含阴阳左右、四时上下，历法时序与人体的对应。《伤寒例》总结云：

"天地动静，阴阳鼓击者，各正一气耳。"

总之，《伤寒论》是以"天"为起点，以天地阴阳为主构造的医学体系。

---

① 《伤寒论·序》："天布五行，以运万类；人禀五常，以有五脏。"
② 《汉书·艺文志》："五行者，五常之形气也。"
③ 李顺保．伤寒论版本大全[M]．北京：学苑出版社，2001：151．

二、周天之气，决病死生

当西方还在纠结天地宇宙大道是否有"人择"因素时，《伤寒论》早已将"天"落实在医术上。可以如此总结，古圣认为瘟疫、常见病的根本原因在于：人体与天地圆周，如两大齿轮，上下左右相适应则生，不适应则"卒然"而遭疾、瘟疫、外感等。因此，古人强调"人命关天"；并尊称医生为"补天手"。

试问，不知"天"，能懂伤寒吗？医圣将"天"进一步细分为天地、阴阳、四时、三阴三阳、五行等，相关医用非常清晰。

针对阴阳，《伤寒论·辨脉法》中写道：

凡病欲知何时得，何时愈。答曰：假令夜半得病者，明日日中愈；日中得病者，夜半愈。[①]

日中夜半，昼夜阴阳，两者截然相反相对，正好是地球、人体、万物自转的两个端点。医圣认为病之愈，当求于此两者力量，令阴病得阳而解，令阳病得阴而解。因此，疾病的痊愈，要顺应自转的力量指向。

针对三阴三阳，医圣总结之诊疗精要难得：

"夫以为疾病至急，仓卒寻按，要者难得，故重集诸可与不可方治，比之三阴三阳篇中，此易见也。又时有不止是三阴三阳，出在诸可与不可中也。"（《伤寒论·辨不可发汗病脉证并治》）

这里指出，有三阴三阳，又有不止是三阴三阳。仓促之病，重在三阴三阳。

针对四时，天地上下，医圣强调"四时八节二十四气七十二候决病法"：

二十四气，节有十二，中气有十二，五日为一候，气亦同，合有七十二候，决病生死。此须洞解之也。[②]

---

① 张仲景述，王叔和撰．《伤寒论》．人民卫生出版社，2005：5.
② 张仲景述，王叔和撰．《伤寒论》．人民卫生出版社，2005：17.

四时八节二十四气以地球在公转中的位置划分，"决病生死"，必须洞解。在张仲景的体系内，不同的经方可以与不同的节气对应，做医生的需要洞察并利用之。

三、斗历方术，仲景之隐

斗历占之！《伤寒论》强调针对疫病类的"时行疫气"，或者"四时正气为病"，都应当依斗历：

"夫欲候知四时正气为病，及时行疫气之法，皆当按斗历占之。"

斗历乃正宗中华天文、标明时间，为什么医圣没有广传，知者甚少呢？

1. 甲子之乱：术数被禁

斗历是历术之学的内容，为术士所重。《史记·儒林列传序》记载大秦"焚诗书，坑术士"。术士若依天文天道，探知未来，批评苛政，即成妄言，而招致杀身之祸。如《五代史平话·唐史》讲术士："致人灭族者多矣。"因此，不能大肆宣扬历术。

张仲景的时代，东汉末年，黄巾起义，张角借道阐扬"苍天已死，黄天当立，岁在甲子，天下大吉"，但未能成功，天下更乱。甲子斗历之术，则被官方忌讳。因此，张仲景不言甲子斗历，有其历史背景。

后世历代皇帝都垄断天文历术，禁止民间私习天文，否则大加挞伐。如隋文帝下令："私家不得隐藏纬候图谶。"[1]自明清之后，自是无复其学，秘府之内，亦多散亡。故当代学人不明历术。

所幸如今信息发达，技术先进，天文成为百姓常识。然而，没有正确的古天文思维，历法还只是纯粹的计时授时，用处不大，故世人不知历术。

_____

[1] 见《隋书·高祖纪》。

2. 仲景方术：斗历之用

《伤寒论·序》中，医圣张仲景已经强调"余宿尚方术"，责怪"当今居世之士，曾不留神医药，精究方术"。方，大家熟知 113 方，什么是张仲景之术？

《后汉书·张衡传》言"衡善术学"。张衡是张仲景的南阳老乡，也是天文学大家，通历术。张仲景临床之术，离不开历术历法，不足为奇。

据考证，张仲景传述而有《伤寒论》。"述"者，谓遵循旧说。七千年来，中国一直用干支纪时 ①。自然离不开甲子干支，用干支历法临床和纪方亦很自然。

《伤寒论》以《汤液经法》为源，而《汤液经法》共有三百六十首方，为 3 乘 120 的周天之术，亦有历法。

总之，"时乃天道"，斗历之术，贯彻在《伤寒论》之中。这是被隐藏的主体内容。

第二节　人体之用：《伤寒论》四诊与干支

一、望闻问切，人体式天道

人体沿着地球之边，高速圆周运动。只有人体自身，才能准确揭示上下之气，是否相通；左右阴阳，是否得平。因此，直接诊查人体的中医四诊，望闻问切，是有科学道理的。相关根基就是人体式天道。

中医的四诊不需要昂贵的检测机器，可以直接获取人体病理信息，并做具体诊断，是特色。《伤寒论》全面系统、细致有效地运用了四诊手段，为临床提供了辨证论治的客观指征。下文简要说明。

---

① 蒋南华，王化伟，蒋晓红，谢坚．略论中华古代科学的先进性 [J]．贵州教育学院学报，2009，25（10）：51-58.

问诊：《伤寒论》中绝大多数症象资料由问诊获取。如恶寒、头项强痛、腹满、腹痛、体痛、不得眠、痞、头眩、口苦、咽干等，结合发病时间、发病过程，具有动态性的特点。可以判断病位病性：人体不通于何处？寒热虚实如何？

如"腹满时减，复如故"提示中焦虚寒，当治以温药，"腹满不减，减不足言"提示胃肠当中有里实积聚，治当攻下实邪。通过问诊了解患者的饮食情况，可以作为判断病人体质、感邪轻重、病发何经的重要依据。

闻诊：包括听声音及闻气味等内容。语音的轻重强弱及变异、语言的异常状况，咳嗽的不同表现，而且还有喘、喷嚏、呵欠、呕吐、呃逆、哕、干呕、嗳气、叹息、肠鸣和鼾声等。"夫实则谵语，虚则郑声"。通过观察语声的变化，辨别病证的虚实。

望诊：包括观察病人神、色、形态有无异常，可知人体不平之处。如论中252条"伤寒六七日，目中不了了，睛不和，无表里证，大便难，身微热者，此为实也。急下之，宜大承气汤"。外感六七日，而病人目光昏晕，没有神采、目睛转动不灵活，为失神的表现，正气大伤、真阴欲竭。阳明里热里实之证不显，乃机体反应能力低下所致。治当急下阳明以救少阴。在此，望诊所得的"目中不了了，睛不和"是辨证的关键。

还有仲景对舌的观察，涉及舌质、舌觉，并首创"舌胎"这一舌诊用语。如230条"阳明病，胁下硬满，不大便而呕，舌上白胎者，可与小柴胡汤"。"胁下硬满"是少阳经气不利，"呕"乃少阳胆气不舒、横逆犯胃。治以小柴胡汤，使"上焦得通，津液得下，胃气因和，身濈然汗出而解"。在此"舌上白胎"成为了辨证关键。

切诊：包括切脉及按腹等。

脉法的内容非常丰富，以寸口脉诊为主，衡量人迎气口，往往起到关键作用。《伤寒论》将脉象作为判定病发阴阳、疾病预后的重要指标。

腹诊：指对腹部施加一定压力，通过其反应以获取病变部位、病性虚实信息的诊查方法。《伤寒论》中的腹诊独具特色。按性质分，腹诊有虚实之别。一般而言，虚者，按之柔软无物，有空虚感。

《伤寒论》的四诊是中医的重要组成部分，是珍贵无比的临床经典，若需深入掌握，则须学习相关著作，本书不展开。

二、《伤寒论》四诊辨证次第

后人总结，仲景四诊辨证而处方，次第大致如下：

第一，分阴阳。

掌握四诊资料后，首先得明阴阳。从病发之阴阳，来划分阴阳两大病域。阳病包括三阳病，阴病包括三阴病。

第二，六经分证。

六经病各有提纲性条文，如"太阳之为病，脉浮，头项强痛而恶寒""阳明之为病，胃家实也"等。必须具备相关的特征，才能归纳为六经病。而有兼夹的，就要考虑"两感""合病""并病"等情况。六经病也能概括人体脏腑、经络、气血、津液等生理活动。六经分证的治疗是对其病理的调控。

第三，八纲辨证。

八纲，即阴、阳、表、里、寒、热、虚、实。阴阳为两纲，表里寒热虚实为六要。表证、热证、实证属于阳证，包括了《伤寒论》六经分证里的三阳证。里证、寒证、虚证属于阴证，包括了六经分证的三阴证。

第四，辨认方证。

证候以方剂命名，就是方证。宋代林亿等人说："尝以对方证对者，施之于人，其效若神。"

《伤寒论》中的113个方证，是从大量的医疗实践中总结出来的。它们能够反映疾病自然过程及其诊治的典型病例。方证从汉至今，在临床上屡用不爽。

第五，确立治则。

《伤寒论》的治则，三阳病以祛邪为主，三阴病以扶正为主。然而，祛邪与扶正，是相互联系着的，其中"扶正固本"与"保胃气、存津液"是治则的中心环节。《伤寒论》以正邪盛衰概括六经，而决定的因素是正气的强弱，如太阳病有表虚，阳明病有津亏，少阳病有气虚，三阴病以虚为主，这是仲景考虑六经病证以虚证较多，所以，把"扶正固本"作为主要治则。当然，最关键是病因病机。病机相同，治疗原则就基本相同。

第六，拟定治法。

治法是在治则指导之下，治疗疾病的具体方法，是连接病机与方药的桥梁。治法的内容有常法与变法两大类。常法即八法，如太阳病治以汗法，阳明病治以清法和下法，少阳病以和法，太阴病以温法，少阴病以补法，厥阴病治以清温并施法。病理产物（瘀、湿、水、饮、痰、食等）治以消法或吐法。

变法是随机应变的治疗方法，《伤寒论》第16条"观其脉证，知犯何逆，随证治之"，对变法作了原则提示，具有广泛指导意义。

第七，选方遣药。

纵观《伤寒论》，不难发现"法在证中，方从法立，遣药成方"这一规律。方与方之间的关系有"以方类方"规律。《伤寒论》中有98味药物，每味药物的功能，通过性味、归经、用量、主治、禁忌等体现。例如：桂枝，辛、甘，温，入心、肺、膀胱经，具发汗、解肌、通阳、平冲、化气、通脉、建中、行瘀八种功能。桂枝与不同的药物进行配伍，可以组成若干首方剂，治疗若干特定的病证。

第八，观察护理。

观察，是指对病人进行仔细的察看；护理，是指配合治疗，观察了解病人的病情，并照料病人的饮食起居等。观察护理，在《伤寒论》中有充分的体现，"三分治，七分养"，护理是不可忽视的因素之一。总之，综合治理，使得阴阳失调到阴阳和合，阴平阳秘，疾病向愈。

三、《伤寒论》四诊与干支的融合

《伤寒论》四诊之外，尚且有第五诊。《内经》的干支诊要，亦融合其中。本节以《素问》地支六冲配成"三阴三阳"为例子，探讨《伤寒论》六经提纲证与地支六冲的融合。

地支六冲是一个很重要的概念。子午相冲、丑未相冲、寅申相冲、卯酉相冲、辰戌相冲、巳亥相冲，共六组，故称为六冲。从方位来说，都是相对的。《普济方》有"伤寒地支所属歌"，地支六冲配十二经络，如下：

> 子为足少阴，肾水涌泉深。
>
> 午为手少阴，君火配属心。
>
> 丑足太阴脾，土能主四肢。
>
> 未手太阴肺，金商毛发皮。
>
> 寅手少阳火，三焦相安坐。
>
> 申居足少阳，胆火亦居左。
>
> 卯手阳明金，大肠未可侵。
>
> 酉为足阳明，荣育土堪任。
>
> 辰乃足太阳，膀胱水可量。
>
> 戌为手太阳，小肠腹中藏。
>
> 巳木手厥阴，安居包络心。
>
> 亥足厥阴木，肝脏配如今。

那么，六经提纲证是如何符合地支六冲呢？先看太阳病的提纲证：

> 太阳之为病：脉浮，头项强痛而恶寒。

太阳病为辰戌冲。歌诀"辰乃足太阳，膀胱水可量。"《灵枢·经脉》云："膀胱足太阳之脉……是动则病，冲头痛，目似脱，项如拔。"因此，辰被冲而病项强头痛。歌诀"戌为手太阳，小肠腹中藏。"《灵枢·邪气脏腑病形》云："小肠病者……若寒甚。"[1] 如此，太阳病的提纲证就归纳出来了。

六经提纲证背后的地支相冲的逻辑，简要标注如下：

1. 太阳之为病（辰戌冲）：脉浮（手足太阳寒水上泛），头项强痛（辰乃足太阳，膀胱水可量，头痛，项痛）而恶寒（戌，手太阳小肠受寒，若寒盛）。

2. 阳明之为病（卯酉冲）：胃家实是也（卯手阳明金，大肠未可侵。酉为足阳明，荣育土堪任。胃家的大肠与胃，以通为用，两者相冲，疏泻不利而实）。

3. 少阳之为病（寅申冲）：口苦（申居足少阳，胆火亦居左。《灵枢·经脉》云：胆足少阳之脉……是动则病口苦），咽干（寅手少阳火，三焦相安坐。《素问·缪刺论》云：邪客于手少阳之络……口干[2]），目眩（手足少阳之脉，上至目锐，开窍于目）也。

4. 太阴之为病（丑未冲）：腹满而吐，食不下（丑足太阴脾，《灵枢·经脉》云：脾足太阴之脉……食则呕，胃脘痛，腹胀……食不下[3]），自利益甚，时腹自痛（未手太阴肺，《灵枢·经脉》云：手太阴之脉，起于中焦，下络大肠，还循胃口。故有腹痛自利之症状）。若下之，必胸下结硬。

5. 少阴之为病（子午冲）：脉微细（子为足少阴，肾水涌泉深。子，子水不足脉细），但欲寐也（午为手少阴，君火配属心。《灵枢·邪客》云：手少阴之脉……心脉也……精神之所舍也。受邪则精神不济，欲寐）。

6. 厥阴之为病（亥巳冲）：消渴、气上撞心、心中疼热（巳木手厥阴，安居包络心。《灵枢·邪气脏腑病形》云："心脉……微小为消病，滑

---

[1]　《灵枢·邪气脏腑病形》云："小肠病者，小腹痛，腰脊控睾而痛，时窘之后，当耳前热，若寒甚，若独肩上热甚，及手小指次指之间热，若脉陷者，此其候也。手太阳病也，取之巨虚下廉。"

[2]　《素问·缪刺论》："邪客于手少阳之络，令人喉痹舌卷，口干，心烦，臂外廉痛。"

[3]　《灵枢·经脉》云："脾足太阴之脉……食则呕，胃脘痛，腹胀，善噫，得后与气，则快然如衰，身体皆重。是主脾所生病者，舌本痛，体不能动摇，食不下，烦心，心下急痛，溏瘕泄食。"

甚为善渴。"《灵枢·经脉》云:"心主手厥阴心包络……是动则病手心热……心中憺憺大动")[1],饥而不欲食、食则吐蛔(亥足厥阴木,肝脏配如今。肝中寒则不欲食,食则吐)[2]。下之,利不止。

可见,《伤寒论》六经提纲证,存在内在的逻辑,符合地支六冲。而天干地支,可以相并、相冲、相合,中有大文章;如何调理,其中有次第,学问广大。正如《素问》所言:

"知十二节之理者,圣智不能欺也。"[3]

因此,中医的第五诊——干支之诊,存在于《内经》,传承于《伤寒论》,顺理成章。其精华即斗历干支钤法版《伤寒论》,见本书的后文。若细品目录,可以发现,方剂之间的编排顺序,合于宋本,符合十天干十二地支之顺序,内涵病机之变。

第三节　数控之用:《伤寒论》干支钤法临床

一、函数·函经:《金匮玉函经》释义

中国古天文所重天地阴阳,即地球运转,其势力皆内经人体,印盖人身,故圣人著《内经》。后世医家遵循,如元代医家李仲南著《永类钤方》说:

"人禀天地阴阳之气以生气,升降周流一身,呼吸定息往来无穷,皆气所为;五脏之气贵乎平顺,阴阳之气贵乎不偏。"

---

[1] 《灵枢·邪气脏腑病形》云:"心脉……微小为消病,滑甚为善渴。"《灵枢·经脉》云:"心主手厥阴心包络……是动则病手心热,臂肘挛急,腋肿,甚则胸胁支满,心中憺憺大动。"

[2] 《金匮要略·五脏风寒积聚病脉证并治》:"肝中风者,头目瞤,两胁痛,行常伛,令人嗜甘。肝中寒者,两臂不举,舌本燥,喜太息,胸中痛,不得转侧,食则吐而汗出也。"

[3] 见《素问·宝命全形论》。

此说强调天地阴阳之生气，周流一身，平顺不偏。除此之外，尚且有诸多医说，体现变化发展。笔者梳理后，认为关键历程如下：

伏羲古天文→《周髀》等→《内经》→《函经》（即《伤寒论》）

医家用"函"字，总括古天文。如同盖天派实际是函天说一般。"函"字医用，细分为"函象""函数""函论"，归结为医用经典《函经》。同音合成词"内涵"，似乎简要概况了这种发展。本节即从函数、数控的角度探讨《伤寒论》。

1. 《函经》的真实性

很多人并不清楚《函经》是《金匮玉函经》的简称。这是《伤寒论》古传版本，为张仲景所传。

大约北宋治平2年（公元1065），高保衡、孙奇、林亿奉诏校定《伤寒论》，就是现在通行的宋本《伤寒论》。治平3年，他们兴许认为存在更古的版本，又校定了一部名为《金匮玉函经》的古医书，并在《校正金匮玉函经疏》中曰：

"《金匮玉函经》与《伤寒论》同体而别名，欲人互相检阅，而为表里，以防后世之逸。"

当代研究同样认为："《金匮玉函经》为汉张仲景著，晋王叔和整理编纂，北宋高保衡、孙奇、林亿校正，已成定论，无人提出异议。"[①]

不过，校正之后，《金匮玉函经》即藏匿了651年，在此期间未见流传，差点被淹没。众多藏书家亦未见，直至清初陈士杰发现而雕刻刊行。正因为历来发行极少，故读者、习者寥寥无几，学者亦未见真面目，只知道宋本、成本，还误以为它是《金匮要略》之别本。

当然，正因为流传不多，反而凸显了《金匮玉函经》的价值，避免了流传环节之中，被删节、遗漏和省略。以讹传讹的情况也极少发生。

---

① 李顺保．伤寒论版本大全 [M]．北京：学苑出版社，2001：247．

有研究者通过与宋本《伤寒论》对勘，认为《金匮玉函经》较宋本《伤寒论》更近于"仲景遗论"。医家也强调：

> "读《伤寒论》及《要略》，不但诵数，悉能心知其意。惟恨未见《金匮玉函经》……不知发凡起例，仲景别有精义存焉，读《论》与《略》者不可阙也。"

总之，《金匮玉函经》与宋本《伤寒杂病论》，同体而别名。连同《普济方》中的钤诀本，三类传本，三位一体，各自保存着古圣精义及特质，为学伤寒者不可缺。那么《金匮玉函经》有哪些关键的独特内容呢？

2.《金匮玉函经》的书名

我们知道，文章千古事，得失寸心知。圣人留书，字字斟酌，句句推敲。尤其是书名，或承前启后，或画龙点睛，往往体现作者一生的心血。

关于《金匮玉函经》的书名，当代研究者通常认为：金匮是藏放古代帝王的圣训和实录之处，亦作"金柜"；玉函是指玉质的书匣，珍藏贵重的物品。因此，书名的意思是比喻皇室所藏的经文，异常珍贵。

然而，汉语博大精深，某些字词的含义丰富多样，甚至肩负"微言大义"的重任。难道圣人取名《金匮玉函经》，仅仅强调经书载体的珍贵、存放位置的权位？这两点本质上与医学无关。试问，圣人智慧如海，怎么会利用后世崇拜帝王、贪图金玉，用来彪显医论？

俗人买椟还珠，若放置医经的柜子太过尊贵，如同宝珠的盒子太漂亮了，哪里还会关注内容，传承医经？另外，伤寒病情变化多端，救人如救火，还会耗时耗力保持在金柜玉匣之中，如此不方便？总之，笔者认为，流行的解释未必符合史实。

笔者从"金匮玉函经"字意入手，结合古天文学、《内经》及《金匮玉函经·证治总例》的内容，给出医家正解。

3. 金匮：乾天策论决生死

《素问·病能论》言：

"上经者，言气之通天也；下经者，言病之变化也；金匮者，决死生也。"

东汉时期的《吴越春秋》也指出金匮之要，在决上下，故能合天[①]。《后汉书·皇后纪下》："为策书金匮，藏于世祖庙。"综合可见，金匮是承上下，决死生，为策书。《金匮要略》正是条文细密的医用策书。

或问，为何金匮能决死生？我们知道，上下即天地。《周易·说卦》也言："乾为天为金。"在中医传统理论中，人体肺脏为金，主皮毛，法天。因此金匮的金，可以理解为"天"。匮，《说文解字》一曰乏也。《广韵》竭也。《前汉·王莽传》纲纪咸张，成在一匮。因此，乾天为金，若天的纲纪不张，竭尽匮乏，不能成"一匮"，而有死生变化。故名"金匮"。因此，金匮含有"天竭而绝命"之义。《灵枢·玉版》也有相同的意思，并且指出其中有数：

"黄帝曰：上下有数乎？岐伯曰：迎之五里，中道而止，五至而已，五往而脏之气尽矣，故五五二十五，而竭其输矣，此所谓夺其天气者也，非能绝其命而倾其寿者也。"

那么如何知道天的运行呢？古人推日迎策，观测日高，上下往来，有数有象，可知天地波荡，生克旺衰，死生大义，从而定金匮之策。故金匮是探讨乾天纲纪策数、定生死的学问。

4. 玉函：天地人的一贯内联

玉函的玉，《说文解字》写为"王"，"象三王之连，丨其贯也"。

[①] 《吴越春秋·勾践二十一年》：越王还于吴，当归而问于范蠡曰："何子言之其合于天？"范蠡曰："此素女之道，一言即合。大王之事，王问为实，金匮之要在于上下。"

之所以被加一点，《康熙字典》认为是俗书所为①。可见，在东汉时期，玉可以理解为王。王，《说文解字》解释为"天下所归往也"，并引用董仲舒所言："古之造文者，三画而连其中谓之王。三者，天、地、人也，而参通之者王也。"即言"王"代表天地人，相参贯通合一。

玉函的函，《说文解字》："舌也。象形。"舌有一根，在某限制的空间中能上下左右活动。后世引申为盛物的匣子，如"函封之"（《战国策·燕策》）。

盒子可以上下开，或者左右开，范围又有极限。这是一个形象的比喻。古人常用"函"比喻天地上下，往来张合。如《太玄经·太玄棿》："天地作函，日月固明，五行该丑。"天地之中，北辰太极，如函如匣，函日月星，合三为一，故《汉书·律历志》言："太极函三为一。"这非常形象地阐明了古天文精要。

人体亦函天地阴阳之气，如《汉书·礼乐志》云："人函天地阴阳之气，有喜怒哀乐之情。"宋代白玉蟾修身修道也用"太极函三性，千灯共一光"。

可见，"函"与天地往来、星宿之行、人体起源、修身修炼等密切相关。天地做函，上下压差，一张一合；一动一静，天圆函地方；星宿往来，运行函中；人体阴阳，生长收藏，互根互函。所有基本的观念，都可以用"函"概况。因此，古人认为"函"并非只是普通的盒子，另有深刻含义。而且，古文的"函"与"含"相通，涉及的含义更加广博。

"函"的形象是盒子，集合不同内容，进而被引申为传达消息的信件（古代寄信用木函）。如：函仪（信件礼物）；函章（信件公文）；函片（信件）；函札（书信）等。但是，函与"令"不同，通常是平等信件，是公文中唯一的平行沟通的文种。既能向上行文，也能向下行文，可以约定格式，也可以相对从简。其特征有沟通性、灵活性和针对性。通常一事一拟，以图协作得宜。

---

① 《康熙字典》引用《六书精蕴》：帝王之王，一贯三为义。三者，天，地，人也。中画近上，王者法天也。珠王之王，三画相均，象连贯形。俗书不知帝王字中画近上之义，加点于旁以别之。

因此，玉函，应当是"天地人一贯内部的平行、内联的信件"，反映天地人内部并非孤立，平行互联，映射影响，联变信息。

因此，"函"字准确反映中国古天文的精要。盖天派所论的天地阴阳，各有极点，各有总量，处于不断平衡之中：若天进则地退，地复则天退；阴进则阳退，阴退则阳进；天干变化则地支变化。因此天地阴阳，各要素如同"函数"一般，自变量变化，因变量变化，如同映射一般。所以，"玉函"有着深一层意思，广义上指天地人之间，内部的联变信息——函数、函象、函理。

通过上述解析可见，金匮、玉函都与古天文、数学有关。进而可知，古人智慧之博，巧妙地运用"函"字，以简洁的比喻，揭示天地人的真谛：相函相应，道出"函数"之意。

二、中国函数，《伤寒论》的理论与临床

有人以为函数的概念是近代李善兰翻译自西方。其实，《周髀》有二次求根公式、反函数[①]。隋唐时期，由于历法的需要，天算学家创立了二次函数的内插法，丰富了中国古代数学的内容；并且早在唐代，中国古人最早编出正切函数表[②]。

1. 中国式函数：天地人物

中国古代表示函数的变量或者集合的名目非常多，常用天、地、人、物4个字，甚至有18个字来表达十八层变量。

譬如，著名数学家李冶（1192年—1279年）因为撰写《测圆海镜》而彪炳史册。他曾得到一本古《算经》，其中独特的数学思想是以"人"为太极居中，表示已知项、常数项；仙、明、霄、汉、垒、层、高、上、天，表示未知数的9、8、7、6……2、1次幂，居人之上；地、下、低、

[①] 曲安京.中国古代的二次求根公式与反函数[J].西北大学学报（自然科学版），1997（01）:1-3.

[②] 刘金沂，赵澄秋.唐代一行编成世界上最早的正切函数表[J].自然科学史研究，1986（04）:298-309.

减、落、逝、泉、暗、鬼表示未知数的 -1、-2、-3、-4……-8、-9 次幂，居人之下。这十八层变量具体细化天地人。

可见，在特定的语境中，天地人物，上下减垒（加），包括阴阳五行，风雨雷电，都是中国式的古函数。这些函数代表古人的变量、集合概念、应用关系。古函数都是实数集合，有自然对应物。诸道浑成，集合之间又受制于更大的集合，处于不同级别而统一贯通的"函"中。这样，古代医家可以直接绕开天文天象，用函数的对应感应，用天干地支，同样能够把握天地阴阳，用于临床。

2. 古今函数观的不同

实际上，当代西方数学无法准确定义什么是函数。有些书上说："x 是自变量。y 是因变量，即函数 $y=f(x)$。"严格说来，这是不确切的。其实西方数学上无所谓变量，因为一提到变，自然要牵涉到时间，而时间在西方数学中从来就没有被精确定义过。因此，当代数学界人为设立"集合"概念以补救，认为函数是实数集合与实数集合之间的一种对应。集合的概念，却又回到中国古数学的概念上。

当代认为，自变量只对应唯一因变量，因而称作是函数。当然，能够进行加减乘除运算，运算结果具有唯一确定性。如若允许每一个自变量可以有一个以上的因变量与其对应，那就是多值的了。多值对应，哪怕是加法，也无法得到确定的结果。因此，通常认为，单值性对应是当代函数的本质属性。即：

（1）函数的值（因变量）是由自变量经过解析式计算得到的。

（2）特定的自变量对应特定的函数值。

（3）自变量发生变化，则函数值发生变化。

中国古代也有此意，称此为"常"。一个函数变量有其相应的因变量、常量。譬如，阴阳互根互函的阴阳律，阳进则阴退，这是常规。但古人亦强调，有常有变，侧重实际组合。譬如生克，肝木克脾土为常，也有土反克木的情况。譬如感应，分为有感无应，无感无应，有感有应，外感内应，内感外应，等等，并且随着时间历法的变化，感应有变化。

而且，古人的数值及集合，类似复体结构，以小概大，自函无穷，但数值有限，故有大衍之数。

3. 函数与《金匮玉函经·证治总例》

在通行的宋本《伤寒论》中，我们很难读出医圣的数学思想。但是，我们很容易从《金匮玉函经》的首卷《证治总例》，进一步发现《伤寒论》的独到理论——函数、函论。

此首卷虽不见于宋本，据考证正是张仲景所撰[①]。首卷的内容，承接题目《函经》，行文正如当代人写议论文一般，用函数之理破题，起承转合，分析如下：

（1）首先定义集合，将人体定义在二仪之内，处于"内函"中，二仪即阴阳[②]。函数的参数的集合变量为阴阳，人与天地相参相证相函，相互关联。天地变，应变量人亦变。

夫二仪之内，惟人最灵，禀天地精英之气，故与天地相参。

（2）天的变量变化而有人体的诸多变化。

天一生水，刚柔渐形，是以人之始生，先成其精，脑髓既足，筋骨斯成，皮坚毛长，神舍于心。

（3）依次设立二值变量（头足、圆方、两目、日月），九值变量，四值变量，十二值变量，五值变量，六值变量，十值变量。

头圆法天，足方象地，两目应日月，九窍应九州，四肢应四时，十二节应十二月。五脏应五音，六腑应六律。手十指应十干，足十指茎垂应十二支。

---

① 梁永宣.《金匮玉函经·证治总例》当出自仲景 [J]. 中医文献杂志，2007（02）:25-27.
② 关于"两仪"，综合历代易学家的理论，计有八说：一说为阴阳，一说为天地，一说为奇偶，一说为刚柔，一说为玄黄，一说为乾坤，一说为春秋，一说为不变与变。结合下文，此处二仪为天地。

（4）设立公倍变量。

三百六十节以应一岁。

（5）强调人乃变量的组合。

天有风雨，人有喜怒；天有雷电，人有音声；天有阴阳，人有男女；月有大小，人有虚实；万物皆备，乃名为人。

（6）强调利用五值变量的生克判断疾病。

服食五味，以养其生。味有所偏，脏有所胜，气增而久，疾病乃成。诸经脏中，金木水火土，自相克贼。

地水火风，复加相乘。水行灭火，土救其母，迭为胜负，脏气不精，此为害道。

（7）强调阴阳气血二值变量总括疾病。

不知经脉，妄治诸经，使气血错乱，正气受刑，阴阳不和，十死一生。

（8）强调四值变量的症状。

《经》云：地水火风，合和成人。

凡人火气不调，举身蒸热；风气不调，全身强直，诸毛孔闭塞；水气不调，身体浮肿，胀满喘粗；土气不调，四肢不举，言无音声，火去则身冷，风止则气绝，水竭则无血，土败则身裂。

愚医不思脉道，反治其病，使脏中金木水火土，互相攻克，如火炽然，重加以油，不可不慎，又使经脉者如流水迅急，能断其源者，此为上也。

并且，"玉函"经还重点指出，调整五值变量，即可得到特定的因变量，治疗疾病。如：

"肝病治肺，心病折肾。"

4.函数之用，干支钤法

可见，《金匮玉函经》书名、总例的撰写，理论及临床，都可以用函数来理解。本书的干支钤法，可以理解为十值天干变量与十二值地支变量的函数关系。因此，本书从"函数""函论"探讨《伤寒论》数学之理，机要甚多，并非别出心裁。

在此强调，中国式函数的优点在于简洁实用，根源在古天文。若以天元术为例，设天元一，可为变量。即特定条件下，1=X。当代学者慈天元认为，这就打破了形式逻辑的局限，具有量子运算的特征，同时又不像当代的量子运算那么复杂！

自从元代以后，科举考试制度中的"明算科"完全废除，唯以八股取士，数学社会地位低下，研究数学者没有出路，自由探讨受到束缚，甚至遭禁锢。因此，传统中医学的数学内核，如今几近湮灭。修复、创新的中医数学重任自然落在吾辈肩上。

古代数学家石信道撰写有《钤经》，医圣有"钤诀"，希望本书钤法版《伤寒论》，能复圣学，推动中医函论、数论的研究！

三、医圣与斗历占之

医圣非常重视"斗历占之"。有学者发现，《伤寒论》的立论、开篇、分六病、《伤寒例》、诊断疾病、欲解时、采药、加减、命名方剂、养生、辨气，都以历法为根源[1]。当然，此历法为斗历。

1.医圣与斗历

斗历就是夏历、农历，标明人体天文周天的各种节律；占，是测算、预知并占据，如用药力占据有利格局并改变之，并非迷信之语。

占法的应用，早在《内经》有多处明示。如《素问·玉机真脏论》："一日一夜五分之，此所以占死生之早暮也。"实际上指用十天干测算病人

---

① 李珊珊，刘世恩.仲景历法医学的当代价值 [J].《国医论坛》，2016年9月第4-6页。

的死亡或康复之时。《灵枢·终始》言"占神往来"，才好用针①。

伤寒斗历占之，古人详细记载在《普济方》中。《普济方》是古代官修的最大方书集成。此书所载伤寒 113 首方剂与通行的大学教材版相同，但另外有伤寒铃法。

2. 斗历占之的临床梗概

斗历占之，具体如何临床呢？

其主要内容即根据农历夏历，临证处方时，应明晓病人的出生年的特征，胎孕期的特征，发病时期的日行之时节寒温，治病之时月相的虚实、干支之变化，四时气之浮沉，参伍相合而调之。

若以年干支为主，用五运六气法，主要针对群体性疾病；若以日干支为主，有年日周天铃法，主要提供个性化治疗。两者应当结合，又需结合四诊，方能处方。

或问，能否举个例子？如 2019 年岁末，爆发新型冠状病毒肺炎，斗历占之如下：

第一法：五运六气法测群体。

2019 年为己亥年，土运不及，木来乘之，水来反辱。下半年少阳相火在泉，终之气少阳相火为客气。待时而作。

若发于秋，多湿，多凉；若发于冬，此时主气为太阳寒水，客气为少阳相火，水火相战，病带温带寒；若发于 2020 年大寒节前后，2020 年初之客气为太阳寒水，有倒春寒，带寒，为寒湿毒疫。

上述判断吻合病人发病情况和各专家组的专家指南，不详细论述。具体临证有关键，需要辨别湿、温、寒等多少，辨虚实、病位。随证治疗，必须熟悉伤寒。如此，心中有数，或汗法或利小便或清大便等，驱逐病邪，无惧新型病毒作乱。

第二法：干支铃法、伤寒铃法测个体。

干支铃法是根据病人的出生年及发病日，结合斗历干支，结合四诊，

---

① 《灵枢·终始》："深居静处，占神往来，闭户塞牖，魂魄不散，专意一神，精气之分，毋闻人声，以收其精，必一其神，令志在针。"

寻找《伤寒论》113 方，辨证择方，或加减施治。此法公式化程序性极强，涉及人的过去、现在、未来。

当然，另外有主病行流法等，内容丰富，可供深入学习。

四、律历合一的经方科学

历法是中华古天文的结晶。在张仲景所处的汉代，中国完成了"律历合一"的构建，后世遵循。

1. 律历合一：定量定性

什么是律历合一？中国古天文历术，通常可分为历律两部分。历起于立杆，测光之影，演化为甲子历；律测于密室，候时节的地动，用为黄钟律吕度量衡，在医为五音五味六律六气，铢两斤。

为何律历相合相洽？"天效以景，地效以响"[①]。律为地体之震动，历为日月光影行程，地动见于天象，实质亦是地体运动；两者有内在联系自然而然。

可以说，历法定性，分万物的阴阳；而律吕定量，别万物的度量衡。定性定量，两者合一。

2. 天地至数之用：经方与洛书

医圣将"律历合一"贯彻于医学。依斗历而做《伤寒论》。又如何具体体现律历合一？

第一，113 首经方中有历律。即方剂的性味配比、重量，铢两之数有历数、时节及重量，不可以随意错乱。

譬如，伤寒 16 神方的重量铢两、性味配伍，其数合于洛书。详细算法见本人所著《经方的象数规律刍议》[②]，这个就是铢两有历律、方中有历律。

① [刘宋]范晔.后汉书，第十一册[M].北京：中华书局，1965：3016.
② 王位庆.经方象数规律刍议[J].辽宁中医药大学学报，2012，14（01）：105-110.

第二，依历法干支取方，结合四诊处方。即本书干支钤法、年日钤法。

我们只需根据病人出生年及发病日，即可以找到《伤寒论》之方，因此，干支钤法的入门非常简单。故古人言"秀才学医，笼中捉鸡"，只要认字就可以找到方药。

总之，方中有历律，历律可以求方，两者相合为干支钤法。《伤寒论》的斗历医用，定性和定量合一，真正体现律历合一，不愧是历法医学的典范、科学的范式，医圣的杰作。

五、干支钤法，起例三步骤及来源

按干支钤法，可以依次排出宋本《伤寒论》113 首经方。这些经方自从集结在《伤寒论》中，1800 年来，功效显著，有如神助。至今，张仲景还被尊称为"医圣"，至今还广泛指导着临床实践。

干支钤法，具体怎样操作？此法利用出生年的地支和发病日的干支，干支交错，取 113 方。入门非常简单。本书化繁为简，直接介绍临床实用入门步骤。

1. 定病，三阴三阳病速查表

第一步，定六病。譬如，病人出生年为子，属鼠，子日发病，查表得太阳病。

年命\得病日	子	丑	寅	卯	辰	巳	午	未	申	酉	戌	亥
子	太阳	厥阴	少阴	太阴	少阳	阳明	太阳	厥阴	少阴	太阴	少阳	阳明
丑	少阳	阳明	太阳	厥阴	少阴	太阴	少阳	阳明	太阳	厥阴	少阴	太阴
寅	太阳	厥阴	少阴	太阴	少阳	阳明	太阳	厥阴	少阴	太阴	少阳	阳明
卯	少阳	阳明	太阳	厥阴	少阴	太阴	少阳	阳明	太阳	厥阴	少阴	太阴
辰	太阳	厥阴	少阴	太阴	少阳	阳明	太阳	厥阴	少阴	太阴	少阳	阳明
巳	少阳	阳明	太阳	厥阴	少阴	太阴	少阳	阳明	太阳	厥阴	少阴	太阴
午	太阳	厥阴	少阴	太阴	少阳	阳明	太阳	厥阴	少阴	太阴	少阳	阳明
未	少阳	阳明	太阳	厥阴	少阴	太阴	少阳	阳明	太阳	厥阴	少阴	太阴
申	太阳	厥阴	少阴	太阴	少阳	阳明	太阳	厥阴	少阴	太阴	少阳	阳明
酉	少阳	阳明	太阳	厥阴	少阴	太阴	少阳	阳明	太阳	厥阴	少阴	太阴
戌	太阳	厥阴	少阴	太阴	少阳	阳明	太阳	厥阴	少阴	太阴	少阳	阳明
亥	少阳	阳明	太阳	厥阴	少阴	太阴	少阳	阳明	太阳	厥阴	少阴	太阴

逐日司天得病归证表

2. 归号，速查表

第二步，根据发病日的地支，于六病之中，找到字号。如太阳病，得病日地支为辰，则字为日。

a. 太阳病（辰日为首），以日月、七星、四方卦为号。

得病日支	辰	巳	午	未	申	酉	戌	亥	子	丑	寅	卯
字号	日	月	贪	巨	禄	文	廉	武	破震	离	兑	坎

注曰：子上见辰，便是中太阳破字号。子见戌字，便是下太阳震字号管也。

b. 阳明病（卯日为首），以五行为号

得病日支	卯酉	辰戌	巳亥	子午	丑未	寅	申
字号	木	火	土	金	水	霍乱	劳复

c. 少阳病（寅日为首）

少阳病以纪字为号，只有一证（甲）。

d. 太阴病（丑日为首），以坤母为号

得病日支	丑寅卯辰	巳午未申	酉戌亥子
字号	母字号甲证	母字号乙证	母字号丙证

e. 少阴病（子日为首），以三才为号

得病日支	子丑寅卯	辰巳午未	申酉戌亥
字号	天	人	地

f. 厥阴病（亥日为首）

厥阴病，共十九证，以乾坤为号，从巳到戌日发病，乃号为坤字号；自亥到辰日发病，为乾字号。

得病日支	亥子丑寅卯辰	巳午未申酉戌
字号	乾	坤

3. 识证

第三步是识证：歌诀如下。

又将十干加命上。数到司天证总知。

良工若还明此法。何忧道艺不精奇。

举例，假令寅生人。甲子日得病。查表为少阴病，天字号，再将发病日的甲干，加在属相寅上，顺数至司天子上，得甲。乃少阴病天字号甲证，为麻黄附子细辛汤。

4.《普济方》钤法起例、归号

上述方法选自《普济方》。在一百二十三卷《伤寒门·伤寒运气精华》，1959 年人民卫生出版社曾经出版，见于第 859～860 页，有《伤寒逐日受病起例歌》云：

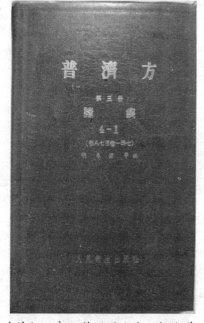

年年逐日是司天，前三司地顺排连。阳前阴后加人命，数到司天见病源。司地位上分前后，支属阴阳仔细看。却将本命依前取，轮至病日是其端。

又起例歌云：

素问运气是根基，当日阴阳用意推。阳三阴五前行顺，加临人命在于期。又将十干加命上，数到司天病总知。良工若还明此法。何忧道艺不精奇。

举例。假令戊寅生人。甲子日得病。子日即是司天。前进三辰数至卯上是司地。卯日是阴支。退一位司地右间寅为司人，从司人寅上数本命。将寅（属相）加在寅（司人）上，顺行至司天位（子）上见子。结合《内经》大论的三阴三阳配地支之法诀，"辰戌太阳病；卯酉阳明病；寅申少阳病；丑未太阴病；子午少阴病；亥巳厥阴病"。子午少阴君火天。是为少阴病；少阴病若子丑寅卯日发病，是为少阴病天字号；再将发病日干甲，加在属相寅上，顺数至司天子上，得甲。是少阴病天字号甲证，乃麻黄附子细辛汤。

另外本书归号法，取自该书 870 页的《识伤寒铃法归号总例歌括》，有心者可以深究。

上阳日月辰巳宫。中阳午上起贪星。下阳子震兑离坎。阳明卯木顺相逢。逢申便是劳复证。寅上须安霍乱名。寅申少阳纪一证。太阴丑母用心精。少阴子起天人地。痉亥暍卯湿未乘。若问厥阴归号处。乾坤巳亥亦分明。调理伤寒真妙诀。万两黄金价也轻。

当然，此三步只是伤寒铃法的入门，欲深入了解，当参考其他书籍。

六、干支铃法常见病验案

根据干支铃法的步骤，只要出生属相、发病日确定，那么已经可以铃出经方，有固定的结果对应。因此，在本质上，干支铃法不需要用临床验案来说明。不过，为了启发读者，现举三例。

1. 人甲，苦酒汤：治口腔溃疡

患女，寅年出生，属虎。2020 年 6 月 18 日发病，口腔溃疡，疼痛难忍。

铃法取方：翻万年历，发病日干支为壬辰。按本书上文三步骤，查得少阴病，人字号，甲证；根据本书下文的铃法版《伤寒论》，对应方剂为苦酒汤。

铃法与宋本比对：《普济方》人甲歌诀云：

少阴之病入咽中，言语声难疮在咙。

苦酒煎汤频漱咽，解烦除热有神功。

宋本《伤寒论》312 条云：

少阴病，咽中伤，生疮，不能语言，声不出者，苦酒汤主之。方一。[312]

钤法与宋本条文、患者症状相合。

治法：用苦酒汤一剂，含服两次，即愈。

补充：苦酒汤的制作，与宋本 312 条记载有异。312 条言半夏纳入苦酒（即米醋）、蛋清，煮三沸，但是这样做，所有的蛋清都变成蛋花。平常经验告诉我们，生鸡蛋清有治声哑之功，蛋花则无此功效。故方中鸡蛋清、苦酒以生用为佳，方有润燥通声之效。其制作方法如下：

制半夏 9 克（打碎），水 500 毫升，煮取 200 毫升，去渣，备用。取鸡蛋一枚，去蛋黄取蛋清，盛于小碗中，搅拌均匀。取半夏药汁 70 毫升，加热约 40 度，不需要沸腾，徐徐倒入蛋清之中，边倾注边搅拌，使两者和令相得，注意不要让蛋清凝固。接着，加入米醋 70 毫升和匀。

服用之法，患者仰卧，取少少药汁含浸咽部，令药汁停留片时，约五六分钟，再徐徐下咽。以 140 毫升药汁咽尽为一服。一日三次。大约用了 3 个鸡蛋的蛋清。如此生用，疗效才能显著。此法可以治疗常见病慢性咽炎、口腔溃疡等。

2. 纪甲，小柴胡汤：治小儿高热

患儿 2018 年出生，戊年属狗。2021 年 4 月 16 日发热，探耳温 39.2℃。平素小便淡黄、此时色白，身热，平素有呕淡饮，不怕风，流白色鼻水，不嗜睡，不渴，精神尚好。

钤法取方：翻万年历，发病日干支为甲午，查得少阳病，只有一方，小柴胡汤。

钤法与宋本四诊比对：《普济方》纪甲歌诀云：

未经吐下脉沉紧，胁满往来寒热时。

干呕邪传半表里，柴胡汤剂正相宜。

宋本《伤寒论》265 条云：

伤寒，脉弦细，头痛发热者，属少阳。[265]

小便色白，身发热，知病应不在三阴；不恶寒，知不在太阳，干呕不渴，知在半表半里，为少阳。

治法：小柴胡汤冲剂，一剂热退。

3. 母丙，桂枝加大黄汤：治洞泄

笔者属相为蛇。2019 年冬，新冠之疫初发期间，笔者整日医院，留宿、照顾病人，奔波饮食，于 2020 年 1 月 20 日发病，腹痛，茶饭不思欲呕，水泄，初不在意，以为拉完就好，谁知越演越烈，每数分钟一次！洞泄无度！

钤法取方：发病日的干支为壬戌，查出：太阴病，母字号，丙证；查得方剂为：桂枝加芍药汤或桂枝加大黄汤。

钤法与宋本比对：

《普济方》母丙歌诀云：

误下因成腹痛时，桂枝加芍最相宜。

若教大实当除下，桂枝大黄汤主之。

宋本《伤寒论》279 条云：

本太阳病，医反下之，因尔腹满时痛者，属太阴也，桂枝加芍药汤主之；大实痛者，桂枝加大黄汤主之。三。[279]

治法：结合腹痛拒按、洞泄、身冷等症状，诊断为"大实"。因为仓促，先以大黄 15 克加甘草（无甘草用姜糖替代），沸 10 分钟，入腹即觉腹痛稍安，但有身冷、腹泻；两小时后，再配桂枝 15 克，芍药 18 克，大黄 15 克（后下），加生姜 5 片，大枣 6 个，用姜糖替换，一剂即基本不泻不腹痛。再有余邪下泻，服完剩下的半剂，即愈。故 1 日内共用大黄约 30 余克。

　　思考：此次本人是否被新冠病毒感染，还是仓促之疾病？无法深究。不过大黄治疗瘟疫，历来有记载。如元人《辍耕录》曾载，元朝初年，元军发生疾疫，以大黄疗治，所活万人，疗效显著。

　　或言，根据本人洞泄症状，可以直接用《金匮要略》大黄甘草汤，何必需要干支钤法？直接用大黄甘草汤为经验积累，见医者功力；若用干支钤法，则为古天文科学之运用。何况用软件即可做干支钤法，数秒极快速，不必偏废。

　　4. 本书之外，伤寒钤法内容

　　当然，钤法验案众多，择要将在人民卫生出版社出版及安排上网，有心者可以搜索参考。

　　在此强调，根据上文三步推演，有些案例钤到的经方，与病人实际病情可能不符。无论吻合还是不吻合，都需要四诊合参。或者五运辨证，或者辨证论治，以求无过。

　　实际上，除了干支钤法，钤法还有伤寒运气精华，论阴阳脉交死，五运算法，主病流行等丰富内容，本书未能一一阐述，有心者可以深入研究。

第四节　香港大疫、疾医十全、钤法抗疫验案

一、抗击疫疾，中西有别

　　捕取疫毒，"详而取之"（《伤寒论》），邪去身安。这是中国传统治疗疫疾、毒烈邪气的古法。古人常常借助中草药的性味沉浮，"以物相使"，或者针刺，排取疫气病毒。史书赞叹说："至齐之得，犹慈石取铁。"①

----

① 《汉书·艺文志》："右医经七家，二百一十六卷。医经者，原人血脉经络骨髓阴阳表里，以起百病之本，死生之分，而用度箴石汤火所施，调百药齐和之所宜。至齐之得，犹慈石取铁，以物相使。"

可惜，相关古法被某些人排斥。因为中草药等，自然之物，你我皆可利用，物美价廉，世人往往不重视，甚至因利益问题而不用中草药。结果如何？笔者所在的香港，忽视中医，疫情泛滥，令人瞠目结舌，悲伤不已。

1. 不同的选择

某些香港人，迷信西方理论，一味寄希望于西方新药、疫苗等。然而，远水救不了近火，疗效亦堪忧；病毒必然变异，技穷之时，一些人盲目选择"与病毒共存"之路。医圣张仲景早就警告，与疫毒邪气，不应共存，否则：

"凡人有疾，不时即治，隐忍冀差，以成痼疾。"（《伤寒论·伤寒例》）

结果，香港疫情泛滥。至 2022 年 3 月 2 日，一天之内，新增确诊患者高达 55353 宗，并预计继续攀高。这是香港正艰难面对的坎。升斗小民，只能自救。

2. 偏见的代价

很多人会问，香港不是医疗很先进吗？为什么疫情如此严重？原因在于，长期以来，香港人偏重西式思维，忽视中医师在抗疫救人中的积极作用，完全没有运用好中医的力量。

习近平总书记在河南南阳考察调研时指出：

中华民族几千年都是靠中医药治病救人。特别是经过抗击新冠肺炎疫情、非典等重大传染病之后，我们对中医药的作用有了更深的认识。[1]

此言甚是，的确如此。但是，香港只许可中医在数家特定诊所治疗已完成住院或隔离的康复者，或者远程遥距诊治养老院的病友，或者提供电话咨询服务，或者配合西医治疗在极偏远的两处中心的病人。3 月

---

[1] 熊可，杨丰文，黄明. 大医之魂：张伯礼对抗疫及中医现代化的突出贡献 [J]. 环球中医药，2021，14(12):2109-2112.

1 日，有中医在《大公报》上公开质疑，香港单日确诊 34466 宗，医疗系统不胜负荷，染疫者求诊无门，被勒令"居家抗疫"，为何不能让中医广泛深入参与诊治？

因此，相对于内地的治疗方案，香港的中医力量对于抗疫参与层次极低，力道明显不足，结果，香港疫情一度肆虐，最后在中央政府的强力支持下，方才渡过劫难。

3. 疫疾：中医的诊断

之所以造成这些遗憾，除了利益问题，还有学术偏见。有人问，香港的中医，不能利用当代仪器，只有望闻问切，如何判断疫疾？判断方法简单，疫疾"皆相染易，所病相似"。往往全家得病，发病急，老幼同病。《素问·刺法论》有言：

黄帝曰：余闻五疫之至，皆相染易，无问大小，病状相似。

无问大小，病状相似，相约发病，即"五疫之至"。如今，香港还有各种试纸，可以快速测试病毒及变种 Omicron、Delta。检测结果政府认可，因此，确诊更加不难。

二、周朝治疫，十全为准

综观当代全球抗疫现状，可以说，政府的方针政策、医政制度基本决定疫疾、传染病的治疗成绩。没有政府正确的支持、准确的赏罚，难以迅速扑灭疫情。

另外，数千年来，中国人与瘟疫斗争无数次，留下诸多行之有效的经验及抗疫理论结晶。以史为鉴，海外华人，可备常识；可判吉凶，可寻找正确方向；可知疫情不可怕，可怕的是错误治疗。传统经验略举如下：

1. 疾医：专职治疗流行病、疫疠

早在周朝，中国已经有专门的疾医，治疗流行病、传染病。如西周

时期《周礼·天官冢宰》云：

"疾医，掌养万民之疾病，四时皆有疠疾。"

经文中，疾病是指急病，疠疾是指瘟疫。

2. 疾：急也，与营卫正气未并；包括疫疠

古人认为，疫是疾的一个小分类。如《说文》云："疫，民皆疾也。"注意，古人对疾与病有区分。什么是"疾"？疾，发音含义都接近"急"；《说文解字注》言："速也。"《释名·释疾病》云：

"疾病者，客气中人。急，疾也。病，并也，并与正气在肤体中也。"

可见，疾的临床特征是急，如同客人刚到，此时邪气初入，并未与正气相并。病的特征是疾甚，邪气病毒与正气相并。

若急病可以人传染人，具有传染性、流行性，则为疫、疠。因此，疫疠与西医的急性传染病概念较为接近。古圣认为，疫疠一体，分刚柔：

"疫之与疠，即是上下刚柔之名也，穷归一体也。"（《素问·刺法论》）

3. 疾医：受管辖，分析报告给医师，总结治疗规律

疾医处理急病，性质相对简单。此时邪气毒气不深，易治。因此，疾医的地位必然不是众医之首，受上级医师管辖，以评判治疗效果。《周礼》云：

"疾医……凡民之有疾病者，分而治之；死终，则各书其所以而入于医师。"

可见《周礼》制定了疾疫治疗的隔离、分科制度，还有病历记录和报告制度。疾医必须详细记录急性病人的治疗经过，对于死亡的病人要求作死亡原因的分析报告。如此，容易总结经验，提高医疗水平。

4. 疫疾治疗，十全为准

周朝还设置传染病治疗的赏罚制度，至今难以超越。疾医治疗疫疾，受医师管辖，并以"十全"为赏罚的标准。《周礼·天官冢宰》曰：

"医师：上士二人，下士四人；府二人，史二人，徒二十人。食医：中士二人。疾医：中士八人……医师：掌医之政令，聚毒药以共医事。凡邦之有疾病者、疕疡者造焉，则使医分而治之。岁终，则稽其医事，以制其食：十全为上，十失一次之，十失二次之，十失三次之，十失四为下。"

这是非常重要而著名的医政制度。医师为众医之长，掌管国家医药的行政法令，同时管理各科医生办好医疗卫生事务。医师的下属官职为士，分为食医、疾医、疡医、兽医四种。专科医师等级的升降和俸禄的多寡，年终由"医师"考核，根据成绩优劣，确定他们的级别和俸禄。考核的标准是临床的治愈率："十全为上，十失一次之，十失二次之，十失三次之，十失四为下。"

5.《汤液经法》：医家规范

注意，十全为上为准并非不切实际。为何？周朝传承了商朝的《汤液经法》。这是治疗各类疾病、天行疫病的教材。该教材也是《伤寒论》的前身，乃商朝圣相伊尹撰写。《汤液经法》上中下共有360首方。梁·陶弘景说《汤液经法》：

上品上药，为服食补益方者百二十首；中品中药，为疗疾祛邪之方，亦百二十首；下品毒药，为杀虫辟邪痈疽等方，亦百二十首。凡共三百六十首也。实万代医家之规范，苍生护命之大宝也。（《辅行诀脏腑用药法要》）

《汤液经法》乃万代医家的准绳。张仲景取中品中药120方，而有《伤寒论》。除《汤液经法》之外，周朝应该还有《黄帝内经》的诸多篇章以及其他医籍。因此周朝具有完备的医学理论，足以应对未知的疫病。毕竟，疫疾并非重病，周朝的疾医具备数百年的临床实践经验，完备的总结系统，如此才有治疗疫疾的"十全"标准。

6. 疾医入疫室治疗，快速便捷

《黄帝内经》主张疾医入疫室治疗，并提出各类防疫之法。既强调"正气存内，邪不可干"扶持正气的思想，又不能忽视"避其毒气"。譬如，疾医将进入疫室，可能接触疫邪，采取服用小金丹、浴后发汗法、吐法、五气护体法、运用意念振奋阳气等预防方法。经过预防，强身辟疫，而能"不相移易"，不被感染。如《素问·刺法论》：

"小金丹方，辰砂二两，水磨雄黄一两，叶子雌黄一两，紫金半两……炼白沙蜜为丸，如梧桐子大……和气咽之，服十粒，无疫干也。"

经文指出了小金丹方的炼制方法及服法。方中辰砂、雄黄、雌黄、金箔，都是避瘟防疫常用之药。

另外，五气护身法，此类气功导引法，需要疾医平素修炼有素。如《刺法论》云：

欲将入于疫室，先想青气自肝而出，左行于东，化作林木。次想白气自肺而出，右行于西，化作戈甲。次想赤气自心而出，南行于上，化作焰明。次想黑气自肾而出，北行于下，化作水。次想黄气自脾而出，存于中央，化作土。五气护身之毕，以想头上如北斗之煌煌，然后可入于疫室。

三、疾疫经典：《伤寒卒病论》

治疗疫疾，有如打仗，若有"十全"的考核赏罚标准，最终让能者上战场，快速治疗，何愁疫病不除？那么，古代疾医，如何治疗急性病、传染病？所用非常简易，足令当代世人震惊，故录于此。《周礼·天官冢宰》指出：

"疾医……春时有痟首疾，夏时有痒疥疾，秋时有疟寒疾，冬时有嗽上气疾。以五味、五谷、五药养其病。以五气、五声、五色视其死生。"

这是说，疾医治疗疫疾，是采用平常的五味、五谷、五药。这些都是普通百姓能掌握的，并不需要额外的昂贵的特效药，也不需额外开发。

可见，中国疾医之道，是利用平凡之物治疗疫疾。疾医不能因为没有药物而推卸责任。

疾医，也不需科技仪器。他们通过病人的气、声、色检查病人，判断生死。当代社会，过度倚重开发新药，依赖仪器，受资本摆布，如此必定大费周章。

1. 疾医经典：《伤寒论》，统治疾、疫、疠、病等

历史文献上，疾医的典型名家有扁鹊及张仲景。日本古方派的吉益东洞（1702—1773）明确过这点。他对中国疾医做了大量的研究。东洞被称为日本医学之"豪杰"，古方派医学之"泰斗"。

笔者确信，历史上若没有诸多疾医整理临床经验，记录营卫正气抗击急性邪气、疫疠的诸多经过，必定没有如今的《伤寒论》。《伤寒论》的书名也体现了这点。因为《伤寒论》的寒，除了理解为冻、寒，更应该理解为抵抗。《释名》说："寒、捍也。捍、格也。"《释名》是东汉的字书，与张仲景同时代，应当更准确。那么人体发生急性病，是谁在抵抗？自然是人体正气，营卫之气，抵抗疫、疠、疾、病等各类病邪。

由于人体营卫之气的运动，随日月运行，规律可见，纪之斗历，体现地球人体的一致运动，因此，人体的急性病有规律。所以，《伤寒论》所用的 113 方剂之间，有系统规律与体系。

另外，张仲景身处东汉末年，亲历了疫病流行和家族沦丧。为治疗疫病，张仲景"勤求古训，博采众方"，论广伊尹《汤液经法》，于是传述《伤寒论》。《伤寒论》又称《伤寒卒病论》，是治疗卒然疾病的经典；因此大家可以认定，《伤寒论》是疾医，包括疫疠的经典。

医圣亦自言，为了治疗至急"疾病"，因此重新编辑《伤寒论》：

夫以为疾病至急，仓卒寻按，要者难得，故重集诸可与不可方治，比之三阴三阳篇中，此易见也。（《伤寒论·辨不可发汗病脉证并治》）

因此，笔者认为，《伤寒论》的主体正是归纳、治疗营卫抵抗病毒邪气的急性病经籍；是中华文明数千年集体智慧的结晶，是目前全球历史上最伟大的系统的疾医经典。海外华人，自救自保，一定要学习。

2. 疫疾的病因：触冒天地刚柔、毒烈之气

《伤寒论》明确指出疫、疾的病因：触冒天地的刚柔；《伤寒例》经文有言：

"君子春夏养阳、秋冬养阴，顺天地之刚柔也。小人触冒，必婴暴疹，须知毒烈之气……"

《释名·释疾病》云："疹：诊也，有结气可得诊见也。"因此，上文"暴疹"指又猛又急的结气，急性病，流行病。

这段经文是讲，君子顺从天地阴阳；而觉悟低的人，抵触、触冒天地刚柔，阴阳寒暑，必然缠绕又猛又急的结气，引起急性疾病。这是说，人与天地不和，也会引起突发疾病与疫情。如史书言："行秋令则草木零落，人伤于疫。"（《后汉书·卓鲁魏刘列传》）

当代抗疫，若只强调人传人，可能是不全面的。

3. 疫疾的总则：捕取之

《伤寒例》继续指出疫疾治疗总则：视其所在，详而捕取之：

"须知毒烈之气，留在何经，而发何病，详而取之……此必然之道，可不审明之？"

《说文》云："详，审议也。"《说文》云："取，捕取也。"

这段经文是讲，面对急性毒烈之病，最关键是要详尽诊查毒烈之气、病毒邪气留在什么经络，发什么病；审议之，捕取之。

这是说，经络是人体配属天地阴阳、响应天道之物。我们可以利用天道，将毒烈之气捕取收索。视病邪所在，以汗法、吐法、下法、清法等方法，都可以捕取邪气，适合疫病发展的各阶段。这些《伤寒论》都有明示。

4. 无论何种疫毒，都用天地阴阳治理，可用斗历占之

医圣还指出，要用斗历占疫。斗历即钤法。《伤寒例》云：

夫欲候知四时正气为病，及时行疫气之法，皆当按斗历占之。

经文是说病气、疫气都可用斗历占测。为何可以用斗历？因为古人认为，无论何种流行病毒，都受控于斗历揭示的天地阴阳。因此，中医治疗染疫者，也不必深究是何种病毒。无论是感冒、流感，还是新冠肺炎，或者变种，都是六气分治，循此可快速排除病毒。如此，治理邪气、恢复健康就可以了。

因此，怎么能用西方技术的眼光限制中医的治疗？染疫者求诊，犹如去洗衣店洗衣服，只要洗干净就可以。何必有先决条件？何必要求对方一定要有高新仪器，告知衣服上脏东西的各种成分？

四、《伤寒论》铃法抗疫验案

古今抗疫，中西理论有差异。古法强调排出、捕取毒烈邪气，试问，效果如何？笔者临床采用普济方《伤寒论》所传铃法治疗疫疾，实证干支铃法非常有效，亦无后遗症。退烧极快，快则三小时，慢者十二小时；转阴极快，可能两天。

要知道，发热是疫病的突出症状，是其共同的表现。及时退热是截断病程进展、治疗疫病的关键。

此次一家六口，相继发病。笔者按铃法治疗。此法别开生面，可供一览。这可以加深读者对古法抗疫的程序性、中医科学性的理解。故在此报告。

1. 小柴胡汤证

细仔，4岁，戊年属狗。2022年2月12日发热，探耳温40.2℃，流鼻水。丙申日，铃法查得为小柴胡汤证。根据四诊，加减如下：外有热，加桂枝，去人参；有鼻水，加白芷；小便欠利，加茯苓。

柴胡24克，黄芩9克，炙甘草9克，姜半夏9克，桂枝6克，茯苓10克，白芷10克，生姜3片，大枣5个撕开。两剂。

一剂药服用期间，呼吸平稳，虽然高烧，但神志无差，睡眠安稳。药后 12 小时，汗出热退，未复发。

2. 芍药甘草附子汤证

母亲，属虎，2022 年 2 月 13 日发病，发热 39.4℃，头痛腰痛脚痛。试纸显示为病毒阳性。丁酉日，钤法查得为芍药甘草附子汤。

芍药甘草附子冲剂，一包即愈。

3. 桂枝加大黄汤证

二哥，酉年，属鸡，5 岁，2 月 14 日发病，发热 39.2℃，咳嗽。戊戌日，钤法查得为桂枝加大黄汤。结合四诊，无便秘，去大黄，咳嗽加枇杷叶、百部泻肺。

桂枝 12 克，炒白芍 12 克，炙甘草 6 克，生姜 3 片，大枣 5 个，枇杷叶 15 克，百部 10 克，两剂。一剂热退。咳嗽愈。

4. 小柴胡汤证

大哥，属猪，16 岁，2022 年 2 月 14 日发病，发热 39.6℃，头晕。试纸显示为病毒阳性。戊戌日，钤法查得为柴胡汤。用小柴胡汤冲剂，3 小时后，热退，头不晕。2 月 15 日再次发热，改用草药小柴胡汤方而愈。

5. 桂枝汤证

奶奶，属牛，86 岁，2022 年 2 月 15 日发病，发热，喉咙痛，头晕，咽痛，难吞口水，痰黏在喉咙难出，咳嗽多，声低难受，脖子痛。发病日己亥，钤法查得为桂枝汤。结合四诊加减。

桂枝 10 克，炒白芍 15 克，炙甘草 6 克，枇杷叶 12 克，百部 10 克，独活 10 克，川芎 10 克，北沙参 12 克，川牛膝 12 克，牛蒡子 10 克，葛根 15 克。两剂愈。

6. 误治案例

父亲，巳年，属蛇，昼夜照顾发烧的小儿，2022 年 2 月 13 日凌晨发病，背寒甚发冷，寒盛寒战，腰痛，小便多。试纸显示为病毒阳性。发病日丁酉，钤法查得为桂枝加大黄汤，可惜当时未按圣教。用背冷验方麻黄附子细辛汤加减，一剂分两日：

制附子 15 克，细辛 6 克（两者先煎），麻黄 10 克，熟地 30 克，当归 30 克，桂枝 20 克，炒白芍 20 克，生地 20 克，锁阳 20 克，川芎 15 克，瓜蒌 20 克，丹参 20 克，黄芪 30 克，陈皮 20 克，红参 20 克。

不料，半剂药后，背冷减，咳嗽增多，非常剧烈，痰多，先色黄后色白，喉咙痒。知此方为误治，不用。改下方：

白前 15 克，枇杷叶 15 克，鱼腥草 20 克，杏仁 10 克，百部 10 克，前胡 10 克，北沙参 15 克，射干 10 克，牛蒡子 10 克。

如此调理三日，咳嗽减。但是痰多，又用二陈汤加减：

炒白术 15 克，茯苓 20 克，白芥子 12 克，枇杷叶 15 克，百部 12 克，萝卜籽 12 克，苏子 12 克，炒栀子 3 克，生甘草 3 克，紫菀 10 克，款冬花 10 克。

调理将近十日方愈。

7. 小结

如今，笔者悟出疾与病不同，不可用治病的方法治疾。经方时方都能抗疫，治愈的速度及疗效有诸多差别。因为，经方有天地日月，有完善干支系统，可以切入历法。只是可惜，《伤寒论》疫病病因论及相关疗法目前被大家忽视，期盼重视之。

实践证明，病毒侵入人体未深之时，中医治疗疫疾完全可以达到"十全"，或者接近，而且没有后遗症。而现实中，就笔者所知，这类中医师还是很多的。若病毒深入，圣人有训，"观其脉证，知犯何逆，随证治之"，中医也是大有可为的。

下　篇

精华版干支钤诀宋本
《伤寒论》

辨太阳病脉证并治上

（1～30条）合一十六法，方一十四首

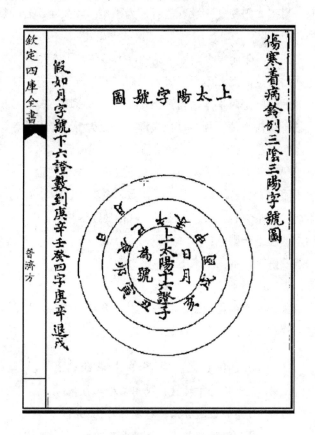

上太阳证字号日月为号

上太阳十六证

太阳之为病，脉浮，头项强痛而恶寒。[1]

太阳病，发热，汗出，恶风，脉缓者，名为中风。[2]

太阳病，或已发热，或未发热，必恶寒，体痛，呕逆，脉阴阳俱紧者，名为伤寒。[3]

伤寒一日，太阳受之，脉若静者，为不传；颇欲吐，若躁烦，脉数急者，为传也。[4]

伤寒二三日，阳明、少阳证不见者，为不传也。[5]

太阳病，发热而渴，不恶寒者为温病。若发汗已，身灼热者，名风温。风温为病，脉阴阳俱浮，自汗出，身重，多眠睡，鼻息必鼾，语言难出。若被下者，小便不利，直视失溲。若被火者，微发黄色，剧则如惊痫，时瘈疭，若火熏之。一逆尚引日，再逆促命期。[6]

病有发热恶寒者，发于阳也；无热恶寒者，发于阴也。发于阳，七日愈；发于阴，六日愈。以阳数七，阴数六故也。[7]

太阳病，头痛至七日以上自愈者，以行其经尽故也。若欲作再经者，针足阳明，使经不传则愈。[8]

太阳病欲解时，从巳至未上。[9]

风家，表解而不了了者，十二日愈。[10]

病人身大热，反欲得衣者，热在皮肤，寒在骨髓也；身大寒，反不欲近衣者，寒在皮肤，热在骨髓也。[11]

上太阳（辰）日字号十证歌诀：

上太甲乙丁桂枝，丙用葛根加桂枝。

戊内寻证随方治，桂加厚朴己相随。

庚加附子辛芍去，去芍加附壬中知。

桂枝麻黄各半癸，后人学者记心机。

1 日甲：桂枝汤

阳浮阴弱卫中强，身热还教汗不藏。

啬啬恶寒翕翕热，鼻鸣干呕桂枝汤。

太阳中风，阳浮而阴弱，阳浮者，热自发，阴弱者，汗自出，啬啬恶寒，淅淅恶风，翕翕发热，鼻鸣干呕者，桂枝汤主之。方一。[12]

桂枝三两，去皮 **芍药**三两 **甘草**二两，炙 **生姜**三两，切 **大枣**十二枚，擘

上五味，哎咀三味，以水七升，微火煮取三升，去滓。适寒温，服一升。服已须史，啜热稀粥一升余，以助药力。温覆令一时许，遍身漐漐微似有汗者益佳，不可令如水流漓，病必不除。若一服汗出病差，停后服，不必尽剂。若不汗，更服依前法。又不汗，服后小促其间，半日许，令三服尽。若病重者，一日一夜服，周时观之。服一剂尽，病证犹在者，更作服。若汗不出，乃服至二三剂。禁生冷、粘滑、肉面、五辛、酒酪、臭恶等物。

2 日乙：桂枝汤

太阳头痛热烘烘，汗出之时又恶风。

荣卫调和邪亦解，桂枝汤里有奇功。

太阳病，头痛发热，汗出恶风，桂枝汤主之。方二。用前第一方。[13]

3 日丙：桂枝加葛根汤

太阳为病项背强，汗出之时又恶风。

桂枝葛根汤可主，祛风和表亦为功。

太阳病，项背强几几，反汗出恶风者，桂枝加葛根汤主之。方三。[14]

葛根四两 **麻黄**三两，去节 **芍药**二两 **生姜**三两，切 **甘草**二两，炙 **大枣**十二枚，擘 **桂枝**二两，去皮

上七味，以水一斗，先煮麻黄、葛根，减二升，去上沫，内诸药，煮取三升，去滓。温服一升，覆取微似汗，不须啜粥，余如桂枝法将息及禁忌。臣亿等谨按，仲景本论，太阳中风自汗用桂枝，伤寒无汗用麻黄，今证云汗出恶风，而方中有麻黄，恐非本意也。第三卷有葛根汤证，云无汗、恶风，正与此方同，是合用麻黄也。此云桂枝加葛根汤，恐是桂枝中但加葛根耳。

4 日丁：桂枝汤

太阳之病本属表，误下还令气上冲。
可与桂枝汤解外，里虚须更变而通。

太阳病，下之后，其气上冲者，可与桂枝汤，方用前法。若不上冲者，不得与之。四。[15]

5 日戊：坏证

太阳三日已发汗，若吐若下若温针。
不解相将成坏证，桂枝不中再思寻。

太阳病三日，已发汗，若吐、若下、若温针，仍不解者，此为坏病，桂枝不中与之也。观其脉症，知犯何逆，随证治之。桂枝本为解肌，若其人脉浮紧，发热汗不出者，不可与之也。常须识此，勿令误也。五。[16]
若酒客病，不可与桂枝汤，得之则呕，以酒客不喜甘故也。[17]

6 日己：桂枝加厚朴杏子汤

桂枝本为解肌药，酒客不喜桂枝汤。
喘家却须加朴杏，吐者服之脓血伤。

喘家作桂枝汤，加厚朴杏子佳。六。[18]
凡服桂枝汤吐者，其后必吐脓血也。[19]

7 日庚：桂枝加附子汤

发汗之余漏不干，小便涩闭屈伸难。

桂枝附子汤煎疗，敛液回阳病即安。

太阳病，发汗，遂漏不止，其人恶风，小便难，四肢微急，难以屈伸者，桂枝加附子汤主之。方七。[20]

桂枝三两，去皮　**芍药**三两　**甘草**三两，炙　**生姜**三两，切　**大枣**十二枚，擘　**附子**一枚，炮，去皮，破八片

上六味，以水七升，煮取三升，去滓。温服一升。本云，桂枝汤今加附子。将息如前法。

8 日辛：桂枝去芍药汤

下之脉促胸间满，煎与桂枝去芍飡。

此是阳虚寒渐入，散邪通气始能安。

太阳病，下之后，脉促，胸满者，桂枝去芍药汤主之。方八。促，一作纵。[21]

桂枝三两，去皮　**甘草**二两，炙　**生姜**三两，切　**大枣**十二枚，擘

上四味，以水七升，煮取三升，去滓。温服一升。本云，桂枝汤今去芍药。将息如前法。

9 日壬：桂枝去芍药加附子汤

太阳脉促客邪干，下后阳虚更恶寒。

桂枝汤中除芍药，却加附子一枚煎。

若微寒者，桂枝去芍药加附子汤主之。方九。[22]

桂枝三两，去皮　**甘草**二两，炙　**生姜**三两，切　**大枣**十二枚，擘　**附子**一枚，炮，去皮，破八片

上五味，以水七升，煮取三升，去滓。温服一升。本云，桂枝汤今去芍药加附子。将息如前法。

10 日癸：桂枝麻黄各半汤

发热恶寒脉更微，此时吐下汗皆非。

有热无汗身应痒，桂枝麻黄各半宜。

太阳病，得之八九日，如疟状，发热恶寒，热多寒少，其人不呕，清便欲自可，一日二三度发，脉微缓者，为欲愈也。脉微而恶寒者，此阴阳俱虚，不可更发汗、更下、更吐也。面色反有热色者，未欲解也，以其不能得小汗出，身必痒，宜桂枝麻黄各半汤。方十。[23]

桂枝一两十六铢，去皮　**芍药　生姜**切　**甘草**炙　**麻黄**各一两，去节　**大枣**四枚，擘　**杏仁**二十四枚，汤浸，去皮尖及两仁者

上七味，以水五升，先煮麻黄一二沸，去上沫，内诸药，煮取一升八合，去滓。温服六合。本云，桂枝汤三合，麻黄汤三合，并为六合，顿服。将息如上法。臣亿等谨按，桂枝汤方，桂枝、芍药、生姜各三两，甘草二两，大枣十二枚。麻黄汤方，麻黄三两，桂枝二两，甘草一两，杏仁七十个。今以算法约之，二汤各取三分之一，即得桂枝一两十六铢，芍药、生姜、甘草各一两，大枣四枚，杏仁二十三个零三分枚之一，收之得二十四个，合方。详此方乃三分之一，非各半也，宜云合半汤。

上太阳（巳）月字号六证歌诀：

先刺池府甲桂强，乙二桂枝一麻黄。

白虎加参于丙内，丁桂二越婢一汤。

桂去桂加术苓戊，姜芍甘己调胃汤。

11 月甲：桂枝汤

先服桂枝烦不解，风池风府刺之安。

太阳经病风邪泄，再与桂枝愈弗难。

太阳病，初服桂枝汤，反烦不解者，先刺风池、风府，却与桂枝汤则愈。十一。[24]

12月乙：桂枝二麻黄一汤

桂枝服后形如疟，大汗之余脉更洪。

桂枝二与麻黄一，解散寒邪荣卫通。

服桂枝汤，大汗出，脉洪大者，与桂枝汤如前法。若形似疟，一日再发者，汗出必解，宜桂枝二麻黄一汤。方十二。[25]

桂枝一两十七铢，去皮　芍药一两六铢　麻黄十六铢，去节　生姜一两六铢，切　杏仁十六个，去皮尖　甘草一两二铢，炙　大枣五枚，擘

上七味，以水五升，先煮麻黄一二沸，去上沫，内诸药，煮取二升，去滓。温服一升，日再服。本云，桂枝汤二分，麻黄汤一分，合为二升，分再服。今合为一方，将息如前法。臣亿等谨按，桂枝汤方，桂枝、芍药、生姜各三两，甘草二两，大枣十二枚。麻黄汤方，麻黄三两，桂枝二两，甘草一两，杏仁七十个。今以算法约之，桂枝汤取十二分之五，即得桂枝、芍药、生姜各一两六铢，甘草二十铢，大枣五枚。麻黄汤取九分之二，即得麻黄十六铢，桂枝十铢三分铢之二，收之得十一铢，甘草五铢三分铢之一，收之得六铢，杏仁十五个九分枚之四，收之得十六个。二汤所取相合，即共得桂枝一两十七铢，麻黄十六铢，生姜、芍药各一两六铢，甘草一两二铢，大枣五枚，杏仁十六个，合方。

13月丙：白虎加人参汤

桂枝汗后更烦渴，脉大而洪亦可危。

散热生津和表里，人参白虎疗之宜。

服桂枝汤，大汗出后，大烦渴不解，脉洪大者，白虎加人参汤主之。方十三。[26]

知母六两　石膏一斤，碎，绵裹　甘草炙，二两　粳米六合　人参三两

上五味，以水一斗，煮米熟汤成，去滓。温服一升，日三服。

14 月丁：桂枝二越婢一汤（外台起脾汤）

发热恶寒太阳病，热多寒少脉尤微。

此证无阳何可汗，桂枝越婢按方施。

太阳病，发热恶寒，热多寒少，脉微弱者，此无阳也，不可发汗，宜桂枝二越婢一汤。方十四。　[27]

桂枝去皮　**芍药**　**麻黄**　**甘草**各十八铢，炙　**大枣**四枚，擘　**生姜**一两二铢，切　**石膏**二十四铢，碎，绵裹

上七味，以水五升，煮麻黄一二沸，去上沫，内诸药，煮取二升，去滓。温服一升。本云，当裁为越婢汤、桂枝汤合之，饮一升。今合为一方，桂枝汤二分，越婢汤一分。臣亿等谨按，桂枝汤方，桂枝、芍药、生姜各三两，甘草二两，大枣十二枚。越婢汤方，麻黄二两，生姜三两，甘草二两，石膏半斤，大枣十五枚。今以算法约之，桂枝汤取四分之一，即得桂枝、芍药、生姜各十八铢，甘草十二铢，大枣三枚。越婢汤取八分之一，即得麻黄十八铢，生姜九铢，甘草六铢，石膏二十四铢，大枣一枚八分之七，弃之。二汤所取相合，即共得桂枝、芍药、甘草、麻黄各十八铢，生姜一两三铢，石膏二十四铢，大枣四枚，合方。旧云，桂枝三，今取四分之一，即当云桂枝二也。越婢汤方，见仲景杂方中，《外台秘要》一云起脾汤。

15 月戊：桂枝去桂加茯苓白术汤

头项强痛身发热，虽经汗下邪又结。

心下满痛兼停饮，桂枝去桂加苓术。

服桂枝汤，或下之，仍头项强痛，翕翕发热，无汗，心下满微痛，小便不利者，桂枝去桂加茯苓白术汤主之。方十五。[28]

芍药三两　**甘草**二两，炙　**生姜**切　**白术**　**茯苓**各三两　**大枣**十二枚，擘

上六味，以水八升，煮取三升，去滓。温服一升，小便利则愈。本云，桂枝汤今去桂枝，加茯苓、白术。

16 月己：甘草干姜汤、芍药甘草汤、调胃承气汤、四逆汤

脉浮自汗小便数，筋急心烦虚证多。

反与桂枝攻其表，得之便厥可如何。

烦燥咽干并呕逆，干姜甘草剂调和。

厥愈足温当益血，芍药甘草治其疴。

胃气不和或谵语，调胃承气用之瘥。

若更烧针重发汗，四逆汤煎慎勿讹。

伤寒脉浮，自汗出，小便数，心烦，微恶寒，脚挛急，反与桂枝欲攻其表，此误也；得之便厥，咽中干，烦躁，吐逆者，作甘草干姜汤与之，以复其阳；若厥愈足温者，更作芍药甘草汤与之，其脚即伸；若胃气不和，谵语者，少与调胃承气汤；若重发汗，复加烧针者，四逆汤主之。方十六。[29]

甘草干姜汤方

甘草四两，炙　干姜二两

上二味，以水三升，煮取一升五合，去滓。分温再服。

芍药甘草汤方

芍药　甘草各四两，炙

上二味，以水三升，煮取一升五合，去滓。分温再服。

调胃承气汤方

大黄四两，去皮，清酒洗　甘草二两，炙　芒硝半升

上三味，以水三升，煮取一升，去滓，内芒硝，更上火微煮令沸。少少温服之。

四逆汤方

甘草二两，炙　干姜一两半　附子一枚，生用，去皮，破八片

上三味，以水三升，煮取一升二合，去滓。分温再服。强人可大附子一枚、干姜三两。

　　问曰：证象阳旦，按法治之而增剧，厥逆，咽中干，两胫拘急而谵语。师曰：言夜半手足当温，两脚当伸。后如师言，何以知此？答曰：寸口脉浮而大，浮为风，大为虚。风则生微热，虚则两胫挛。病形象桂枝，因加附子参其间，增桂令汗出。附子温经，亡阳故也。厥逆，咽中干，烦躁，阳明内结，谵语烦乱，更饮甘草干姜汤，夜半阳气还，两足当热；胫尚微拘急，重与芍药甘草汤，尔乃胫伸；以承气汤微溏，则止其谵语，故知病可愈。[30]

辨太阳病脉证并治中

（31～127条）合六十六法，方三十九首，并见太阳阳明合病法

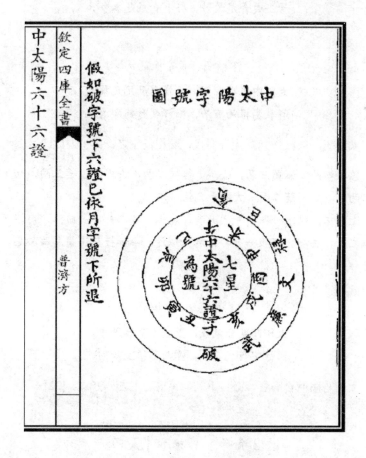

中太阳证字号七星为号

假如破字号下六证。已依月字号下所退。

中太阳六十六证。

中太阳（午）贪字号十证歌诀：

贪中甲乙葛根汤，丙加半夏入前方。

葛根黄连芩丁内，戊己庚中是麻黄。

辛壬大青龙最妙，癸小青龙是本乡。

1 贪甲：葛根汤

太阳中风项背强，无汗恶风几几摇。

解表葛根汤可治，微汗之时病即消。

太阳病，项背强几几，无汗恶风，葛根汤主之。方一。[31]

葛根四两　麻黄三两，去节　桂枝二两，去皮　生姜三两，切　甘草二两，炙　芍药二两　大枣十二枚，擘

上七味，以水一斗，先煮麻黄、葛根，减二升，去白沫，内诸药，煮取三升，去滓。温服一升，覆取微似汗，余如桂枝法将息及禁忌。诸汤皆仿此。

2 贪乙：葛根汤

太阳阳明合病攻，里虚寒甚客胸中。

阴性下行之自利，亦与葛根主治同。

太阳与阳明合病者，必自下利，葛根汤主之。方二。[32]

3 贪丙：葛根加半夏汤

太阳合病与阳明，有时但呕不下痢。

邪气相干气不和，葛根汤加半夏治。

太阳与阳明合病，不下利，但呕者，葛根加半夏汤主之。方三。[33]

葛根四两　麻黄三两，去节　甘草二两，炙　芍药二两　桂枝二两，去皮　生姜二两，切　半夏半升，洗　大枣十二枚，擘

上八味，以水一斗，先煮葛根、麻黄，减二升，去白沫，内诸药，煮取三升，去滓。温服一升，覆取微似汗。

4 贪丁：葛根黄芩黄连汤

太阳病本桂枝证，医反下之利不止。

喘而汗出兼脉促，葛根芩连汤主此。

太阳病，桂枝证，医反下之，利遂不止，脉促者，表未解也，喘而汗出者，葛根黄芩黄连汤主之。方四。[34]

葛根半斤　甘草二两，炙　黄芩三两　黄连三两

上四味，以水八升，先煮葛根，减二升，内诸药，煮取二升，去滓。分温再服。

5 贪戊：麻黄汤

无汗而喘复恶风，痛连骨节及腰中。

寒则伤荣宜发汗，速用麻黄大剂攻。

太阳病，头痛发热，身疼腰痛，骨节疼痛，恶风无汗而喘者，麻黄汤主之。方五。[35]

麻黄三两，去节　桂枝二两，去皮　甘草一两，炙　杏仁七十个，去皮尖

上四味，以水九升，先煮麻黄，减二升，去上沫，内诸药，煮取二升半，去滓。温服八合，覆取微似汗，不须啜粥，余如桂枝法将息。

6 贪己：麻黄汤

太阳合病与阳明，喘而胸满气难平。

此非里实不可下，麻黄解表效偏灵。

太阳与阳明合病，喘而胸满者，不可下，宜麻黄汤。六。用前第五方。[36]

7 贪庚：小柴胡汤、麻黄汤

十日以外脉浮细，嗜卧之时病渐降。

胸满胁痛柴胡服，但浮不细与麻黄。

太阳病，十日以去，脉浮细而嗜卧者，外已解也。设胸满胁痛者，与小柴胡汤。脉但浮者，与麻黄汤。七。用前第五方。[37]

小柴胡汤方

柴胡半斤　黄芩　人参　甘草炙　生姜各三两，切　大枣十二枚，擘　半夏半升，洗

上七味，以水一斗二升，煮取六升，去滓，再煎取三升。温服一升，日三服。

8 贪辛：大青龙汤

发热恶寒脉浮紧，身疼不汗燥而烦。

大青龙汤饵之愈，一服汗者止后煎。

太阳中风，脉浮紧，发热恶寒，身疼痛，不汗出而烦躁者，大青龙汤主之。若脉微弱，汗出恶风者，不可服之，服之则厥逆，筋惕肉瞤，此为逆也。大青龙汤方。八。[38]

麻黄六两，去节　桂枝二两，去皮　甘草二两，炙　杏仁四十枚，去皮尖　生姜三两，切　大枣十枚，擘　石膏如鸡子大，碎

上七味，以水九升，先煮麻黄，减二升，去上沫，内诸药，煮取三升，去滓。温服一升，取微似汗。汗出多者，温粉粉之。一服汗者，停后服。若复服，汗多亡阳遂虚，恶风烦躁，不得眠也。

9 贪壬：大青龙汤

脉浮而缓身不痛，身重乍轻兼中风。

更无发厥吐利证，妙者青龙大剂攻。

伤寒，脉浮缓，身不疼、但重，乍有轻时，无少阴证者，大青龙汤发之。九。用前第八方。[39]

10贪癸：小青龙汤

表未解时水气停，呕而发热咳声声。

水寒相搏因伤肺，小青龙剂疗之平。

伤寒表不解，心下有水气，干呕，发热而咳，或渴，或利，或噎，或小便不利、少腹满，或喘者，小青龙汤主之。方十。[40]

麻黄去节　芍药　细辛　干姜　甘草炙　桂枝各三两，去皮　五味子半升　半夏半升，洗

上八味，以水一斗，先煮麻黄，减二升，去上沫，内诸药，煮取三升，去滓。温服一升。若渴，去半夏，加栝楼根三两；若微利，去麻黄，加荛花，如一鸡子，熬令赤色；若噎者，去麻黄，加附子一枚，炮；若小便不利、少腹满者，去麻黄，加茯苓四两；若喘，去麻黄，加杏仁半升，去皮尖。且荛花不治利，麻黄主喘，今此语反之，疑非仲景意。臣亿等谨按，小青龙汤，大要治水。又按《本草》，荛花下十二水，若水去，利则止也。又按，《千金》，形肿者应内麻黄，乃内杏仁者，以麻黄发其阳故也。以此证之，岂非仲景意也。

中太阳（未）巨字号十证歌诀：

巨甲加减小青龙，巨丙加杏共朴踪。

更桂乙丁戊壬癸，麻黄汤中辛己庚。

11 巨甲：小青龙汤

利减麻黄休发汗，芫花逐水善调停。

渴者而烦除半夏，却入栝蒌津液生。

噎者去麻加附子，小便不利用茯苓。

喘满麻黄亦不用，杏子仁添补肺经。

此是小青加减法，随时消息要分明。

伤寒，心下有水气，咳而微喘，发热不渴。服汤已渴者，此寒去欲解也。小青龙汤主之。十一。用前第十方。[41]

12 巨乙：桂枝汤

卫强荣弱证如何，脉弱而浮表未和。

纵日久时须汗解，桂枝汤剂疗其病。

太阳病，外证未解，脉浮弱者，当以汗解，宜桂枝汤。方十二。[42]

13 巨丙：桂枝加厚朴杏子汤

太阳未解下之早，微喘应知气不舒。

可与桂枝汤解表，更加朴杏逆方除。

太阳病，下之，微喘者，表未解故也，桂枝加厚朴杏子汤主之。方十三。[43]

桂枝三两，去皮　甘草二两，炙　生姜三两，切　芍药三两　大枣十二枚，擘　厚朴二两，炙，去皮　杏仁五十枚，去皮尖

上七味，以水七升，微火煮取三升，去滓。温服一升，覆取微似汗。

14 巨丁：桂枝汤

表邪未解汗偏宜，误下须知是逆施。

欲解肌时微发汗，妙剂还当用桂枝。

太阳病，外证未解，不可下也，下之为逆。欲解外者，宜桂枝汤。十四。用前第十二方。[44]

15 巨戊：桂枝汤

发汗不解复下之，脉浮反下亦非宜。

初来本是柴胡证，今与桂枝且解肌。

太阳病，先发汗不解，而复下之，脉浮者不愈。浮为在外，而反下之，故令不愈；今脉浮，故在外。当须解外则愈，宜桂枝汤。十五。用前第十二方。[45]

16 巨己：麻黄汤

发热身疼汗又无，脉浮而紧表未除。

服药微除还见衄，宜与麻黄汤剂扶。

太阳病，脉浮紧，无汗发热，身疼痛，八九日不解，表证仍在，此当发其汗。服药已微除，其人发烦目瞑，剧者必衄，衄乃解。所以然者，阳气重故也。麻黄汤主之。十六。用前第五方。[46]

太阳病，脉浮紧，发热，身无汗，自衄者，愈。[47]

二阳并病，太阳初得病时，发其汗，汗先出不彻，因转属阳明，续自微汗出，不恶寒。若太阳病证不罢者，不可下，下之为逆，如此可小发汗。设面色缘缘正赤者，阳气怫郁在表，当解之熏之。若发汗不彻，不足言，阳气怫郁不得越，当汗不汗，其人躁烦，不知痛处，乍在腹中，乍在四肢，按之不可得，其人短气但坐，以汗出不彻故也，更发汗则愈。何以知汗出不彻？以脉涩故知也。[48]

脉浮数者，法当汗出而愈。若下之，身重、心悸者，不可发汗，当自汗出乃解。所以然者，尺中脉微，此里虚，须表里实，津液自和，便自汗出愈。[49]

脉浮紧者，法当身疼痛，宜以汗解之。假令尺中迟者，不可发汗。何以知然？以荣气不足，血少故也。[50]

17 巨庚：麻黄汤

脉浮而数法当汗，发热身疼属太阳。

洒淅恶寒邪在表，麻黄汤剂用之良。

脉浮者，病在表，可发汗，宜麻黄汤。十七。用前第五方，法用桂枝汤。[51]

18 巨辛：麻黄汤

脉浮伤卫数伤荣，荣卫之邪表病明。

速饵麻黄汤发汗，莫教深入别传经。

脉浮而数者，可发汗，宜麻黄汤。十八。用前第五方。[52]

19 巨壬：桂枝汤

自汗之时荣气和，风邪客卫汗尤多。

桂枝与服风邪散，荣卫和谐病得瘥。

病常自汗出者，此为荣气和，荣气和者，外不谐，以卫气不共荣气谐和故尔。以荣行脉中，卫行脉外。复发其汗，荣卫和则愈，宜桂枝汤。十九。用前第十二方。[53]

20 巨癸：桂枝汤

中风脏亦无他证，时时发热汗尤多。

里和表病汗之愈，宜与桂枝汤剂和。

病人脏无他病，时发热自汗出而不愈者，此卫气不和也，先其时发汗则愈，宜桂枝汤。二十。用前第十二方。[54]

中太阳（申）禄字号十证歌诀：

麻黄甲禄最为良。桂枝乙丙妙神方。

姜附丁桂戊参药。麻杏甘膏己相将。

桂枝甘草庚堪用。辛茯桂甘大枣汤。

厚甘姜参半壬内。苓桂术甘癸是常。

21 禄甲：麻黄汤

伤寒在表脉紧浮，不发汗时致衄流。

邪壅于经因迫血，麻黄汤剂疗之瘳。

伤寒，脉浮紧，不发汗，因致衄者，麻黄汤主之。二十一。用前第五方。[55]

22 禄乙：承气汤、桂枝汤

伤寒不便六七日，有热头疼可下之。

小便清时还发汗，头疼而衄桂枝宜。

伤寒，不大便六七日，头痛有热者，与承气汤。其小便清者，知不在里，仍在表也，当须发汗。若头痛者，必衄。宜桂枝汤。二十二。用前第十二方。[56]

23 禄丙：桂枝汤

发汗身凉为已解，却才半日又增烦。

脉浮而数邪犹在，更用桂枝汤则安。

伤寒，发汗已解，半日许复烦，脉浮数者，可更发汗，宜桂枝汤。二十三。用前第十二方。[57]

凡病，若发汗、若吐、若下，若亡血、亡津液，阴阳自和者，必自愈。[58]

大下之后，复发汗，小便不利者，亡津液故也。勿治之，得小便利，必自愈。[59]

下之后，复发汗，必振寒，脉微细。所以然者，以内外俱虚故也。[60]

24 禄丁：干姜附子汤

已经汗下犹烦燥，夜静昼烦表里虚。

脉更沉微无大热，干姜附子最相须。

下之后，复发汗，昼日烦躁不得眠，夜而安静，不呕，不渴，无表证，脉沉微，身无大热者，干姜附子汤主之。方二十四。[61]

干姜一两　附子一枚，生用，去皮，切八片

上二味，以水三升，煮取一升，去滓。顿服。

25 禄戊：桂枝加芍药生姜各一两人参三两新加汤

发汗之后身疼痛，脉沉迟者荣血伤。

可与桂枝汤作主，新加参芍与生姜。

发汗后，身疼痛，脉沉迟者，桂枝加芍药生姜各一两人参三两新加汤主之。方二十五。[62]

桂枝三两，去皮　芍药四两　甘草二两，炙　人参三两　大枣十二枚，擘　生姜四两上六味，以水一斗二升，煮取三升，去滓。温服一升。本云，桂枝汤今加芍药、生姜、人参。

26 禄己：麻黄杏仁甘草石膏汤

汗后不可用桂枝，汗出而喘表邪为。

麻黄杏草石膏剂，以散其邪正合宜。

发汗后，不可更行桂枝汤，汗出而喘，无大热者，可与麻黄杏仁甘草石膏汤。方二十六。[63]

麻黄四两，去节　**杏仁**五十个，去皮尖　**甘草**二两，炙　**石膏**半斤，碎，绵裹

上四味，以水七升，煮麻黄，减二升，去上沫，内诸药，煮取二升，去滓。温服一升。本云，黄耳杯。

27 禄庚：桂枝甘草汤

发汗过多心下悸，其人叉手自冒心。

此是阳虚气不足，桂枝甘草剂宜斟。

发汗过多，其人叉手自冒心，心下悸，欲得按者，桂枝甘草汤主之。方二十七。[64]

桂枝四两，去皮　**甘草**二两，炙

上二味，以水三升，煮取一升，去滓。顿服。

28 禄辛：茯苓桂枝甘草大枣汤

汗后其人脐下悸，阴邪上逆作奔豚。

茯甘桂枣汤煎疗，降肾滋脾效莫伦。

发汗后，其人脐下悸者，欲作奔豚，茯苓桂枝甘草大枣汤主之。方二十八。[65]

茯苓半斤　桂枝四两，去皮　甘草二两，炙　大枣十五枚，擘

上四味，以甘澜水一斗，先煮茯苓，减二升，内诸药，煮取三升，去滓。温服一升，日三服。作甘澜水法：取水二斗，置大盆内，以杓扬之，水上有珠子五六千颗相逐，取用之。

29 禄壬：厚朴生姜半夏甘草人参汤

发汗之余腹胀满，内无津液客邪侵。

降气和脾通壅滞，厚朴姜甘半夏参。

发汗后，腹胀满者，厚朴生姜半夏甘草人参汤主之。方二十九。[66]

厚朴半斤，炙，去皮　生姜半斤，切　半夏半升，洗　甘草二两　人参一两

上五味，以水一斗，煮取三升，去滓。温服一升，日三服。

30 禄癸：茯苓桂枝白术甘草汤

吐下表虚作头眩，心中逆满气冲胸。

更教误汗身摇振。术甘苓桂奏奇功。

伤寒，若吐，若下后，心下逆满，气上冲胸，起则头眩，脉沉紧，发汗则动经，身为振振摇者，茯苓桂枝白术甘草汤主之。方三十。[67]

茯苓四两　桂枝三两，去皮　白术　甘草各二两，炙

上四味，以水六升，煮取三升，去滓。分温三服。

中太阳（酉）文字号十证歌诀：

文甲芍甘附子尊。茯苓四逆乙相吞。
丙内调胃君须记。五苓丁戊更兼庚。
茯苓甘草须寻己。栀子豉内壬癸辛。

31 文甲：芍药甘草附子汤

发汗不解反恶寒，得之应作表虚看。
芍药甘草与附子，荣卫调和病即安。

发汗，病不解，反恶寒者，虚故也，芍药甘草附子汤主之。方三十一。[68]

芍药 甘草各三两，炙 **附子**一枚，炮，去皮，破八片
上三味，以水五升，煮取一升五合，去滓。分温三服。疑非仲景方。

32 文乙：茯苓四逆汤

汗下交攻试问贤，其邪犹在燥烦传。
茯苓四逆汤能治，诊更精微证自痊。

发汗，若下之，病仍不解，烦躁者，茯苓四逆汤主之。方三十二。[69]

茯苓四两 **人参**一两 **附子**一枚，生用，去皮，破八片 **甘草**二两，炙 **干姜**一两半
上五味，以水五升，煮取三升，去滓。温服七合，日二服。

33 文丙：调胃承气汤

发汗恶寒是表虚，但热还因里未除。
调胃承气汤宜服，泄实和中病可除。

发汗后，恶寒者，虚故也。不恶寒，但热者，实也，当和胃气，与调胃承气汤。方三十三。[70]

芒硝半升　甘草二两，炙　大黄四两，去皮，清酒洗

上三味，以水三升，煮取一升，去滓，内芒硝，更煮两沸。顿服。

34 文丁：五苓散

汗余烦渴胃中干，胃气和时病即痊。

若更脉浮与有热，服下五苓津液还。

太阳病，发汗后，大汗出，胃中干，烦躁不得眠，欲得饮水者，少少与饮之，令胃气和则愈。若脉浮，小便不利，微热，消渴者，五苓散主之。方三十四。[71]

猪苓十八铢，去皮　泽泻一两六铢　白术十八铢　茯苓十八铢　桂枝半两，去皮

上五味，捣为散。以白饮和服方寸匕，日三服。多饮暖水，汗出愈。如法将息。

35 文戊：五苓散

脉浮而数表邪干，汗后重教渴且烦。

和表五苓兼润燥，调和荣卫治何难。

发汗已，脉浮数，烦渴者，五苓散主之。三十五。用前第三十四方。[72]

36 文己：五苓散、茯苓甘草汤

汗出而渴用五苓，汗而不渴费调停。

茯苓甘草汤宜用，表解卫和津液生。

伤寒，汗出而渴者，五苓散主之；不渴者，茯苓甘草汤主之。方三十六。[73]

茯苓二两　桂枝二两，去皮　甘草一两，炙　生姜三两，切

上四味，以水四升，煮取二升，去滓。分温三服。

37 文庚：五苓散
中风发热六七日，不解而烦表里兼。
渴饮水浆还欲吐，是名水逆五苓谱。

中风发热，六七日不解而烦，有表里证，渴欲饮水，水入则吐者，名曰水逆，五苓散主之。方三十七。用前第三十四方。[74]

未持脉时，病人手叉自冒心，师因教试令咳而不咳者，此必两耳聋无闻也。所以然者，以重发汗，虚故如此。发汗后，饮水多必喘，以水灌之亦喘。[75]

38 文辛：栀子豉汤、栀子甘草豉汤、栀子生姜豉汤
伤寒发汗吐下后，反覆虚烦不得眠。
剧者心神颠倒甚，速将栀子豉汤煎。

发汗后，水药不得入口为逆，若更发汗，必吐下不止。发汗、吐下后，虚烦不得眠，若剧者，必反复颠倒，音到，下同。心中懊侬，上乌浩，下奴冬切，下同。栀子豉汤主之；若少气者，栀子甘草豉汤主之；若呕者，栀子生姜豉汤主之。三十八。[76]

栀子豉汤方
栀子十四个，擘　香豉四合，绵裹
上二味，以水四升，先煮栀子，得二升半，内豉，煮取一升半，去滓。分为二服，温进一服，得吐者，止后服。

栀子甘草豉汤方
栀子十四个，擘　甘草二两，炙　香豉四两，绵裹
上三味，以水四升，先煮栀子、甘草，取二升半，内豉，煮取一升半，去滓。分二服，温进一服，得吐者，止后服。

栀子生姜豉汤方

栀子十四个，擘　生姜五两　香豉四合，绵裹

上三味，以水四升，先煮栀子、生姜，取二升半，内豉，煮取一升半，去滓。分二服，温进一服，得吐者，止后服。

39 文壬：栀子豉汤

汗下之余邪不散，胸中窒塞热而烦。

可用栀子豉汤吐，邪散热除病必安。

发汗，若下之，而烦热、胸中窒者，栀子豉汤主之。三十九。用上初方。[77]

40 文癸：栀子豉汤

伤寒误下五六日，心中结痛客邪为。

身热不去虚烦甚，栀子豉汤急吐宜。

伤寒五六日，大下之后，身热不去，心中结痛者，未欲解也，栀子豉汤主之。四十。用上初方。[78]

中太阳（戌）廉字号十证歌诀：

廉甲栀厚乙栀姜，丙是真武丁禹粮。

戊己四逆庚家桂，辛壬癸俱小柴强。

41 廉甲：栀子厚朴汤

下之腹满又心烦，卧起都教不得安。

泄满吐烦君记取，山栀厚朴剂宜煎。

伤寒下后，心烦腹满，卧起不安者，栀子厚朴汤主之。方四十一。[79]

栀子十四个，擘　厚朴四两，炙，去皮　枳实四枚，水浸，炙令黄

上三味，以水三升半，煮取一升半，去滓。分二服，温进一服，得吐者，止后服。

42 廉乙：栀子干姜汤

丸药下之热不去，正气损兮邪气留。

热在胸中烦不解，干姜栀子剂宜投。

伤寒，医以丸药大下之，身热不去，微烦者，栀子干姜汤主之。方四十二。[80]

栀子十四个，擘　干姜二两

上二味，以水三升半，煮取一升半，去滓。分二服，温进一服，得吐者，止后服。

凡用栀子汤，病人旧微溏者，不可与服之。[81]

43 廉丙：真武汤

汗而不解热难除，汗出过多阳气虚。
心悸头眩身振振，须凭真武妙汤扶。

太阳病发汗，汗出不解，其人仍发热，心下悸，头眩，身瞤动，振振欲擗（一作僻）地者，真武汤主之。方四十三。[82]

茯苓　芍药　生姜各三两，切　白术二两　附子一枚，炮，去皮，破八片

上五味，以水八升，煮取三升，去滓。温服七合，日三服。

咽喉干燥者，不可发汗。[83]
淋家，不可发汗，发汗必便血。[84]
疮家，虽身疼痛，不可发汗，汗出则痉。[85]
衄家，不可发汗，汗出必额上陷脉急紧，直视不能眴（音唤，又胡绢切，下同，一作瞬）。不得眠。[86]
亡血家，不可发汗，发汗则寒栗而振。[87]

44 廉丁：禹余粮丸

汗家不可重发汗，心虚恍惚乱而烦。
小便已时阴内痛，补心通水禹余丸。

汗家，重发汗，必恍惚心乱，小便已阴疼，与禹余粮丸。四十四。方本阙。[88]

桂林古本《伤寒杂病论》有载：

禹余粮丸方

禹余粮四两　人参三两　附子二枚　五味子三合　茯苓三两　干姜三两

上六味，蜜为丸，如梧子大，每服二十九。

病人有寒，复发汗，胃中冷，必吐蛔（一作逆）。[89]

本发汗，而复下之，此为逆也；若先发汗，治不为逆。本先下之，而反汗之，为逆；若先下之，治不为逆。[90]

45 廉戌：四逆汤、桂枝汤

下之身痛利清谷，阴盛阳微邪又牵。

救里先须投四逆，攻邪然后桂枝煎。

伤寒，医下之，续得下利，清谷不止，身疼痛者，急当救里；后身疼痛，清便自调者，急当救表。救里宜四逆汤，救表宜桂枝汤。四十五。用前第十二方。[91]

46 廉己：四逆汤

发热头疼脉反沉，不差遍体痛难禁。

此为里证虚寒甚，救里宜煎四逆斟。

病发热头痛，脉反沉，若不差，身体疼痛，当救其里。四逆汤方。[92]

甘草二两，炙　**干姜一两半**　**附子一枚**，生用，去皮，破八片

上三味，以水三升，煮取一升二合，去滓。分温再服。强人可大附子一枚、干姜三两。

太阳病，先下而不愈，因复发汗，以此表里俱虚，其人因致冒，冒家汗出自愈。所以然者，汗出表和故也。里未和，然后复下之。[93]

太阳病未解，脉阴阳俱停（一作微）。必先振慄汗出而解。但阳脉微者，先汗出而解。但阴脉微（一作尺脉实者），下之而解。若欲下之，宜调胃承气汤。四十六。用前第三十三方。一云用大柴胡汤。[94]

47 廉庚：桂枝汤

汗出少气时发热，此是荣虚并卫强。

好与桂枝汤解散，调和荣卫即安康。

太阳病，发热汗出者，此为荣弱卫强，故使汗出，欲救邪风者，宜桂枝汤。四十七。方用前法。[95]

48 廉辛：小柴胡汤

伤寒中风五六日，寒热往来胸不舒。

嘿嘿不欲思饮食，心烦而呕费踌躇。

邪初入里无定处，或为之症更难拘。

随时加减宜详慎，和中解表小柴胡。

伤寒五六日，中风，往来寒热，胸胁苦满，嘿嘿不欲饮食，心烦喜呕，或胸中烦而不呕，或渴，或腹中痛，或胁下痞硬，或心下悸、小便不利，或不渴、身有微热，或咳者，小柴胡汤主之。方四十八。[96]

柴胡半斤　黄芩三两　人参三两　半夏半升，洗　甘草炙　生姜各三两，切　大枣十二枚，擘

上七味，以水一斗二升，煮取六升，去滓，再煎取三升。温服一升，日三服。

若胸中烦而不呕者，去半夏、人参，加栝楼实一枚；若渴，去半夏，加人参合前成四两半、栝楼根四两；若腹中痛者，去黄芩，加芍药三两；若胁下痞硬，去大枣，加牡蛎四两；若心下悸、小便不利者，去黄芩，加茯苓四两；若不渴，外有微热者，去人参，加桂枝三两，温覆微汗愈；若咳者，去人参、大枣、生姜，加五味子半升、干姜二两。

49 廉壬：小柴胡汤

邪正分争结胁下，寒热因之自往来。

有时默默仍加呕，愈病良方用小柴。

血弱气尽，腠理开，邪气因入，与正气相搏，结于胁下。正邪纷争，往来寒热，休作有时，嘿嘿不欲饮食。脏腑相连，其痛必下，邪高痛下，故使呕也。（一云脏腑相连，其病必下，胁膈中痛。）小柴胡汤主之。服柴胡汤已，渴者，属阳明，以法治之。四十九。用前方。[97]

得病六七日，脉迟浮弱，恶风寒，手足温。医二三下之，不能食，而胁下满痛，面目及身黄，颈项强，小便难者，与柴胡汤，后必下重。本渴饮水而呕者，柴胡汤不中与也。食谷者哕。[98]

50 廉癸：小柴胡汤

身热恶风头项强，胁满口渴手足温。

此名半表半里证，小柴胡剂莫因循。

伤寒四五日，身热恶风，颈项强，胁下满，手足温而渴者，小柴胡汤主之。五十。用前方。[99]

中太阳（玄）武字号十证歌诀：

武甲柴加芍去芩，丙内大柴乙建中。

丁柴加芒戊调胃，己承桃柴龙牡庚。

辛壬两刺期门穴，癸中救逆治狂惊。

51 武甲：小建中汤、小柴胡汤

阳涩阴弦内有寒，腹中急痛建中餐。

不差亦是柴胡证，去芩加芍治之安。

伤寒，阳脉涩，阴脉弦，法当腹中急痛，先与小建中汤，不差者，小柴胡汤主之。五十一。用前方。[100]

小建中汤方：

桂枝三两，去皮　甘草二两，炙　大枣十二枚，擘　芍药六两　生姜三两，切　胶饴一升

上六味，以水七升，煮取三升，去滓，内饴，更上微火消解。温服一升，日三服。呕家不可用建中汤，以甜故也。

伤寒中风，有柴胡证，但见一症便是，不必悉具。凡柴胡汤病证而下之，若柴胡证不罢者，复与柴胡汤，必蒸蒸而振，却复发热汗出而解。[101]

52 武乙：小建中汤

伤寒得病二三日，欲传未传气血虚。

心悸而烦先建里，小建中汤主治须。

伤寒二三日，心中悸而烦者，小建中汤主之。五十二。用前第五十一方。[102]

53 武丙：大柴胡汤

误下曾经十余日，郁郁微烦呕不安。

心下急时因胃热，大柴胡剂愈何难。

太阳病，过经十余日，反二三下之，后四五日，柴胡证仍在者，先与小柴胡。呕不止，心下急（一云呕止小安）郁郁微烦者，为未解也，与大柴胡汤，下之则愈。方五十三。[103]

柴胡半斤   黄芩三两   芍药三两   半夏半升，洗   生姜五两，切   枳实四枚，炙   大枣十二枚，擘

上七味，以水一斗二升，煮取六升，去滓再煎。温服一升，日三服。一方加大黄二两；若不加，恐不为大柴胡汤。

54 武丁：小柴胡汤、柴胡加芒硝汤

伤寒不解十三日，呕而胁满本柴胡。

医施丸药非其治，潮热重教发日晡。

热已更加微下利，此是邪乘肠胃虚。

先与小柴胡解表，后入芒硝胃热除。

伤寒，十三日不解，胸胁满而呕，日晡所发潮热，已而微利。此本柴胡证，下之以不得利，今反利者，知医以丸药下之，此非其治也。潮热者，实也。先宜服小柴胡汤以解外，后以柴胡加芒硝汤主之。五十四。[104]

柴胡二两十六铢   黄芩一两   人参一两   甘草一两，炙   生姜一两，切   半夏二十铢，本云五枚，洗   大枣四枚，擘   芒硝二两

上八味，以水四升，煮取二升，去滓，内芒硝，更煮微沸。分温再服，不解更作。

55 武戊：调胃承气汤

伤寒不解又过经，谵语方知有热蒸。

自利脉和为内实，胃间客热用调承。

伤寒十三日，过经谵语者，以有热也，当以汤下之。若小便利者，大便当硬，而反下利，脉调和者，知医以丸药下之，非其治也。若自下利者，脉当微厥，今反和者，此为内实也，调胃承气汤主之。五十五。用前第三十三方。[105]

56 武己：桃核承气汤

其人热结在膀胱，下血宜先解表凉。

外已解时少腹急，更用桃仁承气汤。

太阳病不解，热结膀胱，其人如狂，血自下，下者愈。其外不解者，尚未可攻，当先解其外；外解已，但少腹急结者，乃可攻之，宜桃核承气汤。方五十六。后云，解外宜桂枝汤。[106]

桃仁五十个，去皮尖　**大黄**四两　**桂枝**二两，去皮　**甘草**二两，炙　**芒硝**二两

上五味，以水七升，煮取二升半，去滓，内芒硝，更上火，微沸下火。先食温服五合，日三服。当微利。

57 武庚：柴胡加龙骨牡蛎汤

下之不解胸满烦，惊而谵语小便艰。

一身尽重难转侧，龙骨柴胡牡蛎安。

伤寒八九日，下之，胸满烦惊，小便不利，谵语，一身尽重，不可转侧者，柴胡加龙骨牡蛎汤主之。方五十七。[107]

柴胡四两　　龙骨　黄芩　生姜切　铅丹　人参　桂枝去皮　茯苓各一两半　半夏二合半，洗　大黄二两　牡蛎一两半，熬　大枣六枚，擘

上十二味，以水八升，煮取四升，内大黄，切如棋子，更煮一两沸，去滓。温服一升。本云，柴胡汤今加龙骨等。

58 武辛：刺期门

伤寒腹满谵语时，寸紧而浮肝乘脾。

木行乘土名纵脉，当刺期门慎勿迟。

伤寒，腹满谵语，寸口脉浮而紧，此肝乘脾也，名曰纵，刺期门。五十八。[108]

59 武壬：刺期门

发热恶寒自汗出，大渴腹满小便通。

肝来乘肺名为横，亦刺期门便见功。

伤寒发热，啬啬恶寒，大渴欲饮水，其腹必满；自汗出，小便利，其病欲解。此肝乘肺也，名曰横，刺期门。五十九。[109]

太阳病二日，反躁，凡熨其背而大汗出。大热入胃（一作二日内烧瓦熨背，大汗出，火气入胃）。胃中水竭，躁烦必发谵语；十余日，振栗自下利者，此为欲解也。故其汗从腰以下不得汗，欲小便不得，反呕，欲失溲，足下恶风，大便硬，小便当数，而反不数及不多。大便已，头卓然而痛，其人足心必热，谷气下流故也。[110]

太阳病中风，以火劫发汗，邪风被火热，血气流溢，失其常度。两阳相熏灼，其身发黄，阳盛则欲衄，阴虚小便难，阴阳俱虚竭，身体则枯燥，但头汗出，剂颈而还，腹满微喘，口干咽烂，或不大便。久则谵语，甚则至哕，手足躁扰，捻衣摸床；小便利者，其人可治。[111]

60 武癸：桂枝去芍药加蜀漆牡蛎龙骨救逆汤

脉浮火迫必惊狂，起卧不安耗损阳。

去芍桂枝加蜀漆，牡蛎龙骨救逆汤。

伤寒脉浮，医以火迫劫之，亡阳必惊狂，卧起不安者，桂枝去芍药加蜀漆牡蛎龙骨救逆汤主之。方六十。[112]

桂枝三两，去皮　**甘草**二两，炙　**生姜**三两，切　**大枣**十二枚，擘　**牡蛎**五两，熬　**蜀漆**三两，洗去腥　**龙骨**四两

上七味，以水一斗二升，先煮蜀漆，减二升，内诸药，煮取三升，去滓。温服一升。本云，桂枝汤今去芍药加蜀漆、牡蛎、龙骨。

形作伤寒，其脉不弦紧而弱，弱者必渴。被火者必谵语。弱者，发热脉浮，解之当汗出愈。[113]

太阳病，以火熏之，不得汗，其人必躁，到经不解，必清血，名为火邪。[114]

脉浮热甚，而反灸之，此为实，实以虚治，因火而动，必咽燥吐血。[115]

微数之脉，慎不可灸，因火为邪，则为烦逆。追虚逐实，血散脉中，火气虽微，内攻有力，焦骨伤筋，血难复也。脉浮，宜以汗解之，用火灸之，邪无从出，因火而盛，病从腰以下必重而痹，名火逆也。欲自解者，必当先烦，烦乃有汗而解。何以知之？脉浮，故知汗出解。[116]

中太阳（子）破字号六证歌诀：

桂枝加桂破甲吉，桂甘龙牡乙排连。

丁戊抵当丙调胃，轮流破己抵当丸。

61 破甲：桂枝加桂汤

针处被寒因起核，必发奔豚气上冲。

灸其核上各一壮，桂枝加桂便能通。

烧针令其汗，针处被寒，核起而赤者，必发奔豚。气从少腹上冲心者，灸其核上各一壮，与桂枝加桂汤，更加桂二两也。方六十一。[117]

桂枝五两，去皮 **芍药**三两 **生姜**三两，切 **甘草**二两，炙 **大枣**十二枚，擘

上五味，以水七升，煮取三升，去滓。温服一升。本云，桂枝汤今加桂满五两。所以加桂者，以能泄奔豚气也。

62 破乙：桂枝甘草龙骨牡蛎汤

火逆复下及烧针，烦燥之时不可禁。

桂草龙骨牡蛎剂，火邪解散敛真阴。

火逆。下之，因烧针烦躁者，桂枝甘草龙骨牡蛎汤主之。方六十二。[118]

桂枝一两，去皮 **甘草**二两，炙 **牡蛎**二两，熬 **龙骨**二两

上四味，以水五升，煮取二升半，去滓。温服八合，日三服。

太阳伤寒者，加温针必惊也。[119]

太阳病，当恶寒发热，今自汗出，反不恶寒发热，关上脉细数者，以医吐之过也。一二日吐之者，腹中饥，口不能食；三四日吐之者，不喜糜粥，欲食冷食，朝食暮吐，以医吐之所致也。此为小逆。[120]

太阳病吐之，但太阳病当恶寒，今反不恶寒，不欲近衣，此为吐之内烦也。[121]

病人脉数，数为热，当消谷引食，而反吐者，此以发汗，令阳气微，膈气虚，脉乃数也。数为客热，不能消谷。以胃中虚冷，故吐也。[122]

63 破丙：调胃承气汤

　　太阳过经十余日，心下温温欲吐之。
　　腹满便溏烦郁痛，此证柴胡汤亦宜。
　　若经吐下伤胃气，但欲呕时便可知。
　　当与调胃承气剂，下其胃热复何疑。

太阳病，过经十余日，心下温温欲吐，而胸中痛，大便反溏，腹微满，郁郁微烦。先此时自极吐下者，与调胃承气汤。若不尔者，不可与。但欲呕，胸中痛，微溏者，此非柴胡汤证，以呕故知极吐下也。调胃承气汤。六十三。用前第三十三方。[123]

64 破丁：抵当汤

　　太阳中风病不解，热结膀胱欲发狂。
　　小便自利小腹硬，蓄血须知用抵当。

太阳病六七日，表证仍在，脉微而沉，反不结胸，其人发狂者，以热在下焦，少腹当硬满，小便自利者，下血乃愈。所以然者，以太阳随经，瘀热在里故也，抵当汤主之。方六十四。[124]

水蛭熬　虻虫各三十个，去翅足，熬　桃仁二十个，去皮尖　大黄三两，酒洗

上四味，以水五升，煮取三升，去滓。温服一升，不下更服。

65 破戊：抵当汤

脉沉而结病身黄，小便不利茵陈汤。

便利如狂血证谛，抵当汤用泻之良。

太阳病，身黄，脉沉结，少腹硬；小便不利者，为无血也；小便自利，其人如狂者，血证谛也，抵当汤主之。六十五。用前方。[125]

66 破己：抵当丸

伤寒有热少腹满，小便不利今反利。

有血当为蓄积时。抵当丸子下之吉。

伤寒有热，少腹满，应小便不利，今反利者，为有血也，当下之，不可余药，宜抵当丸。方六十六。[126]

水蛭二十个，熬　**虻虫**二十个；去翅足，熬　**桃仁**二十五个，去皮尖　**大黄**三两

上四味，捣分四丸。以水一升，煮一丸，取七合服之，晬时当下血，若不下者，更服。

太阳病，小便利者，以饮水多，必心下悸；小便少者，必苦里急也。[127]

辨太阳病脉证并治下

（128～178条）合三十九法，方三十首，并见太阳少阳合病法

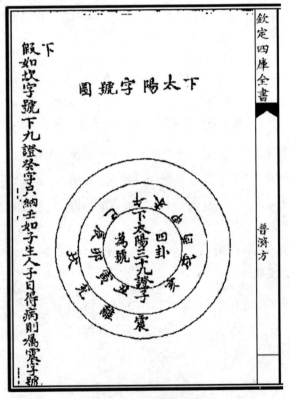

下太阳证字号四卦为号。

假如坎字号下九证。癸字只纳壬。如子生人。

子日得病。则属震字号下。

下太阳三十九证。

问曰：病有结胸，有藏结，其状何如？答曰：按之痛，寸脉浮，关脉沉，名曰结胸也。[128]

何为藏结？答曰：如结胸状，饮食如故，时时下利，寸脉浮，关脉小细沉紧，名曰藏结。舌上白胎滑者。难治。[129]

藏结无阳证，不往来寒热（一云寒而不热），其人反静，舌上胎滑者，不可攻也。[130]

下太阳（子）震字号十证歌诀：
大陷胸丸震甲方，乙丙丁戊大胸汤。
心下按痛己小陷，庚中小陷白散强。
辛壬期门堪可刺，小柴胡在癸中藏。

1 震甲：大陷胸丸

结胸之病项且强，其形亦如柔痓状。
邪结胸中俯仰难，陷胸丸子除凄怆。

病发于阳，而反下之，热入因作结胸；病发于阴，而反下之（一作汗出），因作痞也。所以成结胸者，以下之太早故也。结胸者，项亦强，如柔痓状，下之则和，宜大陷胸丸。方一。[131]

大黄半斤　葶苈子半升，熬　**芒硝半升　杏仁半升**，去皮尖，熬黑

上四味，捣筛二味，内杏仁、芒硝，合研如脂，和散。取如弹丸一枚，别捣甘遂末一钱匕，白蜜二合，水二升，煮取一升。温顿服之，一宿乃下，如不下，更服，取下为效。禁如药法。

结胸证，其脉浮大者，不可下，下之则死。[132]
结胸证悉具，烦躁者亦死。[133]

2 震乙：大陷胸汤

头疼发热恶寒时，表未解而反下之。

痞硬心胸成硬痛，陷胸汤用最相宜。

太阳病，脉浮而动数，浮则为风，数则为热，动则为痛，数则为虚，头痛发热，微盗汗出，而反恶寒者，表未解也。医反下之，动数变迟，膈内拒痛（一云头痛即眩），胃中空虚，客气动膈，短气躁烦，心中懊憹，阳气内陷，心下因硬，则为结胸，大陷胸汤主之。若不结胸，但头汗出，余处无汗，剂颈而还，小便不利，身必发黄。大陷胸汤。方二。[134]

大黄六两，去皮　芒硝一升　甘遂一钱匕

上三味，以水六升，先煮大黄，取二升，去滓，内芒硝，煮一两沸，内甘遂末。温服一升，得快利，止后服。

3 震丙：大陷胸汤

结胸伤寒六七日，脉紧而沉心下坚。

热实按之如石硬，陷胸汤剂更宜煎。

伤寒六七日，结胸热实，脉沉而紧，心下痛，按之石硬者，大陷胸汤主之。三。用前第二方。[135]

4 震丁：大柴胡汤、大陷胸汤

伤寒热结十余日，水在胸中胁下淤。

头汗微微心有热，陷胸汤下悉能除。

伤寒十余日，热结在里，复往来寒热者，与大柴胡汤；但结胸，无大热者，此为水结在胸胁也，但头微汗出者，大陷胸汤主之。四。用前第二方 [136]

大柴胡汤方

柴胡半斤　枳实四枚，炙　生姜五两，切　黄芩三两　芍药三两半夏半升，洗　大枣十二枚，擘上七味，以水一斗二升，煮取六升，去滓，再煎。温服一升，日三服。一方加大黄二两，若不加，恐不名大柴胡汤。

5 震戊：大陷胸汤

汗出复下大便难，渴而舌燥又无眠。
日晡潮热从心下，少腹坚来五六天。
痛满连脐不可近，气虚腹内更相煎。
陷胸汤剂须史进，饵下能教重病瘥。

太阳病，重发汗而复下之，不大便五六日，舌上燥而渴，日晡所小有潮热（一云，日晡所发心胸大烦），从心下至少腹，硬满而痛不可近者，大陷胸汤主之。五。用前第二方。[137]

6 震己：小陷胸汤

脉滑而浮热尚浅，按之心下痛难禁。
治宜小陷胸汤主，此证名为小结胸。

小结胸病，正在心下，按之则痛，脉浮滑者，小陷胸汤主之。六。[138]

黄连一两　半夏半升，洗　栝楼实大者一枚
上三味，以水六升，先煮栝楼，取三升，去滓，内诸药，煮取二升，去滓。分温三服。

太阳病，二三日，不能卧，但欲起，心下必结，脉微弱者，此本有寒分也。反下之，若利止，必作结胸；未止者，四日复下之，此作协热利也。[139]

太阳病，下之，其脉促（一作纵）。不结胸者，此为欲解也。脉浮者，必结胸。脉紧者，必咽痛。脉弦者，必两胁拘急。脉细数者，头痛未止。脉沉紧者，必欲呕。脉沉滑者，协热利。脉浮滑者，必下血。[140]

7 震庚：文蛤散、五苓散、小陷胸汤、白散方

宜汗反将冷水喷，劫之其热腹中传。

肉上粟起或烦渴，文蛤五苓散可煎。

热先在表旋归里，里实寒邪痞结胸。

痛硬心中无热证，陷胸三物有奇功。

外无热时敛入里，陷胸治之犹未止。

白散饮调与服之，结消热下病即已。

病在阳，应以汗解之，反以冷水潠之，若灌之，其热被劫不得去，弥更益烦，肉上粟起，意欲饮水，反不渴者，服文蛤散；若不差者，与五苓散。寒实结胸，无热证者，与三物小陷胸汤。用前第六方。白散亦可服。七。一云与三物小白散。[141]

文蛤散方

文蛤五两

上一味为散，以沸汤和一方寸匕服，汤用五合。

五苓散方

猪苓十八铢，去黑皮　　**白术十八铢**　泽泻一两六铢　茯苓十八铢

桂枝半两，去皮

上五味为散，更于臼中杵之。白饮和方寸匕服之，日三服，多饮暖水，汗出愈。

白散方

桔梗三分　巴豆一分，去皮心，熬黑，研如脂　贝母三分

上三味为散，内巴豆，更于臼中杵之。以白饮和服，强人半钱匕，羸者减之。病在膈上必吐，在膈下必利，不利，进热粥一杯，利过不止，进冷粥一杯。身热，皮粟不解，欲引衣自覆，若以水潠之、洗之，益令热劫不得出，当汗而不汗则烦。假令汗出已，腹中痛，与芍药三两如上法。

8 震辛：刺大椎肝肺俞

太少两阳并病时，头眩项强亦无期。

心胸痞结非宜汗，当刺大椎肝肺俞。

太阳与少阳并病，头项强痛，或眩冒，时如结胸，心下痞硬者，当刺大椎第一间、肺俞、肝俞，慎不可发汗。发汗则谵语、脉弦，五日谵语不止，当刺期门。八。[142]

9 震壬：刺期门穴

妇人中风七八日，发热表邪还恶寒。

经水适来传里候，脉迟胁满碍胸间。

身凉谵语结胸状，邪热应知血室干。

当刺期门泄肝气，更宜消息泻之安。

妇人中风，发热恶寒，经水适来，得之七八日，热除而脉迟、身凉，胸胁下满，如结胸状，谵语者，此为热入血室也。当刺期门，随其实而取之。九。[143]

10 震癸：小柴胡汤

寒热中风发有时，经水适断竟违期。

热入血室浑如疟，可与柴胡汤主之。

妇人中风七八日，续得寒热发作有时。经水适断者，此为热入血室，其血必结，故使如疟状，发作有时，小柴胡汤主之。方十。[144]

柴胡半斤　黄芩三两　人参三两　半夏半升，洗　**甘草三两　生姜**三两，切　**大枣十二枚**，擘

上七味，以水一斗二升，煮取六升，去滓，再煎取三升。温服一升，日三服。

妇人伤寒，发热，经水适来，昼日明了，暮则谵语，如见鬼状者，此为热入血室。无犯胃气及上二焦，必自愈。十一。[145]

下太阳（丑）离字号十证歌诀：

加桂柴胡离甲方，柴胡姜桂乙相当。

丙只小柴丁胸陷，戊半泻己十枣汤。

庚大黄连辛附泻，五苓壬入癸心姜。

11 离甲：柴胡桂枝汤

七日发热微恶寒，却教肢节更疼烦。

虽疑心下犹存结，加桂柴胡和解安。

伤寒六七日，发热，微恶寒，支节烦疼，微呕，心下支结，外证未去者，柴胡桂枝汤主之。方十二。[146]

桂枝去皮，一两半　黄芩一两半　人参一两半　甘草一两，炙　半夏二合半，洗　芍药一两半　大枣六枚，擘　生姜一两半，切　柴胡四两

上九味，以水七升，煮取三升，去滓。温服一升。本云，人参汤作如桂枝法，加半夏、柴胡、黄芩，复如柴胡法。今用人参作半剂。

12 离乙：柴胡桂枝干姜汤

汗下曾经五六日，小便不利渴烦强。

寒热往来胸胁满，柴胡桂枝干姜汤。

伤寒五六日，已发汗而复下之，胸胁满微结，小便不利，渴而不呕，但头汗出，往来寒热，心烦者，此为未解也，柴胡桂枝干姜汤主之。方十三。[147]

柴胡半斤　桂枝三两，去皮　干姜二两　栝楼根四两　黄芩三两　牡蛎二两，熬　甘草二两，炙

上七味，以水一斗二升，煮取六升，去滓，再煎取三升。温服一升，日三服，初服微烦，复服汗出便愈。

13 离丙：小柴胡汤

头汗恶寒为在表，心胸硬满里传推。

明医好辨阴阳证，识用柴胡表里宜。

伤寒五六日，头汗出，微恶寒，手足冷，心下满，口不欲食，大便硬，脉细者，此为阳微结，必有表，复有里也。脉沉，亦在里也。汗出为阳微，假令纯阴结，不得复有外证，悉入在里，此为半在里半在外也。脉虽沉紧，不得为少阴病。所以然者，阴不得有汗，今头汗出，故知非少阴也，可与小柴胡汤。设不了了者，得屎而解。十四。用前第十方。[148]

14 离丁：大陷胸汤

呕而发热小柴胡，妄下还防热结无。

心下满时成硬痛，陷胸汤剂与之苏。

伤寒五六日，呕而发热者，柴胡汤证具，而以他药下之，柴胡证仍在者，复与柴胡汤。此虽已下之，不为逆，必蒸蒸而振，却发热汗出而解。若心下满而硬痛者，此为结胸也，大陷胸汤主之。但满而不痛者，此为痞，柴胡不中与之，宜半夏泻心汤。方十五。[149]

15 离戊：半夏泻心汤

蒸蒸发热辨阴阳，不与柴胡可较量。

但是满而不痛者，宜煎半夏泻心汤。

本歌诀的条文见 [149] 条。

太阳少阳并病，而反下之，成结胸，心下硬，下利不止，水浆不下，其人心烦。[150]

脉浮而紧，而复下之，紧反入里，则作痞。按之自濡，但气痞耳。[151]

16 离己：十枣汤

漐漐汗出作有时，心中痞满更如斯。

干呕不寒表方解，十枣汤煎治里宜。

太阳中风，下利，呕逆，表解者，乃可攻之。其人漐漐汗出，发作有时，头痛，心下痞硬满，引胁下痛，干呕短气，汗出不恶寒者，此表解里未和也，十枣汤主之。方十六。[152]

芫花熬　甘遂　大戟

上三味，等分，各别捣为散。以水一升半，先煮大枣肥者十枚，取八合，去滓，内药末。强人服一钱匕，羸人服半钱，温服之，平旦服。若下少，病不除者，明日更服，加半钱。得快下利后，糜粥自养。

太阳病，医发汗，遂发热恶寒，因复下之，心下痞，表里俱虚，阴阳气并竭，无阳则阴独。复加烧针，因胸烦，面色青黄，肤瞤者，难治。今色微黄，手足温者，易愈。[153]

17 离庚：大黄黄连黄芩泻心汤

痞拘心下按之濡，脉在关浮热反虚。

实热虚邪须辨识，大黄黄连泻心除。

心下痞，按之濡，其脉关上浮者，大黄黄连泻心汤主之。方十七。[154]

大黄二两　黄连一两

上二味，以麻沸汤二升渍之，须臾，绞去滓。分温再服。臣亿等看详大黄黄连泻心汤，诸本皆二味。又后附子泻心汤，用大黄、黄连、黄芩、附子，恐是前方中亦有黄芩，后但加附子也。故后云附子泻心汤，本云加附子也。

18 离辛：附子泻心汤

心下痞而复恶寒，应从内热表虚看。

泻心汤中加附子，因阳攻痞自能安。

心下痞，而复恶寒汗出者，附子泻心汤主之。方十八。[155]

大黄二两　**黄连**一两　**黄芩**一两　**附子**一枚，炮，去皮，破，别煮取汁

上四味，切三味，以麻沸汤二升渍之，须臾，绞去滓，内附子汁。分温再服。

19 离壬：五苓散

下之成痞泻心汤，不解其人渴饮浆。

口燥烦加溲不利，五苓之药效非常。

本以下之，故心下痞。与泻心汤，痞不解。其人渴而口燥烦，小便不利者，五苓散主之。十九。一方云，忍之一日乃愈。用前第七证方。[156]

20 离癸：生姜泻心汤

汗解之后胃不和，心胸痞硬噫难磨。

腹中下利雷鸣响，益胃泻心姜疗瘥。

伤寒，汗出解之后，胃中不和，心下痞硬，干噫食臭，胁下有水气，腹中雷鸣下利者，生姜泻心汤主之。方二十。[157]

生姜四两，切　**甘草**三两，炙　**人参**三两　**干姜**一两　**黄芩**三两　**半夏**半升，洗　**黄连**一两　**大枣**十二枚，擘

上八味，以水一斗，煮取六升，去滓，再煎取三升。温服一升，日三服。附子泻心汤，本云加附子。半夏泻心汤，甘草泻心汤，同体别名耳。生姜泻心汤，本云理中人参黄芩汤，去桂枝、术，加黄连，并泻肝法。

下太阳（寅）兑字号十证歌诀：

兑甲甘草泻心汤，乙赤石脂禹余粮。
旋覆代赭属于丙，麻杏甘膏丁内藏。
戊用桂参庚柴大，己大黄连泻心汤。
辛中瓜蒂壬参虎，白虎加参癸是方。

21 兑甲：甘草泻心汤

反下之人利数行，水谷不化腹中鸣。
满胸痞硬加干呕，胃弱心烦痞转增。
下之益甚非为热，胃中硬是气虚膨。
正宜甘草泻心疗，内补阴虚表亦清。

伤寒中风，医反下之，其人下利，日数十行，谷不化，腹中雷鸣，心下痞硬而满，干呕心烦不得安，医见心下痞，谓病不尽，复下之，其痞益甚。此非结热，但以胃中虚，客气上逆，故使硬也。甘草泻心汤主之。方二十一。[158]

甘草四两，炙　黄芩三两　干姜三两　半夏半升，洗　大枣十二枚，擘　黄连一两

上六味，以水一斗，煮取六升，去滓，再煎取三升。温服一升，日三服。臣亿等谨按，上生姜泻心汤法，本云理中人参黄芩汤，今详泻心以疗痞。痞气因发阴而生，是半夏、生姜、甘草泻心三方，皆本于理中也。其方必各有人参，今甘草泻心中无者，脱落之也。又按《千金》并《外台秘要》，治伤寒䘌食，用此方皆有人参，知脱落无疑。

22 兑乙：赤石脂禹余粮汤

心下硬时利不止，理中复与证犹添。

石脂余粮汤最妙，后利须从小便参。

伤寒服汤药，下利不止，心下痞硬。服泻心汤已。复以他药下之，利不止；医以理中与之，利益甚。理中者，理中焦，此利在下焦，赤石脂禹余粮汤主之。复不止者，当利其小便。赤石脂禹余粮汤。方二十二。[159]

赤石脂一斤，碎　　**太一禹余粮**一斤，碎

上二味，以水六升，煮取二升，去滓。分温三服。

伤寒吐下后，发汗，虚烦，脉甚微，八九日心下痞硬，胁下痛，气上冲咽喉，眩冒，经脉动惕者，久而成痿。[160]

23 兑丙：旋覆代赭汤

汗吐下后犹不解，噫气不除心下坚。

痞硬而虚和胃气，旋复代赭石汤煎。

伤寒发汗，若吐，若下，解后，心下痞硬，噫气不除者，旋覆代赭汤主之。方二十三。[161]

旋覆花三两　　**人参**二两　　**生姜**五两　　**代赭石**一两　　**甘草**三两，炙
半夏半升，洗　　**大枣**十二枚，擘

上七味，以水一斗，煮取六升，去滓，再煎取三两。温服一升，日三服。

24 兑丁：麻黄杏仁甘草石膏汤

下后不可桂枝汤，汗出而喘亦同方。

麻杏甘膏偏主疗，除邪有法用之良。

下后，不可更行桂枝汤，若汗出而喘，无大热者，可与麻黄杏子甘草石膏汤。方二十四。[162]

麻黄_{四两}　杏仁_{五十个，去皮尖}　甘草_{二两，炙}　石膏_{半斤，碎，}绵裹

上四味，以水七升，先煮麻黄，减二升，去白沫，内诸药，煮取三升，去滓。温服一升。本云黄耳杯。

25 兑戊：桂枝人参汤

外证未除数下之，热而遂利里虚为。

痞硬表里俱不解，桂枝人参汤最宜。

太阳病，外证未除，而数下之，遂协热而利，利下不止，心下痞硬，表里不解者，桂枝人参汤主之。方二十五。[163]

桂枝_{四两，别切}　甘草_{四两，炙}　白术_{三两}　人参_{三两}　干姜_{三两}
上五味，以水九升，先煮四味，取五升，内桂，更煮取三升，去滓。温服一升，日再夜一服。

26 兑己：桂枝汤、大黄黄连泻心汤

汗下恶寒痞膈间，桂枝解表最宜先。

大黄攻痞黄连佐，加入泻心汤内安。

伤寒大下后，复发汗，心下痞，恶寒者，表未解也。不可攻痞，当先解表，表解乃可攻痞。解表宜桂枝汤，攻痞宜大黄黄连泻心汤。二十六。泻心汤用前第十七方。[164]

27 兑庚：大柴胡汤

汗出伤寒热弗瘳，心中痞硬里当求。

呕而下利犹兼吐，须用柴胡大者投。

伤寒发热，汗出不解，心中痞硬，呕吐而下利者，大柴胡汤主之。二十七。用前第四方。[165]

28 兑辛：瓜蒂散

项头不痛脉微浮，气上攻心痞硬忧。

当吐胸寒宜瓜蒂，能除喘息利咽喉。

病人胁下素有痞，连在脐傍痛引腹。

腹痛因引入阴筋，此名脏结邪相触。

病如桂枝证，头不痛，项不强，寸脉微浮，胸中痞硬，气上冲喉咽不得息者，此为胸有寒也，当吐之，宜瓜蒂散。方二十八。[166]

瓜蒂一分，熬黄　赤小豆一分

上二味，各别捣筛，为散已，合治之，取一钱匕。以香豉一合，用热汤七合煮作稀糜，去滓。取汁和散，温顿服之。不吐者，少少加，得快吐乃止。诸亡血虚家，不可与瓜蒂散。

29 兑壬：藏结

见兑辛条文下半偈。

病胁下素有痞，连在脐傍，痛引少腹，入阴筋者，此名藏结，死。二十九。[167]

30 兑癸：白虎加人参汤

吐下之时表里烦，恶风燥热口舌干。

数升水饮犹然渴，白虎加参疗可安。

（《普济方》兑壬）

伤寒，若吐若下后，七八日不解，热结在里，表里俱热，时时恶风，大渴，舌上干燥而烦，欲饮水数升者，白虎加人参汤主之。方三十。[168]

知母六两　石膏一斤，碎　甘草二两，炙　人参二两　粳米六合

上五味，以水一斗，煮米熟汤成，去滓。温服一升，日三服。此方立夏后、立秋前乃可服，立秋后不可服。正月、二月、三月尚凛冷，亦不可与服之，与之则呕利而腹痛。诸亡血虚家亦不可与，得之则腹痛。利者但可温之，当愈。

下太阳（卯）坎字号九证歌诀：

（与宋本方剂相同，但次序有乱）

坎甲五苓兼白虎，乙刺大椎肝肺俞。

黄芩姜夏丙方内，黄连丁用戊桂附。

己戊相同术更入，甘草附子庚方居。

辛原白虎内外热，炙草壬教结代除。

31 坎甲：白虎加人参汤

脉浮发热身无汗，麻黄汤疗颇能除。

渴而欲饮无他证，白虎五苓亦可祛。

伤寒无大热，口燥渴，心烦，背微恶寒者，白虎加人参汤主之。三十一。用前方。[169]

32 坎乙：白虎加人参汤

伤寒大热若无多，口燥心烦渴奈何。

背上恶寒犹有表，人参白虎自当和。

（《普济方》兑癸）

伤寒脉浮，发热无汗，其表不解，不可与白虎汤。渴欲饮水，无表证者，白虎加人参汤主之。三十二。用前方。[170]

33 坎丙：刺大椎、肺俞、肝俞

太少阳传项强时，心中痞硬自难舒。

慎无妄下详其证，当刺大椎肝肺俞。

（《普济方》坎乙）

太阳少阳并病，心下硬，颈项强而眩者，当刺大椎、肺俞、肝俞，慎勿下之。三十三。[171]

34 坎丁：黄芩汤，黄芩加半夏生姜汤

太阳少阳来合病，自利黄芩汤主之。

呕者黄芩加半夏，生姜汤下治偏宜。

（《普济方》坎丙）

太阳与少阳合病，自下利者，与黄芩汤；若呕者，黄芩加半夏生姜汤主之。三十四。[172]

黄芩汤方

黄芩三两　芍药二两　甘草二两，炙　大枣十二枚，擘

上四味，以水一斗，煮取三升，去滓。温服一升，日再夜一服。

黄芩加半夏生姜汤方

黄芩三两　芍药二两　甘草二两，炙　大枣十二枚，擘　半夏半升，洗　生姜一两半，一方三两，切

上六味，以水一斗，煮取三升，去滓。温服一升，日再夜一服。

35 坎戊：黄连汤

伤寒有热在胸中，腹痛都缘邪气攻。

呕吐黄连汤可用，阴阳升降始能通。

（《普济方》坎丁）

伤寒，胸中有热，胃中有邪气，腹中痛，欲呕吐者，黄连汤主之。方三十五。[173]

黄连三两　甘草三两，炙　干姜三两　桂枝三两，去皮　人参二两　半夏半升，洗　大枣十二枚，擘

上七味，以水一斗，煮取六升，去滓。温服，昼三夜二。疑非仲景方。

36 坎己：桂枝附子汤、去桂加白术汤

伤寒八九日来深，风湿头烦痛怎禁。

体重不能自转侧，桂枝附子饮宜斟。

（《普济方》坎戊）

大便硬时小便利，渗津发汗两非宜。

桂枝附子汤去桂，更加白术效尤奇。

（《普济方》坎己）

　　伤寒八九日，风湿相搏，身体疼烦，不能自转侧，不呕，不渴，脉浮虚而涩者，桂枝附子汤主之。若其人大便硬（一云脐下心下硬），小便自利者，去桂加白术汤主之。三十六。[174]

桂枝附子汤方

桂枝四两，去皮　附子三枚，炮，去皮，破　生姜三两，切　大枣十二枚，擘　甘草二两，炙

上五味，以水六升，煮取二升，去滓。分温三服。

去桂枝加白术汤方

附子三枚，炮，去皮，破　白术四两　生姜三两，切　甘草二两，炙　大枣十二枚，擘

上五味，以水六升，煮取二升，去滓。分温三服。初一服，其人身如痹，半日许复服之，三服都尽，其人如冒状，勿怪。此以附子、术，并走皮内，逐水气未得除，故使之耳。法当加桂四两，此本一方二法，以大便硬，小便自利，去桂也；以大便不硬，小便不利，当加桂。附子三枚恐多也，虚弱家及产妇，宜减服之。

37 坎庚：甘草附子汤

风湿相搏骨节烦，屈伸频掣苦艰酸。

甘草附子汤煎下，固卫风邪即便宽。

　　风湿相搏，骨节疼烦，掣痛不得屈伸，近之则痛剧，汗出短气，小

便不利，恶风不欲去衣，或身微肿者，甘草附子汤主之。方三十七。[175]

甘草二两，炙 附子二枚，炮，去皮，破 白术二两 桂枝四两，去皮

上四味，以水六升，煮取三升，去滓。温服一升，日三服。初服得微汗则解。能食，汗止复烦者，将服五合。恐一升多者，宜服六七合为始。

38 坎辛：白虎汤

伤寒之脉浮而滑，表热热传在里寒。

白虎汤煎除内外，益气散热自能安。

伤寒脉浮滑，此以表有热，里有寒，白虎汤主之。方三十八。[176]

知母六两 石膏一斤，碎 甘草二两，炙 粳米六合

上四味，以水一斗，煮米熟汤成，去滓。温服一升，日三服。臣亿等谨按，前篇云，热结在里，表里俱热者，白虎汤主之。又云，其表不解，不可与白虎汤。此云，脉浮滑，表有热，里有寒者，必表里字差矣。又，阳明一证云，脉浮迟，表热里寒，四逆汤主之。又，少阴一证云，里寒外热，通脉四逆汤主之。以此表里自差，明矣。《千金翼》云白通汤。非也。

39 坎壬：炙甘草汤

伤寒脉结代而还，悸动心中不自宽。

真气内虚邪更甚，炙甘草下便平安。

伤寒脉结代，心动悸，炙甘草汤主之。方三十九。[177]

甘草四两，炙 生姜三两，切 人参二两 生地黄一斤 桂枝三两，去皮 阿胶二两 麦门冬半升，去心 麻仁半升 大枣三十枚，擘

上九味，以清酒七升，水八升，先煮八味，取三升，去滓，内胶烊消尽。温服一升，日三服。一名复脉汤。

　　脉按之来缓，时一止复来者，名曰结。又脉来动而中止，更来小数，中有还者反动，名曰结，阴也。脉来动而中止，不能自还，因而复动者，名曰代，阴也。得此脉者，必难治。[178]

辨阳明病脉证并治

（179～262 条）合四十四法，方一十首，一方附，并见阳明少阳合病法

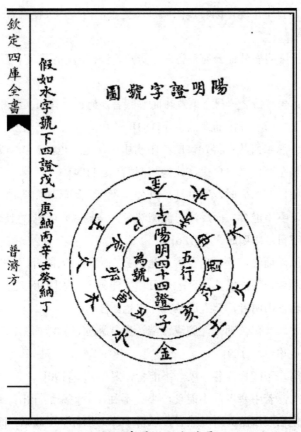

阳明证字号以五行为号

假如水字号下四证。戊己庚纳丙。辛壬癸纳丁。

阳明四十四证。

问曰：病有太阳阳明，有正阳阳明，有少阳阳明，何谓也？答曰：太阳阳明者，脾约（一云络）是也；正阳阳明者，胃家实是也；少阳阳明者，发汗、利小便已，胃中燥、烦、实，大便难是也。[179]

阳明之为病，胃家实（一作寒）是也。[180]

问曰：何缘得阳明病？答曰：太阳病，若发汗，若下，若利小便，此亡津液，胃中干燥，因转属阳明。不更衣，内实，大便难者，此名阳明也。[181]

问曰：阳明病外证云何？答曰：身热，汗自出，不恶寒，反恶热也。[182]

问曰：病有得之一日，不发热而恶寒者，何也？答曰：虽得之一日，恶寒将自罢，即自汗出而恶热也。[183]

问曰：恶寒何故自罢？答曰：阳明居中，主土也，万物所归，无所复传，始虽恶寒，二日自止，此为阳明病也。[184]

本太阳，初得病时，发其汗，汗先出不彻，因转属阳明也。伤寒发热，无汗，呕不能食，而反汗出濈濈然者，是转属阳明也。[185]

伤寒三日，阳明脉大。[186]

伤寒脉浮而缓，手足自温者，是为系在太阴。太阴者，身当发黄；若小便自利者，不能发黄；至七八日，大便硬者，为阳明病也。[187]

伤寒转系阳明者，其人濈然微汗出也。[188]

阳明中风，口苦咽干，腹满微喘，发热恶寒，脉浮而紧，若下之，则腹满小便难也。[189]

阳明病，若能食，名中风，不能食，名中寒。[190]

阳明病，若中寒者，不能食，小便不利，手足濈然汗出，此欲作固瘕，必大便初硬后溏。所以然者，以胃中冷，水谷不别故也。[191]

阳明病，初欲食，小便反不利，大便自调，其人骨节疼，翕翕如有热状，奄然发狂，濈然汗出而解者，此水不胜谷气，与汗共并，脉紧则愈。[192]

阳明病欲解时，从申至戌上。[193]

阳明病，不能食，攻其热必哕。所以然者，胃中虚冷故也。以其人本虚，攻其热必哕。[194]

阳明病，脉迟，食难用饱，饱则微烦头眩，必小便难，此欲作谷瘅。虽下之，腹满如故，所以然者，脉迟故也。[195]

阳明病，法多汗，反无汗，其身如虫行皮中状者，此以久虚故也。[196]

阳明病，反无汗而小便利，二三日呕而咳，手足厥者，必苦头痛。若不咳不呕，手足不厥者，头不痛。一云冬阳明。[197]

阳明病，但头眩，不恶寒，故能食而咳，其人咽必痛。若不咳者，咽不痛。一云冬阳明。[198]

阳明病，无汗，小便不利，心中懊侬者，身必发黄。[199]

阳明病，被火，额上微汗出，而小便不利者，必发黄。[200]

阳明病，脉浮而紧者，必潮热发作有时。但浮者，必盗汗出。[201]

阳明病，口燥，但欲漱水不欲咽者，此必衄。[202]

阳明病，本自汗出，医更重发汗，病已差，尚微烦不了了者，此必大便硬故也。以亡津液，胃中干燥，故令大便硬。当问其小便日几行，若本小便日三四行，今日再行，故知大便不久出。今为小便数少，以津液当还入胃中，故知不久必大便也。[203]

伤寒呕多，虽有阳明证，不可攻之。[204]

阳明病，心下硬满者，不可攻之。攻之，利遂不止者死，利止者愈。[205]

阳明病，面合色赤，不可攻之。必发热，色黄者，小便不利也。[206]

阳明病（卯酉）木字号十证歌诀：

调胃木甲是阳明，丙丁戊己小承分。

庚辛乙癸大承气，壬中白虎自来平。

1 木甲：调胃承气汤

不吐不下心烦忧，胃中郁热如蒸油。

阴阳之气无偏胜，调胃承气汤可投。

阳明病，不吐不下，心烦者，可与调胃承气汤。方一。[207]

甘草二两，炙　芒硝半升　大黄四两，清酒洗

上三味，切，以水三升，煮二物至一升，去滓，内芒硝，更上微火一二沸。温顿服之，以调胃气。

2 木乙：大承气汤

汗后脉迟不恶寒，身重气短潮热还。

大便已硬腹中满，大承气饮下之宽。

阳明病，脉迟，虽汗出不恶寒者，其身必重，短气，腹满而喘，有潮热者，此外欲解，可攻里也。手足濈然汗出者，此大便已硬也，大承气汤主之。若汗多，微发热恶寒者，外未解也，一法与桂枝汤。其热不潮，未可与承气汤。若腹大满不通者，可与小承气汤，微和胃气，勿令至大泄下。大承气汤。方二。[208]

大黄四两，酒洗　厚朴半斤，炙，去皮　枳实五枚，炙　芒硝三合

上四味，以水一斗，先煮二物，取五升，去滓，内大黄，更煮取二升，去滓，内芒硝，更上微火一两沸。分温再服，得下，余勿服。

小承气汤方

大黄四两　厚朴二两，炙，去皮　枳实三枚，大者，炙

上三味，以水四升，煮取一升二合，去滓。分温二服，初服汤当更衣，不尔者，尽饮之；若更衣者，勿服之。

3 木丙：小承气汤

恶寒多汗体微烧，外未解来热不潮。

可与小承调胃气，通时腹满病须消。

此歌诀对应宋本条文见 [209] 条。

4 木丁：小承气汤

不转矢气未可攻，腹中燥粪热难容。

大便硬少饮水哕，小承气饮服之通。

阳明病，潮热，大便微硬者，可与大承气汤，不硬者，不可与之。若不大便六七日，恐有燥屎，欲知之法，少与小承气汤，汤入腹中，转矢气者，此有燥屎也，乃可攻之。若不转矢气者，此但初头硬，后必溏，不可攻之，攻之必胀满不能食也，欲饮水者，与水则哕。其后发热者，必大便复硬而少也，以小承气汤和之。不转矢气者，慎不可攻也。小承气汤。三。用前第二方。[209]

夫实则谵语，虚则郑声。郑声者，重语也。直视、谵语、喘满者死，下利者亦死。[210]

发汗多，若重发汗者，亡其阳；谵语，脉短者死，脉自和者不死。[211]

5 木戊：大承气汤

伤寒不便十余日，日晡潮热发邪言。

独语真如见鬼状，直睛更觉识人难。

怵惕寻衣微带喘，脉弦者活涩归天。

大承气下追其热，一服利时止后煎。

伤寒，若吐，若下后不解，不大便五六日，上至十余日，日晡所发潮热，不恶寒，独语如见鬼状。若剧者，发则不识人，循衣摸床，惕而不安（一云顺衣妄撮，怵惕不安），微喘直视，脉弦者生，涩者死。微者，但发热谵语者，大承气汤主之。若一服利，则止后服。四。用前第二方。[212]

6 木己：小承气汤

阳明之病汗何多，津液焦枯外泄过。

谵语汤用小承气，胃中燥硬即能和。

阳明病，其人多汗，以津液外出，胃中燥，大便必硬，硬则谵语，小承气汤主之。若一服，谵语止者，更莫复服。五。用前第二方。[213]

阳明病，谵语，发潮热，脉滑而疾者，小承气汤主之。因与承气汤一升，腹中转气者，更服一升，若不转气者，勿更与之。明日又不大便，脉反微涩者，里虚也，为难治，不可更与承气汤也。六。用前第二方。[214]

7 木庚：大承气汤

阳明谵语热而潮，食反不能燥屎焦。

便硬有时能食者，亦宜逐结大承条。

阳明病，谵语，有潮热，反不能食者，胃中必有燥屎五六枚也；若能食者，但硬耳。宜大承气汤下之。七。用前第二方。[215]

阳明病，下血、谵语者，此为热入血室。但头汗出者，刺期门，随其实而泻之，濈然汗出则愈。[216]

8 木辛：大承气汤

燥屎难容在胃中，谵语汗出此为风。

表虚里实证昏乱，承气汤方大者通。

汗（汗，一作卧）出谵语者，以有燥屎在胃中，此为风也。须下者，过经乃可下之。下之若早，语言必乱，以表虚里实故也。下之愈，宜大承气汤。八。用前第二方，一云大柴胡汤。[217]

伤寒四五日，脉沉而喘满，沉为在里，而反发其汗，津液越出，大便为难，表虚里实，久则谵语。[218]

9 木壬：白虎汤

三阳合病要分清，汗下还须仔细寻。

腹满身重难转侧，不仁谵语属阳明。

微尘面垢少阳证，遗尿乃是太阳经。

手足逆冷兼自汗，除非白虎保安宁。

三阳合病，腹满身重，难以转侧，口不仁，面垢（又作枯，一云向经），谵语，遗尿。发汗则谵语，下之则额上生汗，手足逆冷。若自汗出者，白虎汤主之。方九。[219]

知母六两　石膏一斤，碎　甘草二两，炙　粳米六合

上四味，以水一斗，煮米熟汤成，去滓。温服一升，日三服。

10 木癸：大承气汤

二阳并病发潮热。手足汗流大便难。

太阳证罢下之愈。承气汤宜大者飱。

二阳并病，太阳证罢，但发潮热，手足漐漐汗出，大便难而谵语者，下之则愈，宜大承气汤。十。用前第二方。[220]

阳明病（辰戌）火字号十证歌诀：

火豉栀子甲戌君，丙猪丁逆乙虎分。

癸中蜜导猪胆汁，麻壬小柴庚己辛。

11 火甲：栀子豉汤

脉浮而紧口中干，腹满喘热不恶寒。

发汗反教生谵语，烧针烦燥更无眠。

下之又恐虚其胃，客气乘虚膈不宽。

舌上胎生何法治，栀子豉汤吐后安。

阳明病，脉浮而紧，咽燥口苦，腹满而喘，发热汗出，不恶寒反恶热，身重。若发汗则燥，心愦愦反谵语。若加温针，必怵惕、烦躁不得眠。若下之，则胃中空虚，客气动膈，心中懊侬，舌上苔者，栀子豉汤主之。方十一。[221]

肥栀子十四枚，擘　香豉四合，绵裹

上二味，以水四升，煮栀子取二升半，去滓，内豉，更煮取一升半，去滓。分二服，温进一服，得快吐者，止后服。

12 火乙：白虎加人参汤

渴欲饮水口舌干，中焦客热燥烦添。

人参白虎汤宜治，润燥除邪病始瘥。

若渴欲饮水，口干舌燥者，白虎加人参汤主之。方十二。[222]

知母六两　石膏一斤，碎　甘草二两，炙　粳米六合　人参三两

上五味，以水一斗，煮米熟汤成，去滓。温服一升，日三服。

13 火丙：猪苓汤

脉浮发热渴饮浆，小便不利客膀胱。

猪苓汤利下焦热，用下之时必得康。

若脉浮，发热，渴欲饮水，小便不利者，猪苓汤主之。方十三。[223]

猪苓去皮　茯苓　泽泻　阿胶　滑石碎，各一两

上五味，以水四升，先煮四味，取二升，去滓，内阿胶烊消。温服七合，日三服。

阳明病，汗出多而渴者，不可与猪苓汤；以汗多胃中燥，猪苓汤复利其小便故也。[224]

14 火丁：四逆汤

脉若浮来更带迟，里寒表热更何疑。

下利清谷知寒甚，四逆汤温用却宜。

脉浮而迟，表热里寒，下利清谷者，四逆汤主之。方十四。[225]

甘草二两，炙　干姜一两半　附子一枚，生用，去皮，破八片

上三味，以水三升，煮取一升二合，去滓。分温二服。强人可大附子一枚、干姜三两。

若胃中虚冷，不能食者，饮水则哕。[226]

脉浮发热，口干鼻燥，能食者则衄。[227]

15 火戊：栀子豉汤

阳明下后外有热，手足温而不结胸。

心下懊憹饥不食，好将栀子豉汤攻。

阳明病，下之，其外有热，手足温，不结胸，心中懊憹，饥不能食，但头汗出者，栀子豉汤主之。十五。用前第十一方。[228]

16 火己：小柴胡汤

病在阳明发热潮，大便溏泄小便调。

胸胁硬满邪犹在，服了柴胡病自消。

阳明病，发潮热，大便溏，小便自可，胸胁满不去者，与小柴胡汤。方十六。[229]

柴胡半斤　**黄芩**三两　**人参**三两　**半夏**半升，洗　**甘草**三两，炙　**生姜**三两，切　**大枣**十二枚，擘

上七味，以水一斗二升，煮取六升，去滓，再煎取三升。温服一升，日三服。

17 火庚：小柴胡汤

胁满而呕大便难，更看舌上白胎瘢。

柴胡汤主通津液，胃气因和汗漐然。

阳明病，胁下硬满，不大便而呕，舌上白胎者，可与小柴胡汤，上焦得通，津液得下，胃气因和，身漐然汗出而解。十七。用上方。[230]

18 火辛：小柴胡汤

脉弦浮大辨阴阳，短气不通胁满张。

嗜卧鼻干不得汗，一身面目悉皆黄。

溲难潮热时加哕，耳后耳前肿刺芒。

十日若教浮脉至，便当速用小柴汤。

阳明中风，脉弦浮大而短气，腹都满，胁下及心痛，久按之气不通，鼻干，不得汗，嗜卧，一身及目悉黄，小便难，有潮热，时时哕，耳前后肿，刺之小差。外不解，病过十日，脉续浮者，与小柴胡汤。十八。用上方。[231]

19 火壬：麻黄汤

脉但浮时无里证，表邪犹合用麻黄。

不尿腹满犹加哕，关格之病入膏肓。

脉但浮，无余症者，与麻黄汤。若不尿，腹满加哕者，不治。麻黄汤。方十九。[232]

麻黄三两，去节　**桂枝**二两，去皮　**甘草**一两，炙　**杏仁**七十个，去皮尖

上四味，以水九升，煮麻黄，减二升，去白沫，内诸药，煮取二升半，去滓。温服八合，覆取微似汗。

20 火癸：蜜煎方、土瓜根、猪胆方

发汗小便自利者，津液内竭不可攻。

自欲大便犹有硬，土瓜猪胆蜜导通。

阳明病，自汗出，若发汗，小便自利者，此为津液内竭，虽硬不可攻之，当须自欲大便，宜蜜煎导而通之。若土瓜根及大猪胆汁，皆可为导。二十。[233]

蜜煎方。食蜜七合

上一味，于铜器内，微火煎，当须凝如饴状，搅之勿令焦著，欲可丸，并手捻作挺，令头锐，大如指，长二寸许。当热时急作，冷则硬。以内谷道中，以手急抱，欲大便时乃去之。疑非仲景意，已试甚良。又，大猪胆一枚，泻汁，和少许法醋，以灌谷道内，如一食顷，当大便出宿食恶物，甚效。

阳明病（巳亥）土字号十证歌诀：
土桂甲己乙麻真，丙是茵陈抵当丁。
戊庚辛属大承气，壬主茱萸癸五苓。

21 土甲：桂枝汤

阳明病若得迟脉，汗出多而微恶寒。
未解之时宜发汗，桂枝汤下表和安。

阳明病，脉迟，汗出多，微恶寒者，表未解也，可发汗，宜桂枝汤。二十一。[234]

桂枝三两，去皮　芍药三两　生姜三两　甘草二两，炙　大枣十二枚，擘

上五味，以水七升，煮取三升，去滓。温服一升，须史，啜热稀粥一升，以助药力取汗。

22 土乙：麻黄汤

脉浮无汗属阳明，表实还教喘不停。
发汗麻黄汤可用，热邪解散病安宁。

阳明病，脉浮，无汗而喘者，发汗则愈，宜麻黄汤。二十二。用前第十九方。[235]

23 土丙：茵陈蒿汤

阳明头汗身无汗，剂颈而还渴饮浆。
瘀热发黄溲不利，定当速饵茵陈汤。

阳明病，发热汗出者，此为热越，不能发黄也。但头汗出，身无汗，剂颈而还，小便不利，渴饮水浆者，此为瘀热在里，身必发黄，茵陈蒿汤主之。方二十三。[236]

茵陈蒿六两　栀子十四枚，擘　大黄二两，去皮

上三味，以水一斗二升，先煮茵陈，减六升；内二味，煮取三升，去滓。分三服。小便当利，尿如皂荚汁状，色正赤，一宿腹减，黄从小便去也。

24 土丁：抵当汤

喜忘阳明蓄血间，虽然屎硬便非难。

若教黑色邪传里，抵当速下自然痊。

阳明证，其人喜忘者，必有蓄血。所以然者，本有久瘀血，故令喜忘。屎虽硬，大便反易，其色必黑者，宜抵当汤下之。方二十四。[237]

水蛭熬 **虻虫**去翅足，熬各三十个 **大黄**三两，酒洗 **桃仁**二十个，去皮尖及二仁者

上四味，以水五升，煮取三升，去滓。温服一升，不下更服。

25 土戊：大承气汤

阳明下后觉心烦，初硬后溏仔细看。

若果胃中有燥屎，大承气法下之安。

阳明病，下之，心中懊侬而烦；胃中有燥屎者，可攻；腹微满，初头硬，后必溏，不可攻之。若有燥屎者，宜大承气汤。二十五。用前第二方。[238]

病人不大便五六日，绕脐痛、烦躁发作有时者，此有燥屎，故使不大便也。[239]

26 土己：大承气汤、桂枝汤

日晡发热如疟状，审看内外更详之。

脉实大承气汤下，脉浮发汗桂枝宜。

病人烦热，汗出则解。又如疟状，日晡所发热者，属阳明也。脉实者，宜下之；脉浮虚者，宜发汗。下之与大承气汤，发汗宜桂枝汤。二十六。大承气汤用前第二方。桂枝汤用前第二十一方。[240]

27 土庚：大承气汤

下后不便六七日，烦热腹满痛相缠。

是知燥屎宿食故，可与大承汤剂煎。

大下后，六七日不大便，烦不解，腹满痛者，此有燥屎也。所以然者，本有宿食故也，宜大承气汤。二十七。用前第二方。[241]

28 土辛：大承气汤

小便不利大便难，微热时时喘不眠。

宿食胃中犹燥结，大承气剂下之宽。

病人小便不利，大便乍难乍易，时有微热，喘冒（一作怫郁）。不能卧者，有燥屎也，宜大承气汤。二十八。用前第二方。[242]

29 土壬：吴茱萸汤

食谷不受呕更饶，茱萸汤剂始能调。

服汤愈甚缘何故，当易别方理上焦。

食谷欲呕，属阳明也，吴茱萸汤主之。得汤反剧者，属上焦也。吴茱萸汤。方二十九。[243]

30 土癸：五苓散

恶寒汗出太阳经，渴而发热属阳明。

渴如不止邪传里，津液调和用五苓。

太阳病，寸缓、关浮、尺弱，其人发热汗出，复恶寒，不呕，但心下痞者，此以医下之也。如不下者，病人不恶寒而渴者，此转属阳明也；小便数者，大便必硬，不更衣十日，无所苦也。渴欲饮水，少少与之，但以法救之。渴者，宜五苓散。方三十。[244]

猪苓去皮 **白术** **茯苓各十八铢** **泽泻一两六铢** **桂枝半两，去皮**

上五味，为散。白饮和服方寸匕，日三服。

脉阳微，而汗出少者，为自和（一作如）也；汗出多者，为太过。阳脉实，因发其汗，出多者，亦为太过。太过者，为阳绝于里，亡津液，大便因硬也。[245]

脉浮而芤，浮为阳，芤为阴，浮芤相搏，胃气生热，其阳则绝。[246]

阳明病（子午）金字号十证歌诀：

金甲麻仁最喜新，乙丙调胃便来亲。

丁日小承堪作伴，从戊至癸大承尊。

31 金甲：麻子仁丸

趺阳脉涩更兼浮，脾约胃强津液留。

大便难时小便数，麻仁润燥最相投。

趺阳脉浮而涩，浮则胃气强，涩则小便数，浮涩相搏，大便则硬，其脾为约，麻子仁丸主之。方三十一。[247]

麻子仁二升　芍药半斤　枳实半斤，炙　大黄一斤，去皮　厚朴一尺，炙，去皮　杏仁一升，去皮尖，熬，别作脂

上六味，蜜和丸如梧桐子大。饮服十九，日三服，渐加，以知为度。

32 金乙：调胃承气汤

三朝发汗犹不解，发热蒸蒸入胃间。

调胃承气汤煎服，胃中邪热下之安。

太阳病三日，发汗不解，蒸蒸发热者，属胃也，调胃承气汤主之。三十二。用前第一方。[248]

33 金丙：调胃承气汤

伤寒腹胀热邪招，吐后缘知在上焦。

此是热邪传入胃，调胃承气亦能消。

伤寒吐后，腹胀满者，与调胃承气汤。三十三。用前第一方。[249]

34 金丁：小承气汤

若吐若下若发汗，小便因数大便坚。

微烦为热入里候，用小承气病即痊。

太阳病，若吐，若下，若发汗后，微烦，小便数，大便因硬者，与小承气汤和之愈。三十四。用前第二方。[250]

35 金戊：大承气汤

伤寒得病六七日，大便硬时小便利。

里实胸满可攻之，大承气汤为要剂。

得病二三日，脉弱，无太阳柴胡证，烦躁，心下硬，至四五日，虽能食，以小承气汤，少少与，微和之，令小安，至六日，与承气汤一升。若不大便六七日，小便少者，虽不受食（一云不大便），但初头硬，后必溏，未定成硬，攻之必溏；须小便利，屎定硬，乃可攻之，宜大承气汤。三十五。用前第二方。[251]

36 金己：大承气汤

目不了了睛不和，微热便难实更多。

此是内邪危恶证，大承气剂急消磨。

伤寒六七日，目中不了了，睛不和，无表里证，大便难，身微热者，此为实也，急下之，宜大承气汤。三十六。用前第二方。[252]

37 金庚：大承气汤

阳明发热汗尤多，津液将枯可奈何。

入府之邪攻宜急，大承气剂下之瘥。

阳明病，发热汗多者，急下之，宜大承气汤。三十七。用前第二方，一云大柴胡汤。[253]

38 金辛：大承气汤

发汗不解腹满痛，邪传入脏急须攻。

大承气剂下府热，润燥除邪有大功。

发汗不解，腹满痛者，急下之，宜大承气汤。三十八。用前第二方。[254]

39 金壬：大承气汤

腹满不减实热坚，虽有稍减不足言。

大满大实当除下，承气汤宜大者煎。

腹满不减，减不足言，当下之，宜大承气汤。三十九。用前第二方。[255]

40 金癸：大承气汤

少阳合病与阳明，脉滑而数宿食症。

少阳脉胜阳明负，下剂还宜用大承。

阳明少阳合病，必下利，其脉不负者，为顺也。负者，失也，互相克贼，名为负也。脉滑而数者，有宿食也，当下之，宜大承气汤。四十。用前第二方。[256]

阳明病（丑未）水字号四证歌诀：

阳明水甲抵当汤，乙使茵陈偏好强。

栀子柏皮寻丙队，麻黄小豆水丁方。

41 水甲：抵当汤

脉数下后为合热，六七日来大便难。

喜饥消谷因瘀血，抵当汤下即能瘥。

病人无表里证，发热七八日，虽脉浮数者，可下之。假令已下，脉数不解，合热则消谷喜饥。至六七日不大便者，有瘀血，宜抵当汤。四十一。用前第二十四方。[257]

若脉数不解，而下不止，必协热便脓血也。[258]

伤寒发汗已，身目为黄，所以然者，以寒湿（一作温）在里不解故也。以为不可下也，于寒湿中求之。[259]

42 水乙：茵陈蒿汤

七八日后身色变，其色浑如橘子黄。

小便不利腹微满，便宜速服茵陈汤。

伤寒七八日，身黄如橘子色，小便不利，腹微满者，茵陈蒿汤主之。四十二。用前第十三方。[260]

43 水丙：栀子柏皮汤

伤寒发热要消详，瘀在胃中身必黄。

栀子柏皮汤可疗，除邪散热效非常。

伤寒，身黄发热，栀子柏皮汤主之。方四十三。[261]

肥栀子十五个，擘　甘草一两，炙　黄柏二两

上三味，以水四升，煮取一升半，去滓。分温再服。

44 水丁：麻黄连轺赤小豆汤

伤寒发热瘀在里，表湿身黄甚法消。

赤小豆汤除湿热，麻黄加入与连翘。

伤寒，瘀热在里，身必黄，麻黄连轺赤小豆汤主之。方四十四。[262]

麻黄二两，去节　连轺二两，连翘根是　杏仁四十个，去皮尖　赤小豆一升　大枣十二枚，擘　生梓白皮切，一升　生姜二两，切　甘草二两，炙

上八味，以潦水一斗，先煮麻黄再沸，去上沫，内诸药，煮取三升，去滓。分温三服，半日服尽。

辨少阳病脉证并治

（263～272条）方一首，并见三阳合病法

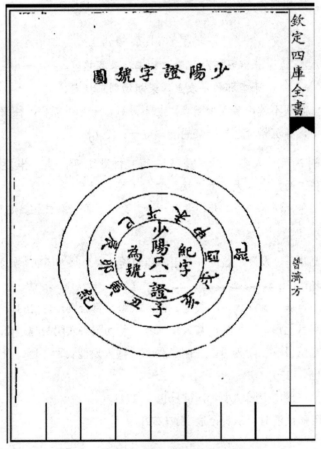

少阳证字号纪字为号

假如末二支上。数到寅申二字。只为少阳证。

少阳之为病，口苦，咽干，目眩也。[263]

少阳中风，两耳无所闻，目赤，胸中满而烦者，不可吐下，吐下则悸而惊。[264]

伤寒，脉弦细，头痛发热者，属少阳。少阳不可发汗，发汗则谵语，此属胃。胃和则愈，胃不和，烦而悸。一云躁。[265]

1 纪甲：小柴胡汤

未经吐下脉沉紧，胁满往来寒热时。

干呕邪传半表里，柴胡汤剂正相宜。

本太阳病不解，转入少阳者，胁下硬满，干呕不能食，往来寒热，尚未吐下，脉沉紧者，与小柴胡汤。方一。[266]

柴胡八两　人参三两　黄芩三两　甘草三两，炙　半夏半升，洗　生姜三两，切　大枣十二枚，擘

上七味，以水一斗二升，煮取六升，去滓，再煎取三升。温服一升，日三服。

若已吐下、发汗、温针、谵语，柴胡汤证罢，此为坏病。知犯何逆，以法治之。[267]

三阳合病，脉浮大，上关上，但欲眠睡，目合则汗。[268]

伤寒六七日，无大热，其人躁烦者，此为阳去入阴故也。[269]

伤寒三日，三阳为尽，三阴当受邪。其人反能食而不呕，此为三阴不受邪也。[270]

伤寒三日，少阳脉小者，欲已也。[271]

少阳病欲解时，从寅至辰上。[272]

辨太阴病脉证并治

（273～280条）合三法，方三首

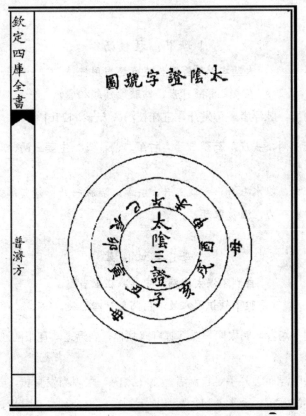

太阴证字号母字为号

假如母字号下三证。丑寅二字三合。巳酉丑为号。

太阴三证

丑寅卯辰甲证。巳午未申乙证。酉戌亥子丙证。

太阴之为病，腹满而吐，食不下，自利益甚，时腹自痛。若下之，必胸下结硬。[273]

太阴中风，四肢烦疼，阳微阴涩而长者，为欲愈。[274]

太阴病欲解时，从亥至丑上。[275]

1 母甲：桂枝汤

太阴之病脉浮时，发汗还当用桂枝。

在表之邪随汗散，四肢烦痛颇相宜。

太阴病，脉浮者，可发汗，宜桂枝汤。方一。[276]

桂枝三两，去皮　**芍药**三两　**甘草**二两，炙　**生姜**三两，切　**大枣**十二枚，擘

上五味，以水七升，煮取三升，去滓。温服一升，须臾，啜热稀粥一升，以助药力，温覆取汗。

2 母乙：四逆辈

自利不渴太阴病，中焦寒在里当温。

脏中须识因寒故，用药之时四逆纯。

自利不渴者，属太阴，以其脏有寒故也，当温之，宜服四逆辈。二。[277]

伤寒脉浮而缓，手足自温者，系在太阴。太阴当发身黄，若小便自利者，不能发黄。至七八日，虽暴烦下利，日十余行，必自止，以脾家实，腐秽当去故也。[278]

3 母丙：桂枝加芍药汤、桂枝加大黄汤

误下因成腹痛时，桂枝加芍最相宜。

若教大实当除下，桂枝大黄汤主之。

本太阳病，医反下之，因尔腹满时痛者，属太阴也，桂枝加芍药汤主之；大实痛者，桂枝加大黄汤主之。三。[279]

桂枝加芍药汤方

桂枝三两，去皮　芍药六两　甘草二两，炙　大枣十二枚，擘　生姜三两，切

上五味，以水七升，煮取三升，去滓。温分三服。本云，桂枝汤今加芍药。

桂枝加大黄汤方

桂枝三两，去皮　大黄二两　芍药六两　生姜三两，切　甘草二两，炙　大枣十二枚，擘

上六味，以水七升，煮取三升，去滓。温服一升，日三服。

太阴为病，脉弱，其人续自便利，设当行大黄、芍药者，宜减之，以其人胃气弱，易动故也。下利者，先煎芍药二沸。[280]

辨少阴病脉证并治

（281～325 条）合二十三法，方一十九首

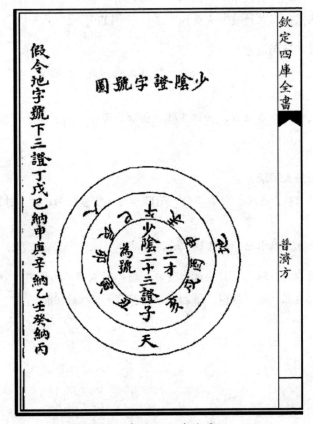

少阴证字号以三才为号。

假令地字号下三证，丁戊己纳甲。庚辛纳乙。壬癸纳丙。

少阴二十三证

少阴之为病，脉微细，但欲寐也。[281]

少阴病，欲吐不吐，心烦，但欲寐，五六日自利而渴者，属少阴也。虚故引水自救。若小便色白者，少阴病形悉具。小便白者，以下焦虚，有寒，不能制水，故令色白也。[282]

病人脉阴阳俱紧，反汗出者，亡阳也，此属少阴，法当咽痛而复吐利。[283]

少阴病，咳而下利。谵语者，被火气劫故也，小便必难，以强责少阴汗也。[284]

少阴病，脉细沉数，病为在里，不可发汗。[285]

少阴病，脉微，不可发汗，亡阳故也。阳已虚，尺脉弱涩者，复不可下之。[286]

少阴病，脉紧，至七八日，自下利，脉暴微，手足反温，脉紧反去者，为欲解也。虽烦，下利必自愈。[287]

少阴病，下利，若利自止，恶寒而踡卧，手足温者，可治。[288]

少阴病，恶寒而踡，时自烦，欲去衣被者，可治。[289]

少阴中风，脉阳微阴浮者，为欲愈。[290]

少阴病欲解时，从子至寅上。[291]

少阴病，吐利，手足不逆冷，反发热者，不死。脉不至者（至，一作足），灸少阴七壮。[292]

少阴病，八九日，一身手足尽热者，以热在膀胱，必便血也。[293]

少阴病，但厥无汗，而强发之，必动其血。未知从何道出，或从口鼻，或从目出者，是名下厥上竭，为难治。[294]

少阴病，恶寒，身踡而利，手足逆冷者，不治。[295]

少阴病，吐利，躁烦，四逆者，死。[296]

少阴病，下利止而头眩，时时自冒者，死。[297]

少阴病，四逆，恶寒而身踡，脉不至，不烦而躁者，死（一作吐利而躁逆者死）。[298]

少阴病六七日，息高者，死。[299]

少阴病，脉微细沉，但欲卧，汗出不烦，自欲吐，至五六日自利，复烦躁不得卧寐者，死。[300]

少阴病（子丑寅卯）天字号十证歌诀：

天甲麻附细辛高，附麻甘草乙相包。

黄连阿胶丙内用，丁戊附子己庚桃。

辛内茱萸壬猪肤，癸甘甘桔有殊劳。

1 天甲：麻黄附子细辛汤

少阴发热脉犹沉，其病应于表部寻。

邪气未深微发汗，麻黄附子细辛斟。

少阴病，始得之，反发热，脉沉者，麻黄细辛附子汤主之。方一。[301]

麻黄二两，去节　细辛二两　附子一枚，炮，去皮，破八片

上三味，以水一斗，先煮麻黄，减二升，去上沫，内诸药，煮取三升，去滓。温服一升，日三服。

2 天乙：麻黄附子甘草汤

少阴得病二三日，附子麻黄甘草汤。

邪未深时无里证，和荣益卫散之良。

少阴病，得之二三日，麻黄附子甘草汤微发汗。以二三日无证，故微发汗也。方二。[302]

麻黄二两，去节　甘草二两，炙　附子一枚，炮，去皮，破八片

上三味，以水七升，先煮麻黄一两沸，去上沫，内诸药，煮取三升，去滓。温服一升，日三服。

3 天丙：黄连阿胶汤

心烦之候更无眠，寒极须从变热看。

黄连阿胶汤与服，扶阴散热便能安。

少阴病，得之二三日以上，心中烦，不得卧，黄连阿胶汤主之。方三。[303]

黄连四两　黄芩二两　芍药二两　鸡子黄二枚　阿胶三两，一云三挺

上五味，以水六升，先煮三物，取二升，去滓，内胶烊尽，小冷，内鸡子黄，搅令相得。温服七合，日三服。

4 天丁：附子汤（宜灸）

少阴得病口中和，其背恶寒问灸科。

附子汤煎寒可散，阴消阳助起沉疴。

少阴病，得之一二日，口中和，其背恶寒者，当灸之，附子汤主之。方四。[304]

附子二枚，炮，去皮，破八片　茯苓三两　人参二两　白术四两芍药三两

上五味，以水八升，煮取三升，去滓。温服一升，日三服。

5 天戊：附子汤

身体疼痛手足寒，浮沉细向脉中看。

脉浮可汗沉寒甚，便与温经附子煎。

少阴病，身体痛，手足寒，骨节痛，脉沉者，附子汤主之。五。用前第四方。[305]

6 天己：桃花汤

病利频多血与脓，桃花汤用有神功。

下焦不约里寒甚，扶气散寒益胃中。

少阴病，下利便脓血者，桃花汤主之。方六。[306]

赤石脂一斤，一半全用，一半筛末　**干姜**一两　**粳米**一升

上三味，以水七升，煮米令熟，去滓。温服七合，内赤石脂末方寸匕，日三服。若一服愈，余勿服。

7 天庚：桃花汤

少阴腹痛四五日，小便不通内结深。

下利频频便脓血，桃花汤效莫沉吟。

少阴病，二三日至四五日，腹痛，小便不利，下利不止，便脓血者，桃花汤主之。七。用前第六方。[307]

少阴病，下利便脓血者，可刺。[308]

8 天辛：吴茱萸汤

少阴吐利病难任，手足寒邪厥冷侵。

烦躁阳争将欲死，茱萸汤可散沉阴。

少阴病，吐利，手足逆冷，烦躁欲死者，吴茱萸汤主之。方八。[309]

吴茱萸一升　**人参**二两　**生姜**六两，切　**大枣**十二枚，擘

上四味，以水七升，煮取二升，去滓。温服七合，日三服。

9 天壬：猪肤汤

少阴下利咽喉痛，胸满心烦邪内传。

可与猪肤汤散热，调阴益胃自能痊。

少阴病，下利，咽痛，胸满，心烦，猪肤汤主之。方九。[310]

猪肤一斤

上一味，以水一斗，煮取五升，去滓，加白蜜一升；白粉五合，熬香；和令相得。温分六服。

10 天癸：甘草汤、桔梗汤

二三日病少阴传，咽痛时将甘草煎。

不愈更寻何法治，选将桔梗妙汤痊。

少阴病二三日，咽痛者，可与甘草汤，不差，与桔梗汤。十。[311]

甘草汤方
甘草二两

上一味，以水三升，煮取一升半，去滓。温服七合，日二服。

桔梗汤方
桔梗一两　甘草二两

上二味，以水三升，煮取一升，去滓。温分再服。

少阴病（辰巳午未）人（申酉戌亥）地二号共十三证歌诀：

> 人甲苦酒丙白通，半夏汤散乙家逢。
> 丁丙白通猪胆汁，戊中真武有神功。
> 通脉四逆须寻己，辛用猪苓四逆庚。
> 壬癸大承兼地甲，四逆汤温乙丙同。

11人甲：苦酒汤

> 少阴之病入咽中，言语声难疮在咙。
> 苦酒煎汤频漱咽，解烦除热有神功。

少阴病，咽中伤，生疮，不能语言，声不出者，苦酒汤主之。方一。[312]

半夏洗，破如枣核，十四枚　鸡子一枚，去黄，内上苦酒，着鸡子壳中

上二味，内半夏著苦酒中，以鸡子壳置刀环中，安火上，令三沸，去滓。少少含咽之，不差，更作三剂。

12人乙：半夏散及汤

> 病来相搏少阴中，咽痛寒邪客气冲。
> 半夏汤煎频咽服，可将此法再旁通。

少阴病，咽中痛，半夏散及汤主之。方十二。[313]

半夏洗　桂枝去皮　甘草炙

上三味，等分，各别捣散已，合治之。白饮和服方寸匕，日三服。若不能散服者，以水一升，煎七沸，内散两方寸匕，更煮三沸，下火令小冷，少少咽之。半夏有毒，不当散服。

13 人丙：白通汤

少阴主水自调和，寒不能禁下利多。

惟有白通汤可用，散寒温里病当瘥。

少阴病，下利，白通汤主之。方十三。[314]

葱白四茎　干姜一两　附子一枚，生，去皮，破八片

上三味，以水三升，煮取一升，去滓。分温再服。

14 人丁：白通加猪胆汁汤

干呕而烦下利并，厥逆无脉要医明。

白通汤内加猪胆，暴出脉死微续生。

少阴病，下利，脉微者，与白通汤。利不止，厥逆无脉，干呕烦者，白通加猪胆汁汤主之。服汤，脉暴出者，死，微续者，生。白通加猪胆汤。方十四。白通汤用上方。[315]

葱白四茎　干姜一两　附子一枚，生，去皮，破八片　人尿五合　猪胆汁一合

上五味，以水三升，煮取一升，去滓，内胆汁、人尿，和令相得。分温再服。若无胆，亦可用。

15 人戊：真武汤

真武汤煎制水气，少阴证治问元因。

四肢沉重兼腹痛，小便不通自利频。

呕加生姜除附子，下利去芍用姜辛。

咳者却须收逆气，干姜五味细辛温。

有时小便还通利，便减茯苓恐渗津。

少阴病，二三日不已，至四五日，腹痛，小便不利，四肢沉重疼痛，

自下利者，此为有水气。其人或咳，或小便利，或下利，或呕者，真武汤主之。方十五。[316]

　　茯苓三两　芍药三两　白术二两　生姜三两，切　附子一枚，炮，去皮，破八片

　　上五味，以水八升，煮取三升，去滓。温服七合，日三服。若咳者，加五味子半升、细辛一两、干姜一两；若小便利者，去茯苓；若下利者，去芍药，加干姜二两；若呕者，去附子，加生姜，足前为半斤。

16 人己：通脉四逆汤

> 手足厥逆利清谷，面赤身热不恶寒。
> 阴盛格阳脉微绝，通脉四逆治之安。
> 面时赤色加葱用，腹痛除葱用芍酸。
> 咽痛去芍加桔梗，呕者生姜二两宽。
> 便教利止脉不出，去梗加参亦霍然。

　　少阴病，下利清谷，里寒外热，手足厥逆，脉微欲绝，身反不恶寒，其人面色赤，或腹痛，或干呕，或咽痛，或利止脉不出者，通脉四逆汤主之。方十六。[317]

　　甘草二两，炙　附子大者一枚，生用，去皮，破八片　干姜三两，强人可四两

　　上三味，以水三升，煮取一升二合，去滓。分温再服。其脉即出者愈。面色赤者，加葱九茎；腹中痛者，去葱，加芍药二两；呕者，加生姜二两；咽痛者，去芍药，加桔梗一两；利止脉不出者，去桔梗，加人参二两。病皆与方相应者，乃服之。

17人庚：四逆散

少阴四逆肢不温，有时泄下还腹痛。

小便不通或咳悸，四逆散煎即可用。

再加干姜五味子，止咳下利主治共。

悸者导气加桂枝，小便不利茯苓送。

腹痛加附用补虚，薤白煮汤疗下重。

少阴病，四逆，其人或咳，或悸，或小便不利，或腹中痛，或泄利下重者，四逆散主之。方十七。[318]

甘草炙　**枳实**破，水渍，炙干　**柴胡　芍药**

上四味，各十分，捣筛。白饮和服方寸匕，日三服。咳者，加五味子、干姜各五分，并主下利；悸者，加桂枝五分；小便不利者，加茯苓五分；腹中痛者，加附子一枚，炮令坼；泄利下重者，先以水五升，煮薤白三升，煮取三升，去滓，以散三方寸匕，内汤中，煮取一升半。分温再服。

18人辛：猪苓汤

少阴下利六七日，咳而干呕更无眠。

心烦口渴知其热，渗泄猪苓汤治痊。

少阴病，下利六七日，咳而呕渴，心烦，不得眠，猪苓汤主之。方十八。[319]

猪苓去皮　**茯苓　阿胶　泽泻　滑石**各一两

上五味，以水四升，先煮四物，取二升，去滓，内阿胶烊尽。温服七合，日三服。

19人壬：大承气汤

少阴得病二三日，口燥咽干急下之。

邪未深时热已甚，大承气剂用之宜。

少阴病，得之二三日，口燥咽干者，急下之，宜大承气汤。方十。[320]

枳实五枚，炙　厚朴半斤，去皮，炙　大黄四两，酒洗　芒硝三合

上四味，以水一斗，先煮二味，取五升，去滓，内大黄，更煮取二升，去滓，内芒硝，更上火，令一两沸。分温再服，一服得利，止后服。

20 人葵：大承气汤

少阴自利色纯青，口燥咽干蕴热蒸。

心下邪盛犹自痛，大承气剂疗之平。

少阴病，自利清水，色纯青，心下必痛，口干燥者，可下之，宜大承气汤。二十。用前第十九方。一法用大柴胡汤。[321]

21 地甲：大承气汤

少阴之病六七日，腹满不便速下宜。

壅甚阳明胜肾水，大承气剂效偏奇。

少阴病，六七日，腹胀，不大便者，急下之，宜大承气汤。二十一。用前第十九方。[322]

22 地乙：四逆汤

少阴之病脉沉沉，外证未形何处寻。

四逆汤煎宜急疗，温中即可散邪阴。

少阴病，脉沉者，急温之，宜四逆汤。方二十二。[323]

甘草二两，炙　干姜一两半　附子一枚，生用，去皮，破八片

上三味，以水三升，煮取一升二合，去滓。分温再服。强人可大附子一枚、干姜三两。

23 地丙：四逆汤

欲吐不能手足寒，胸中实者吐之宽。

膈间痰饮成干呕，四逆汤温始得安。

少阴病，饮食入口则吐，心中温温欲吐，复不能吐。始得之，手足寒，脉弦迟者，此胸中实，不可下也，当吐之。若膈上有寒饮，干呕者，不可吐也，当温之，宜四逆汤。二十三。方依上法。[324]

少阴病，下利，脉微涩，呕而汗出，必数更衣，反少者，当温其上，灸之。《脉经》云，灸厥阴可五十壮。[325]

辨厥阴病脉证并治

（326～381条）厥利呕哕附　合一十九法，方一十六首

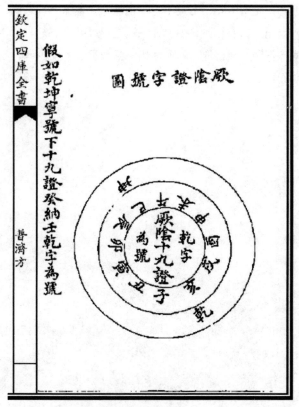

厥阴证字号乾坤为号

假如乾坤字号下十九证。癸纳壬。乾字为号。

厥阴十九证

厥阴之为病，消渴，气上撞心，心中疼热，饥而不欲食，食则吐蛔，下之利不止。[326]

厥阴中风，脉微浮为欲愈，不浮为未愈。[327]

厥阴病欲解时，从丑至卯上。[328]

厥阴病，渴欲饮水者，少少与之愈。[329]

诸四逆厥者，不可下之，虚家亦然。[330]

伤寒，先厥后发热而利者，必自止，见厥复利。[331]

伤寒，始发热六日，厥反九日而利。凡厥利者，当不能食，今反能食者，恐为除中。一云消中。食以索饼，不发热者，知胃气尚在，必愈，恐暴热来出而复去也。后日脉之，其热续在者，期之旦日夜半愈。所以然者，本发热六日，厥反九日，复发热三日，并前六日，亦为九日，与厥相应，故期之旦日夜半愈。后三日脉之而脉数，其热不罢者，此为热气有余，必发痈脓也。[332]

伤寒脉迟六七日，而反与黄芩汤彻其热，脉迟为寒，今与黄芩汤复除其热，腹中应冷，当不能食，今反能食，此名除中，必死。[333]

伤寒，先厥后发热，下利必自止，而反汗出，咽中痛者，其喉为痹。发热无汗，而利必自止，若不止，必便脓血，便脓血者，其喉不痹。[334]

伤寒，一二日至四五日，厥者必发热。前热者后必厥，厥深者热亦深，厥微者热亦微。厥应下之，而反发汗者，必口伤烂赤。[335]

伤寒病，厥五日，热亦五日，设六日当复厥，不厥者自愈。厥终不过五日，以热五日，故知自愈。[336]

凡厥者，阴阳气不相顺接，便为厥。厥者，手足逆冷者是也。[337]

厥阴病（亥子丑寅卯辰）乾字号十证歌诀：

乾甲乌梅乙虎差，当归四逆丙中栽。

当四加吴姜丁妙，戊己四逆庚瓜来。

茯甘于辛升麻壬，姜连苓参癸内排。

1 乾甲：乌梅丸

蛔厥其人静复烦，此为胃弱脏中寒。

蛔闻食臭时当吐，温脏乌梅圆下安。

伤寒脉微而厥，至七八日肤冷，其人躁无暂安时者，此为藏厥，非蛔厥也。蛔厥者，其人当吐蛔。令病者静，而复时烦者，此为藏寒。蛔上入其膈，故烦，须臾复止，得食而呕，又烦者，蛔闻食臭出，其人常自吐蛔。蛔厥者，乌梅丸主之。又主久利。方一。[338]

乌梅三百枚　细辛六两　干姜十两　黄连十六两　当归四两　附子六两，炮，去皮　蜀椒四两，出汗　桂枝去皮，六两　人参六两　黄柏六两

上十味，异捣筛，合治之，以苦酒渍乌梅一宿，去核，蒸之五斗米下，饭熟捣成泥，和药令相得，内臼中，与蜜杵二千下，丸如梧桐子大。先食饮服十九，日三服，稍加至二十九。禁生冷、滑物、臭食等。

伤寒，热少微厥，指（一作梢）头寒，嘿嘿不欲食，烦躁，数日小便利，色白者，此热除也，欲得食，其病为愈。若厥而呕，胸胁烦满者，其后必便血。[339]

病者手足厥冷，言我不结胸，小腹满，按之痛者，此冷结在膀胱关元也。[340]

伤寒，发热四日，厥反三日，复热四日，厥少热多者，其病当愈。四日至七日，热不除者，必便脓血。[341]

伤寒，厥四日，热反三日，复厥五日，其病为进。寒多热少，阳气

退，故为进也。[342]

伤寒六七日，脉微，手足厥冷，烦躁，灸厥阴。厥不还者，死。[343]

伤寒，发热，下利，厥逆，躁不得卧者，死。[344]

伤寒，发热，下利至甚，厥不止者，死。[345]

伤寒，六七日不利，便发热而利，其人汗出不止者，死。有阴无阳故也。[346]

伤寒五六日，不结胸，腹濡，脉虚，复厥者，不可下，此亡血，下之死。[347]

发热而厥，七日下利者，为难治。[348]

伤寒脉促，手足厥逆，可灸之。促，一作纵。[349]

2 乾乙：白虎汤

脉滑而厥可消详，有热之时在里藏。

白虎汤煎除内热，手足厥逆灸之良。

伤寒，脉滑而厥者，里有热，白虎汤主之。方二。[350]

知母六两　石膏一斤，碎，绵裹　甘草二两，灸　粳米六合

上四味，以水一斗，煮米熟汤成，去滓。温服一升，日三服。

3 乾丙：当归四逆汤

手足厥寒脉细微，除非四逆入当归。

阳虚阴弱须生助，愿得良医辨病机。

手足厥寒，脉细欲绝者，当归四逆汤主之。方三。[351]

当归三两　桂枝三两，去皮　芍药三两　细辛三两　甘草二两，灸

通草二两　大枣二十五枚，擘。一法，十二枚

上七味，以水八升，煮取三升，去滓。温服一升，日三服。

4 乾丁：当归四逆加吴茱萸生姜汤

厥逆其人内久寒，散寒始得助阳还。

当归四逆辛温味，加入姜萸病即安。

若其人内有久寒者，宜当归四逆加吴茱萸生姜汤主之。方四。[352]

当归三两　芍药三两　甘草二两，炙　通草二两　桂枝三两，去皮细辛三两　生姜半斤，切　吴茱萸二升　大枣二十五枚，擘

上九味，以水六升、清酒六升合煮，取五升，去滓。温分五服。一方，水酒各四升。

5 乾戊：四逆汤

大汗出时热不去，四肢拘急痛难当。

恶寒下利厥而逆，散寒复阳四逆汤。

大汗出，热不去，内拘急，四肢疼，又下利、厥逆而恶寒者，四逆汤主之。方五。[353]

甘草二两，炙　干姜一两半　附子一枚，生用，去皮，破八片

上三味，以水三升，煮取一升二合，去滓。分温再服。若强人，可用大附子一枚、干姜三两。

6 乾己：四逆汤

内外虽分汗下余，阳虚阴胜总无殊。

因而厥冷无津液，四逆回阳病可除。

大汗，若大下，利而厥冷者，四逆汤主之。六。用前第五方。[354]

7 乾庚：瓜蒂散

胸中实结满而烦，厥冷虽饥不可餐。

脉乍紧时邪内陷，须当瓜蒂吐之安。

病人手足厥冷，脉乍紧者，邪结在胸中，心下满而烦，饥不能食者，病在胸中，当须吐之，宜瓜蒂散。方七。[355]

瓜蒂　赤小豆

上二味，各等分，异捣筛，合内白中，更治之。别以香豉一合，用热汤七合，煮作稀糜，去滓取汁。和散一钱匕，温顿服之。不吐者，少少加，得快吐乃止。诸亡血虚家，不可与瓜蒂散。

8 乾辛：茯苓甘草汤

厥而心悸水犹停，入胃还教下利并。

欲治厥时先治水，茯苓甘草剂偏灵。

伤寒，厥而心下悸，宜先治水，当服茯苓甘草汤，却治其厥。不尔，水渍入胃，必作利也。茯苓甘草汤。方八。[356]

茯苓二两　甘草一两，炙　生姜三两，切　桂枝二两，去皮

上四味，以水四升，煮取二升，去滓。分温三服。

9 乾壬：麻黄升麻汤

咽喉不利吐脓血，寸脉沉迟手足寒。

麻黄升麻汤主治，里虚便泄治尤难。

伤寒六七日，大下后，寸脉沉而迟，手足厥逆，下部脉不至，喉咽不利，唾脓血，泄利不止者，为难治，麻黄升麻汤主之。方九。[357]

麻黄二两半，去节　升麻一两一分　当归一两一分　知母十八铢黄芩十八铢　葳蕤十八铢（一作菖蒲）　芍药六铢　天门冬六铢，去心

桂枝六铢，去皮　茯苓六铢　甘草六铢，炙　石膏六铢，碎，绵裹　白术六铢　干姜六铢

上十四味，以水一斗，先煮麻黄一两沸，去上沫，内诸药，煮取三升，去滓。分温三服，相去如炊三斗米顷，令尽，汗出愈。

伤寒四五日，腹中痛，若转气下趋少腹者，此欲自利也。[358]

10 乾癸：干姜黄芩黄连人参汤

伤寒本自寒下者，复因吐下更增寒。
寒格之时食即吐，芩连姜参等分煎。

伤寒本自寒下，医复吐下之，寒格，更逆吐下，若食入口即吐，干姜黄芩黄连人参汤主之。方十。[359]

干姜　黄芩　黄连　人参各三两

上四味，以水六升，煮取二升，去滓。分温再服。

下利，有微热而渴，脉弱者，今自愈。[360]

下利，脉数，有微热汗出，今自愈。设复紧，为未解。一云，设脉浮复紧。[361]

下利，手足厥冷，无脉者，灸之不温，若脉不还，反微喘者，死。少阴负趺阳者，为顺也。[362]

下利，寸脉反浮数，尺中自涩者，必清脓血。[363]

下利清谷，不可攻表，汗出必胀满。[364]

下利，脉沉弦者，下重也；脉大者，为未止；脉微弱数者，为欲自止，虽发热，不死。[365]

下利，脉沉而迟，其人面少赤，身有微热，下利清谷者，必郁冒汗出而解，病人必微厥。所以然者，其面戴阳，下虚故也。[366]

下利，脉数而渴者，自愈；设不差，必清脓血，以有热故也。[367]

下利后，脉绝，手足厥冷，晬时脉还，手足温者生，脉不还者死。[368]

伤寒，下利日十余行，脉反实者，死。[369]

厥阴病（巳午未申酉戌）坤字号九证歌诀：

坤甲四逆通脉分，乙丁白头丙桂尊。

戊内小承庚四逆，己中栀子豉为君。

辛主吴萸当记取，壬小柴胡要在心。

11 坤甲：通脉四逆汤

下利清谷内有寒，身热不解外增烦。

汗出而厥阳虚甚，通脉四逆汤可餐。

下利清谷，里寒外热，出而厥者，通脉四逆汤主之。方十一。[370]

甘草二两，炙　附子大者一枚，生，去皮，破八片　干姜三两，强人可四两

上三味，以水三升，煮取一升二合，去滓。分温再服，其脉即出者愈。

12 坤乙：白头翁汤

利无津液热伤气，气虚后重转难通。

坚肾厚肠难散热，苦寒主治白头翁。

热利下重者，白头翁汤主之。方十二。[371]

白头翁二两　黄柏三两　黄连三两　秦皮三两

上四味，以水七升，煮取二升，去滓。温服一升，不愈，更服一升。

13 坤丙：四逆汤、桂枝汤

下利腹满身疼痛，里有寒邪表未通。

四逆汤煎利可止，身疼更与桂枝攻。

下利，腹胀满，身体疼痛者，先温其里，乃攻其表。温里宜四逆汤，攻表宜桂枝汤。十三。四逆汤，用前第五方。[372]

桂枝汤方

桂枝三两，去皮　芍药三两　甘草二两，炙　生姜三两，切　大枣十二枚，擘

上五味，以水七升，煮取三升，去滓。温服一升，须臾，啜热稀粥一升，以助药力。

14 坤丁：白头翁汤

下利而渴欲饮浆，有热在内要参详。

白头翁汤服之愈，散郁凉中作主张。

下利，欲饮水者，以有热故也，白头翁汤主之。十四。用前第十二方。[373]

15 坤戊：小承气汤

下利还将谵语并，就中燥粪辨分明。

此为胃实肠虚证，良剂之中选小承。

下利，谵语者，有燥屎也，宜小承气汤。方十五。[374]

大黄四两，酒洗　枳实三枚，炙　厚朴二两，去皮，炙

上三味，以水四升，煮取一升二合，去滓。分二服，初一服，谵语止，若更衣者，停后服，不尔，尽服之。

16 坤己：栀子豉汤

下利之后却更烦，按而心下亦非坚。

乘虚客热胸中满，栀子豉汤吐即安。

下利后更烦，按之心下濡者，为虚烦也，宜栀子豉汤。方十六。[375]

肥栀子十四个，擘　香豉四合，绵裹

上二味，以水四升，先煮栀子，取二升半，内豉，更煮取一升半，去滓。分再服，一服得吐，止后服。

呕家有痈脓者，不可治呕，脓尽自愈。[376]

17 坤庚：四逆汤

呕而脉弱邪传里，里若虚时小便多。

身热微微还见厥，急煎四逆救沉疴。

呕而脉弱，小便复利，身有微热，见厥者，难治，四逆汤主之。十七。用前第五方。[377]

18 坤辛：吴茱萸汤

干呕之时吐沫涎，更兼头痛上攻煎。

散寒温里茱萸剂，治得其方亦可痊。

干呕，吐涎沫，头痛者，吴茱萸汤主之。方十八。[378]

吴茱萸一升，汤洗七遍　**人参**三两　**大枣**十二枚，擘　**生姜**六两，切

上四味，以水七升，煮二升，去滓。温服七合，日三服。

19 坤壬：小柴胡汤

呕而发热用柴胡，此证多由胃气虚。

怫郁诸经并表里，良医审视莫模糊。

呕而发热者，小柴胡汤主之。方十九。[379]

柴胡八两　**黄芩**三两　**人参**三两　**甘草**三两，炙　**生姜**三两，切　**半夏**半升，洗　**大枣**十二枚，擘

上七味，以水一斗二升，煮取六升，去滓，更煎取三升。温服一升，日三服。

伤寒，大吐大下之，极虚。复极汗者，其人外气怫郁，复与之水，以发其汗，因得哕。所以然者，胃中寒冷故也。[380]

伤寒，哕而腹满，视其前后，知何部不利，利之即愈。[381]

辨霍乱病脉证并治

（382～391条）合六法，方六首。

问曰：病有霍乱者何？答曰：呕吐而利，此名霍乱。[382]

问曰：病发热头痛，身疼恶寒，吐利者，此属何病？答曰：此名霍乱。霍乱自吐下，又利止，复更发热也。[383]

伤寒，其脉微涩者，本是霍乱，今是伤寒。却四五日，至阴经上，转入阴必利，本呕下利者，不可治也。欲似大便，而反矢气，仍不利者，此属阳明也，便必硬，十三日愈，所以然者，经尽故也。下利后，当便硬，硬则能食者愈，今反不能食，到后经中，颇能食，复过一经能食，过之一日当愈。不愈者，不属阳明也。[384]

1 霍甲：四逆加人参汤

恶寒而利脉犹微，利止须知血已亏。

四逆加参兼益血，临时消息可施为。

恶寒，脉微而复利，利止，亡血也，四逆加人参汤主之。方一。[385]

甘草二两，炙　附子一枚，生，去皮，破八片　干姜一两半　人参一两

上四味，以水三升，煮取一升二合，去滓。分温再服。

2 霍乙：五苓散、理中丸

头疼发热阴阳半，欲饮不饮辨机关。

热重当煎五苓散，寒多急与理中圆。

霍乱，头痛发热，身疼痛，热多欲饮水者，五苓散主之；寒多不用水者，理中丸主之。二。[386]

五苓散方

猪苓去皮 **白术 茯苓**各十八铢 **桂枝**半两，去皮 **泽泻**一两六铢

上五味，为散，更治之。白饮和服方寸匕，日三服。多饮暖水，汗出愈。

理中丸方下有作汤加减法。

人参 干姜 甘草炙 **白术**各三两

上四味，捣筛，蜜和为丸，如鸡子黄许大。以沸汤数合，和一丸，研碎，温服之，日三四，夜二服；腹中未热，益至三四丸。然不及汤，汤法，以四物依两数切，用水八升，煮取三升，去滓，温服一升，日三服。若脐上筑者，肾气动也，去术加桂四两；吐多者，去术，加生姜三两；下多者，还用术；悸者，加茯苓二两；渴欲得水者，加术，足前成四两半；腹中痛者，加人参，足前成四两半；寒者，加干姜，足前成四两半；腹满者，去术，加附子一枚。服汤后如食顷，饮热粥一升许，微自温，勿发揭衣被。

3 霍丙：桂枝汤

吐利止时内自和，身疼犹是表邪多。

解外有法汗之愈，当用桂枝汤疗瘥。

吐利止，而身痛不休者，当消息和解其外，宜桂枝汤小和之。方三。[387]

桂枝三两，去皮 **芍药**三两 **生姜**三两 **甘草**二两，炙 **大枣**十二枚，擘

上五味，以水七升，煮取三升，去滓，温服一升。

4 霍丁：四逆汤

发热恶寒汗出时，上吐下利里虚为。

四肢拘急厥而冷，四逆汤煎主治之。

吐利汗出，发热恶寒，四肢拘急，手足厥冷者，四逆汤主之。方四。

[388]

甘草二两，炙　干姜一两半　附子一枚，生，去皮，破八片

上三味，以水三升，煮取一升二合，去滓，分温再服。强人可大附子一枚、干姜三两。

5 霍戊：四逆汤

既吐且利小便利，脉微欲绝大汗渍。

内寒外热利清谷，救之速投四逆剂。

既吐且利，小便复利，而大汗出，下利清谷，内寒外热，脉微欲绝者，四逆汤主之。五。用前第四方。[389]

6 霍己：通脉四逆加猪胆汁汤

吐下之余津液微，汗出而厥脉如丝。

通脉四逆加猪胆，拘急不解好为之。

吐已下断，汗出而厥，四肢拘急不解，脉微欲绝者，通脉四逆加猪胆汤主之。方六。[390]

甘草二两，炙　干姜三两，强人可四两　附子大者一枚，生，去皮，破八片　猪胆汁半合

上四味，以水三升，煮取一升二合，去滓，内猪胆汁。分温再服，其脉即来。无猪胆，以羊胆代之。

吐利发汗，脉平，小烦者，以新虚不胜谷气故也。[391]

辨阴阳易差后劳复病脉证并治

（392～398条）合六法，方六首

1 劳甲：烧裈散

阴阳差易病其人，少气强交体重身。

热上冲胸头不举，阴中小腹急难容。

拘挛膝胫难舒展，两眼生花亦闹瞀。

余毒熏蒸详此证，烧裈散服有奇功。

伤寒，阴易之为病，其人身体重，少气，少腹里急，或引阴中拘挛，热上冲胸，头重不欲举，眼中生花（花，一作眵）。膝胫拘急者，烧裈散主之。方一。[392]

妇人中裈，近隐处，取烧作灰。

上一味，水服方寸匕，日三服，小便即利，阴头微肿，此为愈矣。妇人病取男子裈烧服。

2 劳乙：枳实栀子豉汤

大病新瘥又复劳，枳实栀子豉汤熬。

宿食还加大黄用，或解或下辨分毫。

大病差后，劳复者，枳实栀子汤主之。方二。[393]

枳实三枚，炙　栀子十四个，擘　豉一升，绵裹

上三味，以清浆水七升，空煮取四升，内枳实、栀子，煮取二升，下豉，更煮五六沸，去滓。温分再服，覆令微似汗。若有宿食者，内大黄如博棋子五六枚，服之愈。

3 苓丙：小柴胡汤

瘥后伤寒还发热，小柴胡可去其疴。

脉浮汗解沉实下，消息合宜自安和。

伤寒差以后，更发热，小柴胡汤主之。脉浮者，以汗解之；脉沉实（一作紧）者，以下解之。方三。[394]

柴胡八两　人参二两　黄芩二两　甘草二两，炙　生姜二两　半夏半升，洗　大枣十二枚，擘

上七味，以水一斗二升，煮取六升，去滓，再煎取三升。温服一升，日三服。

4 苓丁：牡蛎泽泻散

伤寒瘥后致脾虚，腰下重缘水气瘀。

牡蛎泽泻散主治，利其小便病能除。

大病差后，从腰以下有水气者，牡蛎泽泻散主之。方四。[395]

牡蛎熬　泽泻　蜀漆暖水洗，去腥　葶苈子熬　商陆根熬　海藻洗，去咸　栝楼根各等分

上七味，异捣，下筛为散，更于臼中治之。白饮和服方寸匕，日三服。小便利，止后服。

5 苓戊：理中丸

喜唾应知胃上寒，犹疑瘥后有邪干。

胃间津液须温润，咽下理中丸便宽。

大病差后，喜唾，久不了了，胸上有寒，当以丸药温之，宜理中丸。方五。[396]

人参　白术　甘草炙　干姜各三两

上四味，捣筛，蜜和为丸，如鸡子黄许大。以沸汤数合，和一丸，研碎，温服之，日三服。

6 劳己：竹叶石膏汤

伤寒解后气羸虚，气逆欲吐体不舒。

竹叶石膏为主治，和调胃气病皆除。

伤寒解后，虚羸少气，气逆欲吐，竹叶石膏汤主之。方六。[397]

竹叶二把　石膏一斤　半夏半升，洗　麦门冬一升，去心　人参二两　甘草二两，炙　粳米半升

上七味，以水一斗，煮取六升，去滓，内粳米，煮米熟汤成，去米。温服一升，日三服。

病人脉已解，而日暮微烦，以病新差，人强与谷，脾胃气尚弱，不能消谷，故令微烦，损谷则愈。[398]

痉湿暍脉病证治法　合十四法，方十四首，痉五证

痉五法

1 痉甲：葛根汤

发热无汗反恶寒，刚痉应从表实看。

郁热感寒筋强直，葛根汤下便能安。

2 痉乙：栝楼桂枝汤

发热汗出不恶寒，此名柔痉亦难安。

表虚感湿太阳病，蒌根加入桂枝煎。

3 痉丙：瓜蒌桂枝汤

太阳发热为表病，其脉还当大且浮。

今反沉细名曰痉，瓜蒌桂枝汤可投。

4 痉丁：小续命汤

太阳之病发汗多，致令阳微筋不和。

不必尽因寒湿得，小续命汤用之瘥。

5 痉戊：大承气汤

身热足寒头项强，面赤目赤证非常。

有时头热还摇动，有时口噤背反张。

其脉沉迟并弦细，治法还宜承气汤。

湿六证

6 湿甲：五苓散

太阳关节痛而烦，脉细沉时作湿看。

小便不通大便快，但当利水五苓煎。

7 湿乙：栀子柏皮汤

湿家体色似熏黄，身热而疼岂可当。

此是湿家脾色现，便宜栀子柏皮汤。

8 湿丙：猪苓汤

背强头汗欲得衣，膈间满哕小便稀。

渴而不饮口中燥，即须选用猪苓医。

9 湿丁：麻黄加术汤

下之额上汗微微，小便利而喘者危。

下利不止亦死证，麻黄加术颇相宜。

10 湿戊：瓜蒂散搐鼻

发热身疼面色黄，喘而头痛脉犹强。

病在头中寒湿重，瓜蒂如神搐鼻良。

11 湿己：麻黄杏仁薏仁甘草汤

一身尽痛不能移，发热日晡所剧时。

此是风湿脉沉细，麻黄薏杏甘草医。

喝三证

12 喝甲：白虎加人参汤

太阳身热恶寒时，汗出还教渴不支。

此因中热名为喝，人参白虎用之宜。

13 喝乙：五苓散、瓜蒂散

太阳发热脉微弱，身痛而重最难当。

此由夏月伤冷水，五苓瓜蒂并称良。

14 喝丙：清暑益气汤

发热恶寒身重痛，脉来迟芤细而弦。

洒然毛耸小便后，手足逆冷自生寒。

小有劳时身即热，口开而喘齿痕干。

汗下温针俱不可，清暑益气病能安。

天道中医

天道至教，中华之根，科学本义；
古测天道，太阳为准，天球人体。
地球天球，形影相符，古今相当；
天道实质，天圆地周，自转公转。

天道有常，不争不言，善胜善应；
左右迎随，上下浮沉，万物之主。
谨奉天道，无道行私，必得天殃；
后人无视，疫疾夺命，徒叹奈何。

《内经》天道，行列三光，可见可论；
体用太阳，定天分地，辨阴别阳。
五行丽地，六气分治，天人合一；
经络脏腑，音色味位，医道历纪。

《伤寒》天道，六经方剂，群方之宗；
太阳行程，斗历钤诀，价逾万金。
一法一方，逻辑森严，医门圣书；
疾病可疗，其效如神，万古常明。